AF254172

BIBLIOTHÈQUE GÉNÉRALE DE MÉDECINE

DES DIFFÉRENTS
TYPES DE MÉTRITES
LEUR TRAITEMENT

PAR

Le Docteur F. JOUIN

ANCIEN INTERNE DES HÔPITAUX DE PARIS
SECRÉTAIRE ANNUEL DE LA SOCIÉTÉ OBSTÉTRICALE ET GYNÉCOLOGIQUE DE PARIS

AVEC UNE PRÉFACE DE

M. PÉAN

MEMBRE DE L'ACADÉMIE DE MÉDECINE
CHIRURGIEN DE L'HÔPITAL ST-LOUIS

> L'inflammation domine et explique la plupart des phénomènes morbides de l'utérus
> (VELPEAU.)

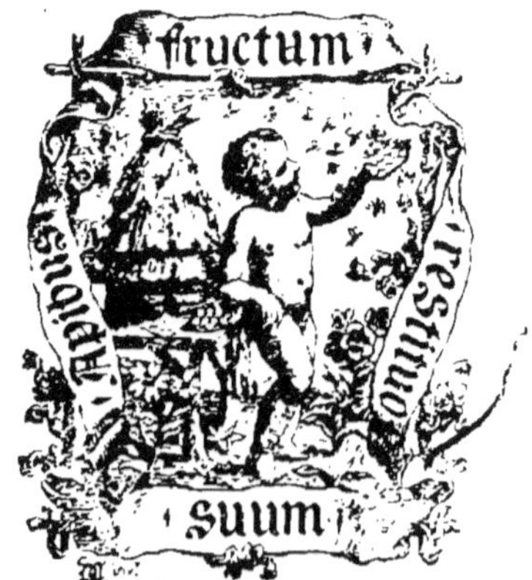

PARIS
SOCIÉTÉ D'ÉDITIONS SCIENTIFIQUES
PLACE DE L'ÉCOLE-DE-MÉDECINE
4, RUE ANTOINE-DUBOIS, 4

1892

DES DIFFÉRENTS

TYPES DE MÉTRITES

LEUR TRAITEMENT

AVIS AUX AUTEURS

La Société d'Éditions Scientifiques, établie sur les bases de la MUTUALITÉ, a pour principe de partager par moitié, entre les Auteurs et elle, *tout bénéfice* résultant de la vente des ouvrages.

BIBLIOTHÈQUE GÉNÉRALE DE MÉDECINE

DES DIFFÉRENTS

TYPES DE MÉTRITES

LEUR TRAITEMENT

PAR

Le Docteur F. JOUIN

ANCIEN INTERNE DES HÔPITAUX DE PARIS

SECRÉTAIRE ANNUEL DE LA SOCIÉTÉ OBSTÉTRICALE ET GYNÉCOLOGIQUE DE PARIS

AVEC UNE PRÉFACE DE

M. PÉAN

MEMBRE DE L'ACADÉMIE DE MÉDECINE

CHIRURGIEN DE L'HÔPITAL ST-LOUIS

L'inflammation domine et explique la plupart des phénomènes morbides de l'utérus.
(VELPEAU.)

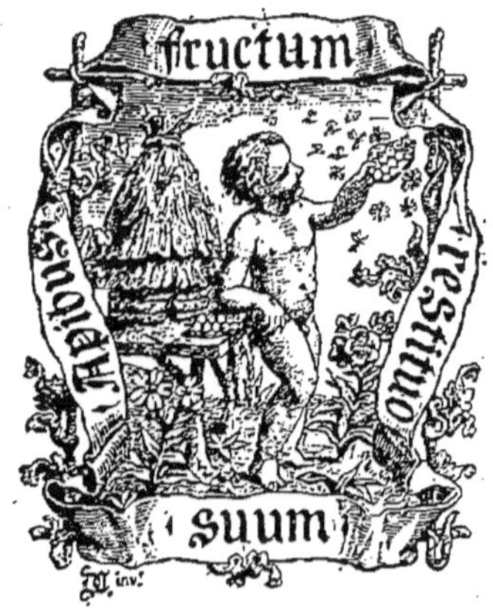

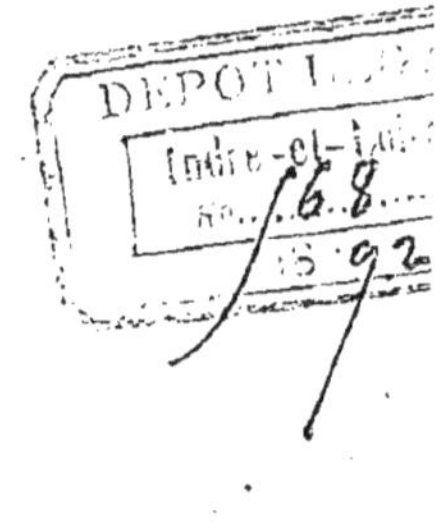

PARIS

SOCIÉTÉ D'ÉDITIONS SCIENTIFIQUES

PLACE DE L'ÉCOLE-DE-MÉDECINE

4, RUE ANTOINE-DUBOIS, 4

1892

PRÉFACE

L'inflammation de l'utérus et de ses annexes a toujours fixé l'attention des médecins, et, depuis le commencement de ce siècle particulièrement, elle a donné lieu à un très grand nombre de travaux importants et considérables.

Jusque dans ces derniers temps, les savants, qui l'ont spécialement étudiée, ont rapporté à l'utérus seul les désordres inflammatoires, et ils ne se sont guère attachés qu'à décrire avec détail la métrite du corps et la métrite du col. Pour la plupart l'inflammation des annexes doit être considérée comme rare. Aussi n'en parlent-ils qu'incidemment dans leurs travaux, alors qu'ils consacrent de longs chapitres à l'étude de la métrite proprement dite.

De nos jours, un courant scientifique inverse se produit, et quelques auteurs, prenant pour ainsi dire la contrepartie de leurs devanciers, semblent attacher plus d'importance à l'inflammation des annexes qu'à celle de l'utérus lui-même.

Les deux opinions sont très exagérées, et la vérité doit être cherchée dans un juste milieu.

A ce point de vue, nous nous plaisons à rendre justice à M. Jouin, qui, dans son travail, a su bien exposer la part respective que prennent l'utérus et ses annexes au processus inflammatoire des organes génitaux internes de la femme.

Certainement, la métrite peut demeurer circonscrite et limitée pendant un certain temps, principalement dans les formes qui reconnaissent pour point de départ une action traumatique, une déchirure du col, par exemple. Mais elle n'en est pas moins déterminée alors, comme dans tous les cas d'ailleurs, par l'action d'un microbe, ainsi que l'auteur s'efforce de le démontrer pour les métrites puerpérales gonorrhéiques, etc., ainsi qu'on ne tardera pas sans doute à le prouver pour toutes les autres inflammations. Partant de cette théorie microbienne, M. Jouin est naturellement conduit à admettre que l'inflammation de l'utérus présente une grande tendance à envahir ses annexes. Et, en effet, il nous montre cliniquement que la métrite s'accompagne presque toujours d'une poussée inflammatoire plus ou moins intense du côté du périmètre et du *paramétrium*.

Ces doctrines sont assez conformes à celles que nous avons exposées dans nos leçons cliniques, alors que M. Jouin était notre interne. Aussi devons-nous applaudir aux efforts qu'il fait pour les démontrer, en s'appuyant sur des recherches expérimentales et sur les faits de sa pratique déjà longue.

Le résultat de cette doctrine est véritablement intéressant au point de vue pratique. L'auteur en tire d'abord cette déduction, qu'il faut se hâter de traiter l'inflammation de l'utérus dès sa période de début, et cela, par des moyens véritablement rationnels, si l'on veut l'enrayer utilement et éviter du côté des annexes le développement de manifestations graves échappant rapidement à l'action des moyens médicaux.

C'est en restaurant de bonne heure les déchirûres du col utérin, au même titre que celles du périnée, en combattant les anomalies, en guérissant les inflammations gonorrhéiques du conduit vulvo-vaginal, et même les tubercules de l'endomètre, en nettoyant rapidement la cavité utérine des fongosités et du pus qu'elle contient, en la dilatant au besoin, et en enlevant les fibrômes qui peuvent l'obturer, enfin en s'attaquant à toute la surface malade, par des procédés longuement exposés, que M. Jouin conseille d'arrêter le processus inflammatoire, et d'empêcher son extension de l'utérus aux annexes. Tous ces moyens locaux sont appliqués suivant des indications nettement posées par l'auteur, en même temps qu'un traitement général rationnel et bien étudié est institué et longtemps suivi.

Il nous serait trop long de nous appesantir sur les nombreux exemples qu'il cite à l'appui de cette doctrine et de sa façon de faire ; qu'il nous suffise de dire que, grâce à la médication générale et au traitement local habilement combinés, on a pu obtenir les résultats les plus encourageants. Il était donc légitime de faire connaître les idées qui ont été le point de départ de ce volume.

Mais les études que M. Jouin a faites dans notre service, et celles qu'il a poursuivies depuis dans sa pratique, lui ont démontré suffisamment que les inflammations de l'utérus et de ses annexes, lorsqu'elles ont suivi une marche trop aiguë, ou lorsqu'elles n'ont pas été traitées assez activement, de même que celles qui reconnaissent certaines causes locales comme des tumeurs volumineuses, peuvent nécessiter et nécessitent assez souvent l'intervention du chirurgien. C'est ainsi qu'il est amené à analyser, et qu'il discute avec soin les indications de l'hystérotomie, de la salpingectomie, de l'oophorectomie et de l'hystérectomie. Toutes ces questions sont actuellement à l'ordre du jour, et suscitent des controverses du plus haut intérêt. Grâce à son expérience, l'auteur est arrivé à poser, au sujet des indications de chacune des opérations que nous venons d'énumérer, des conclusions rationnelles et motivées qu'il nous suffit d'indiquer ici.

Aussi ne saurions-nous trop engager les praticiens à en prendre connaissance et à méditer les raisons qu'il donne en faveur de la détermination à prendre dans un cas donné.

Nous connaissons M. Jouin depuis longtemps, nous l'avons vu à l'œuvre, et nous savons que ceux qui s'intéressent aux questions de gynécologie liront avec fruit le travail à la fois intéressant et pratique qu'il livre aujourd'hui au public.

PÉAN.

INTRODUCTION

« *L'inflammation domine et explique la plupart des phénomènes morbides de l'utérus.* »

Cette phrase, que nous empruntons à l'œuvre de Velpeau, résume très heureusement les idées émises dans notre livre.

Avec ce chirurgien, en effet, avec Lisfranc, Récamier et Bennet, nous estimons que l'étude de l'inflammation embrasse toute ou presque toute la pathologie de la matrice. Nous avons, il est vrai, du processus inflammatoire, grâce aux travaux de Pasteur et de son école, une conception nouvelle, plus complexe, plus étendue que celle des savants dont nous évoquons le souvenir ; mais il n'en est pas moins certain que leurs idées étaient cliniquement et anatomiquement justes. Si l'école gynécologique de Paris fut, à un moment donné, la première du monde entier, c'est assurément à cette conception simple de la pathologie utérine qu'elle le dut.

Aujourd'hui, l'on oublie volontiers les travaux de ces médecins philosophes du commencement du siècle. L'analyse du détail nous absorbe ; elle éloigne notre esprit des grandes lignes, qui cependant donnent une idée généralement bien plus vraie, bien plus nette surtout, des différents processus morbides. Nous estimons, pour notre part, que c'est un malheur. Et dans les faibles limites de notre pouvoir, nous nous efforçons, en ce travail, de lutter contre la conception moderne de la médecine.

L'inflammation domine toute la pathologie de l'utérus. Nous sommes tellement convaincu de cette vérité, que nous n'hésitons pas, dans cette étude d'ensemble sur les métrites, non seulement à faire une grande place aux flexions, aux versions et à l'abaissement de la matrice, mais à montrer que même la pathologie de ses corps fibreux ne saurait être comprise si on l'isole du processus inflammatoire.

———

Avons-nous besoin d'insister sur l'intérêt pratique et l'importance du sujet?.

On a dit avec exagération que toutes les femmes souffrent de l'utérus ; il n'en est pas moins certain que les lésions de cet organe sont extrêmement fréquentes.

Est-il d'ailleurs un point d'hygiène plus négligé que celui qui concerne les organes génitaux de la femme, dans nos grandes villes principalement ?

Méconnaissant l'importance des premières menstruations, on ne prend aucune précaution à cette période cependant critique de l'existence. Plus tard, les habitudes sociales ou la nécessité de travailler obligent la jeune fille à ne rien changer dans sa manière de vivre au moment de l'époque menstruelle. Debout des journées entières, levée trop tôt, couchée trop tard, l'esprit toujours sous le coup d'une surveillance ou d'une tension morale excessive, elle appelle pour ainsi dire la congestion dans un organe essentiellement prédisposé aux processus inflammatoires. Nous ne faisons qu'énumérer les fatigues des voyages en général et du voyage de noces en particulier, les grossesses sans repos, les accouchements après lesquels la femme reprend immédiatement la vie énervante et pénible des centres populeux, l'oubli de toute hygiène jusqu'au moment du retour de couches, causes cependant susceptibles isolément, et à plus forte raison lorsqu'elles sont réunies, d'irriter l'utérus, de le pousser en bas, d'entraver ses fonctions et de déterminer ces inflammations du petit bassin, combien désespérantes par leur durée, et qui, nous pouvons l'ajouter, trouvent la plupart des médecins si souvent désarmés.

Les cas de ce genre sont d'observation quotidienne, et il n'est pas de praticien qui n'ait sur les bras un nombre considérable de femmes toujours souffrantes, toujours à la recherche du traitement capable de les délivrer.

Aussi pensons-nous faire œuvre utile en publiant ces travaux dans lesquels nous nous sommes principalement attaché à l'étude des lésions les plus communes du système génital féminin, nous en tenant à la description du processus inflammatoire et laissant systématiquement de côté, comme plus rares et infiniment plus en dehors de l'action du praticien, les tumeurs pelviennes qui nécessitent la laparatomie.

Nous apportons ici le résultat de dix ans d'expérience, de méditations et de recherches.

Interne de M. Péan, en 1881, nous commençâmes en effet, dès cette année, les travaux dont nous exposons les conclusions en ce volume, entraîné par l'exemple de notre

Maître, poussé par le nombre des cas qu'il nous était donné d'observer, séduit par la nouveauté de la pathologie gynécologique, à ce moment à peine connue de la masse des praticiens, laissée systématiquement de côté dans l'enseignement de l'École.

La thérapeutique des maladies utérines allait se transformer. Au badigeonnage du col, aux tampons glycérinés, aux liniments et aux modificateurs généraux, c'est-à-dire, en définitive, à l'expectation timide d'autrefois, nous allions voir se substituer les méthodes intra-utérines.

L'antisepsie nous permettait d'entrer dans l'organe de la gestation, de modifier au bistouri ses lésions traumatiques. Bien avant qu'il ne fût question en France des travaux de Schrœder et d'Emmet, M. Péan nous enseignait l'anaplastie utérine.

En un mot, toutes les idées anciennes sur la pathologie de l'utérus étaient battues en brèche ; une véritable révolution allait s'effectuer.

Nous le sentions comme tout le monde, et guidé, encouragé par la bienveillance de notre chef de service, nous ne demandions qu'à prendre part à ce mouvement en avant de la gynécologie française, à apporter notre pierre à l'édifice que l'on allait élever sur les ruines des anciens systèmes.

Nos travaux, commencés à l'hôpital, continués depuis, parfois isolément, souvent sous la direction et sur les indications du chef de l'École de Saint-Louis, ont été poursuivis jusqu'à ce jour.

C'est à la publication des découvertes qu'il nous a été donné de faire que nous consacrons ce volume.

Aux novateurs à outrance, découvertes et idées paraîtront bien infimes. Ce que dans le principe, en effet, nous considérions presque comme une imprudence, ce que la

Faculté ignorait, condamnait même dans la pratique des électriciens, la médication topique intra-utérine est devenue presque banale aujourd'hui. Qui n'a fait le curettage, qui n'a introduit dans la matrice les caustiques les plus violents ? Nous croyons néanmoins que nos recherches, parallèles à celles d'un grand nombre de nos contemporains, quelques-uns infiniment plus audacieux que nous, conservent une originalité réelle. Nous n'avons pas la prétention d'avoir inventé, d'avoir employé seul la médication intra-utérine ; mais nous croyons avoir de cette médication tiré mieux qu'un procédé, nous estimons avoir découvert une méthode.

———

Nous voulions, bien entendu, nous faire sur cette méthode une opinion très arrêtée, accumuler un nombre de faits, assez considérable pour ne laisser place à aucune objection, avant de publier les conclusions de nos travaux ; mais nous n'étions pas le seul à étudier dans ce sens, et, devant les sociétés savantes du monde entier aussi bien que dans les recueils scientifiques, des communications importantes étaient faites, qui enlevaient de l'originalité à nos propres essais et pouvaient en somme, à un moment donné, se rencontrer avec nos découvertes (nous montrerons dans le cours du volume qu'un professeur de Gand travaillait exactement dans le même ordre d'idées que nous-même).

Devant cette perspective, nous prîmes, en 1887, la décision de rédiger un mémoire sur l'état de la question, et de le présenter à la Société d'obstétrique et de gynécologie ; d'autant plus que nous désirions vivement faire partie de cette Société encore jeune, mais que des travaux brillants et féconds, aussi bien que la grande valeur scientifique de la plupart de ses membres ont, dès le premier jour de sa fondation, signalée au respect du monde savant.

Nous pensâmes qu'un mémoire de longue haleine, reposant sur des centaines d'observations bien prises, appuyé sur des expériences et des faits personnels, aurait l'avantage de nous signaler à la bienveillance de ses membres, tout en nous permettant de prendre date pour nos travaux et de les faire connaître en grande partie par l'intermédiaire des *Bulletins* de la Société.

A ce dernier point de vue notre espérance fut déçue. Conformément aux statuts, le travail fut l'objet d'un rapport très bienveillant. Un de nos anciens chefs de service, M. Porack, accoucheur des hôpitaux, en donna même un résumé heureux, bien que nécessairement très succinct ; mais ce résumé seul eut les honneurs de l'impression.

Par contre, les membres de la Société d'obstétrique et de gynécologie ne discutèrent pas nos travaux. Loin de là ; comprenant l'importance de l'effort produit, et votant sur le rapport de M. Porack, on nous admit immédiatement au titre de membre titulaire. Première récompense, et récompense assurément très appréciée de nos travaux.

Mais les recherches, bien entendu, ne furent pas arrêtées par cette faveur. Au contraire, nous nous efforçâmes de les compléter, et c'est absolument terminées que nous venons les exposer aujourd'hui.

Si nous nous permettons d'insister si longuement sur ces détails et de mettre le lecteur au courant de questions qui pourraient paraître purement personnelles, c'est que nous voulons lui faire comprendre la genèse de ce volume, et surtout expliquer l'ordre que nous adoptons dans la distribution des chapitres.

Devions-nous publier notre étude des bâtonnets médicamenteux en thérapeutique utérine, telle que nous l'avions présentée à la Société d'obstétrique et de gynécologie, ou la modifier, la compléter et la noyer pour ainsi dire dans le volume après transformation complète?

La question était assez difficile à résoudre. Cette dernière décision nous permettait, en effet, d'être plus clair dans notre exposition, plus facile à suivre dans nos développements ; mais elle nous enlevait, par contre, le bénéfice de nos propres recherches, de nos expériences dont la plupart sont tombées dans le domaine public.

Nous prîmes donc, après réflexion, la décision de reproduire *in extenso* notre *Mémoire* de 1887.

En somme, si notre méthode se confond sous certains rapports avec toutes celles que l'on a préconisées depuis, et qui s'attaquent directement à l'endomètre ; si elle est contemporaine de la résurrection du curettage, et le moment de notre présentation le démontre, elle conserve cependant une originalité qu'aucune autre ne saurait revendiquer : elle s'attaque non seulement aux lésions de l'endomètre, mais également à celle du parenchyme et de la région péri-utérine. Enfin elle est susceptible de s'allier aux autres méthodes et de les compléter.

C'est ce que nous montrerons en un appendice au *Mémoire primitif*, dans lequel nous n'aurons pas de mal à prouver que, si nos idées sur les sujets abordés dans notre premier travail ont pris de l'extension, sont aujourd'hui plus arrêtées, plus complètes, elles n'ont été par contre que très faiblement modifiées. Et puis, cette façon de procéder fera comprendre au lecteur par quel travail d'esprit, par quelle série d'expériences et de recherches, nous sommes arrivé à nos conclusions, et, à ce point de vue, elles s'imposeront davantage à son attention.

C'est pour ces raisons, c'est afin de pouvoir dire aussi que le travail a été communiqué à une société d'hommes éminents et approuvé par elle, que nous avons définitivement adopté le plan qu'il nous reste maintenant à faire connaître.

————————

Notre livre est divisé en trois parties très différentes.

Dans la première nous exposons d'abord la pathogénie des métrites telle qu'on la comprend aujourd'hui, telle que nous la comprenons nous-même.

« La thérapeutique moderne doit être pathogénique, » a dit avec raison le professeur Bouchard. Cet axiome est, pensons-nous, vrai surtout pour les métrites ; c'est dire l'importance que nous attribuons à l'étude de leurs différentes causes.

La symptomatologie générale de l'inflammation de l'utérus vient ensuite.

Enfin les indications thérapeutiques qui se dégagent des symptômes et de la pathogénie trouvent naturellement leur place immédiate après les premiers chapitres.

Ces indications, d'ordre général, résument à la fois et les problèmes à résoudre et l'étude des agents dont nous disposons pour arriver à ce but. Elles complètent en un mot la pathologie générale des métrites ; mais elles n'ont pas la prétention de trancher toutes les questions de thérapeutique qui font l'objet exclusif de la seconde partie de notre travail, la plus considérable, celle à laquelle nous avons spécialement consacré nos soins.

L'étude de la métrite tuberculeuse, de la métrite blennorrhagique, des rapports de l'inflammation avec certaines anomalies de développement, de forme, de statique, de situation, de direction de l'utérus, avec les fibromes enfin, rentre naturellement dans la première partie de notre travail.

———————

Dans la seconde, exclusivement consacrée à la thérapeutique que nous préconisons contre les métrites et les affections qui en dépendent, nous publions d'abord le *Mémoire* que nous avons présenté à la Société de gynécologie et d'obstétrique de Paris, et qui n'a été que très succinctement résumé dans les *Bulletins* de cette Société pour les raisons déjà exposées. Et comme la science marche, comme nos découvertes se sont étendues et sont devenues plus précises, nous le faisons suivre d'une série de chapitres qui le complètent et sont destinés à bien montrer l'état de la question au moment où paraît ce volume.

Cette seconde partie est certainement la plus importante du travail, non seulement à cause de ses conséquences pratiques, mais aussi parce qu'elle renferme des notions absolument nouvelles. C'est pour l'exposer que nous publions ce volume. C'est elle qui contient les découvertes auxquelles nous avons consacré nos études et nos recherches depuis bientôt dix ans.

Aussi, nous permettra-t-on d'avoir brisé, pour les bien faire comprendre, l'ordre ordinaire du livre, en publiant le Mémoire à part, et en annexant pour ainsi dire un chapitre à chacune de ses parties.

Encore une fois, nous avons pensé que cette division arbitraire, et par ce fait un peu fatigante peut-être, car elle oblige le lecteur à passer deux fois par les mêmes points, nous permettrait seule de bien faire comprendre nos travaux. Elle les montre, en effet, dans leur ordre chronologique. Elle met en relief leurs idées principales. Elle prouve enfin que ces idées nous sont bien personnelles, la date de la communication à la Société de gynécologie tranchant la question de priorité et indiquant qu'elles sont antérieures à la plupart des ouvrages publiés depuis, dans le même esprit.

Notre dernière partie, enfin, comprend trois études, l'une de pathologie sur les rapports de l'albuminurie avec les inflammations du petit bassin, l'autre de thérapeutique puisqu'elle a trait à la stérilité, la troisième d'hygiène génitale, qui toutes les trois présentent avec les métrites des relations intimes et sur lesquelles nous n'avons pas besoin d'insister.

Pathologie générale de l'inflammation de l'utérus ;

Thérapeutique de cette inflammation considérée dans toutes ses manifestations ;

Études de gynécologie présentant avec les métrites des rapports particulièrement intéressants.

Tels sont les titres que nous donnerons aux trois parties différentes de notre travail.

Puissions-nous jeter un peu de lumière sur les questions complexes que nous abordons, mettre de l'ordre dans l'enchevêtrement symptomatique qui les rend si difficiles à étudier pour qui s'en tient aux traités de pathologie ordinaires, toujours trop schématiques et incapables par conséquent de satisfaire pleinement l'esprit du clinicien.

Nous nous estimerons heureux et satisfait si nous pouvons éviter à quelques confrères les difficultés que nous avons éprouvées nous-même, et les efforts que nous avons dû faire avant d'arriver à comprendre nettement l'inflammation de l'utérus dans ses manifestations multiples et complexes, malgré la science et la bienveillance de nos Maîtres dans les hôpitaux, et tout particulièrement du chef de l'école chirurgicale de Saint-Louis, auquel nous nous faisons un devoir d'exprimer ici notre vive reconnaissance et notre gratitude profonde.

Décembre 1891.

PREMIÈRE PARTIE

PATHOLOGIE GÉNÉRALE

DE L'INFLAMMATION DE L'UTÉRUS

CHAPITRE PREMIER

PATHOGÉNIE

Sommaire. — Importance du sujet. — Nécessité de bien établir ce que nous en savons. — Objet du chapitre. — Pathogénie. — Deux théories scientifiques des métrites. — Théorie moderne qui fait tout procéder de l'infection de l'endomètre. — Théorie ancienne qui admet le développement sur place de l'inflammation. — Notre opinion. — L'inflammation est toujours microbienne; mais le microbe ne vient pas fatalement du dehors. — Faits cliniques. — Un traumatisme, une vésicule d'herpès, une lésion de voisinage, un simple trouble fonctionnel de la région peuvent déterminer la métrite. — Comme l'œil, le système génital est profondément troublé par la plus petite modification dans sa structure ou dans sa fonction.

Que de fois entendons-nous dire d'une femme qu'elle souffre ou qu'elle a souffert de métrite!

Que de réputations médicales connaissons-nous plus ou moins justement édifiées sur l'habileté du praticien à reconnaître et à traiter cette maladie!

Et cependant existe-t-il, dans la pathologie, un chapitre moins délimité, une question moins arrêtée que celle de l'inflammation de l'utérus?

Pour cent médecins qui soignent et prétendent guérir des

métrites, combien en connaissent la nature et les symptômes ? Combien sauraient sortir pour leur traitement de l'empirisme le plus banal, du plus vulgaire badigeonnage au nitrate d'argent ou à la teinture d'iode et du tampon glycériné ? D'ailleurs, nous n'entendons pas leur en faire un reproche : les anatomo-pathologistes aussi bien que les cliniciens ne sont pas encore d'accord sur les différents points qui relèvent de cette question. Nous ne disons pas que tout est à faire, mais nous pouvons bien reconnaître que rien n'est encore démontré, que toutes les affirmations sont discutées, toutes les théories attaquées, qu'il est sage, par conséquent, de rester jusqu'à nouvel ordre, théoriquement et pratiquement, dans une prudente réserve.

Maintenant, réserve, pour nous, ne veut pas dire abstention. La science possède un certain nombre de données *positives*, et de ces données découlent des indications thérapeutiques absolument *légitimes, indiscutables*. C'est ce que nous nous proposons de démontrer en ce volume, dont l'importance ne saurait être discutée, puisqu'il touche à l'un des problèmes les plus fréquents de la pratique médicale.

Et, d'abord, quelle est la nature des métrites ?

Comment faut-il comprendre leur développement ?

Deux théories principales sont en présence :

L'une, ancienne, que beaucoup d'esprits distingués considèrent encore comme seule capable d'expliquer la généralité des faits, admet que l'inflammation peut avoir son point de départ dans la muqueuse, dans le parenchyme utérin ou dans son voisinage, et même dans un état diathésique de l'organisme.

L'autre, moderne, puisqu'elle s'appuie surtout, sinon exclusivement, sur les travaux de Pasteur, explique *tous* les cas de métrite par l'inflammation de la muqueuse utérine et par l'évolution de l'endométrite.

Voici comment les choses se passeraient, *toujours*, suivant les partisans de cette dernière théorie.

Une femme vient d'accoucher; l'endomètre, cruenté par le décollement du placenta, offre aux microbes du dehors une porte largement ouverte. L'antisepsie est mal faite ou n'est pas faite du tout. Un foyer inflammatoire s'établit sur la plaie placentaire, et, ce foyer n'étant pas éteint par une thérapeutique intra-utérine, les microbes se multiplient et s'implantent dans les cellules.

Que va-t-il arriver?

Si la virulence des microbes est excessive, si leur pénétration dans l'endomètre est voisine du moment de l'accouchement, si la thérapeutique enfin est nulle ou insuffisante, nous assisterons à l'évolution de la fièvre puerpérale à forme grave. La malade succombera, quelquefois après vingt-quatre heures seulement de maladie. Si, au contraire, le microbe est moins virulent (car il est démontré aujourd'hui que la fièvre puerpérale est loin d'être *une* et qu'il en existe sinon des variétés, du moins des formes très nombreuses, depuis la fièvre pour ainsi dire foudroyante dont nous venons de parler, jusqu'aux formes atténuées, qui se traduisent à peine par un léger mouvement du pouls, par une élévation insignifiante de la température), si donc le microbe est moins virulent, si, l'accouchement étant déjà éloigné de quelques jours, la muqueuse offre à l'agent infectieux une résistance plus considérable, si le médecin appelé a pu en atténuer partiellement les désastreux effets, en agissant directement et énergiquement sur l'endomètre infecté, la malade survivra; mais l'inflammation virulente persistera, passera à l'état chronique, et nous serons en face de l'*endométrite,* le premier degré, la *lésion initiale obligatoire* de toute métrite. Après un temps variable, suivant l'intensité du *virus,* suivant la force de résistance de la malade, suivant surtout l'hygiène et la thérapeutique conseillées, l'inflammation gagnant le voisinage envahit le corps de l'utérus, son parenchyme, par les lymphatiques, par les veines, par l'intermédiaire des éléments connectifs. A ce moment, nous sommes au second degré du processus. La malade est atteinte de métrite parenchymateuse, ou, pour être plus exact, d'*endométro-métrite*, si l'on veut bien nous permettre ce néologisme.

Mais l'inflammation n'est pas encore arrivée au dernier terme de son évolution. Du parenchyme utérin, continuant leur chemin et suivant surtout la voie lymphatique, les microbes gagnent le *paramétrium*, la trompe et les ovaires, déterminant ainsi la paramétrite et la périmétrite qui peuvent s'accompagner de suppuration et d'abcès, ainsi que nous le montrerons au chapitre de la symptomatologie. A ce moment, la métrite est arrivée anatomiquement à sa dernière période. La malade est atteinte d'*endométro-métro-périmétrite* : que l'on nous passe cette expression barbare, mais qui rend exactement l'idée que nous devons nous faire des métrites dans la théorie pathogénique que nous exposons.

Maintenant ce qui s'observe à la suite de l'accouchement se produit également en dehors de la puerpéralité. Dans son travail sur les Maternités, Le Fort nous montre que le virus puerpéral, le germe-contage, comme il l'appelle, peut entrer dans l'organisme au moment de la menstruation, c'est-à-dire à cette époque de la vie génitale où l'endomètre desquamé se trouve dans des conditions assez analogues à celles qui suivent la délivrance.

C'est ainsi que l'on a vu des élèves sage-femmes contracter une fièvre puerpérale mortelle auprès des accouchées *malades* qu'elles soignaient.

Mais, si nous admettons ce fait, et il ne nous paraît pas

discutable, nous devons, *a fortiori*, reconnaître la possibilité du développement, dans les mêmes circonstances, d'une endométrite virulente simple. Car, si la menstruation ouvre la porte aux microbes, elle laisse cependant à l'utérus une grande force de résistance ; elle lui permet donc de lutter avec le virus, sinon de façon à l'éliminer complètement, du moins dans des conditions telles que la mort soit la très rare exception.

Et ce que nous constatons pour le virus puerpéral, nous pouvons l'observer avec d'autres processus morbides.

Le fait est démontré pour la blennorrhagie ; et si l'on discute encore la fréquence de la métrite de cette origine, personne, à notre connaissance, n'en nie aujourd'hui la réalité.

Nous avons, d'autre part, dans une communication à la Société d'obstétrique et de gynécologie reproduite, en ce volume, montré l'existence de l'endométrite et de la métrite tuberculeuses.

L'avenir nous permettra sans doute d'isoler encore d'autres processus de cause extérieure, car il est bien évident que le microbe puerpéral, vraisemblablement multiple lui-même, comme nous l'avons dit, la blennorrhagie et la tuberculose ne sauraient rendre compte de tous les cas de métrite que l'on observe [1].

N'oublions pas que le problème vient d'être posé, que la science bactériologique débute à peine.

---

[1] Un savant allemand, M. S. Gottshalk, vient de montrer que le microbe de l'influenza peut déterminer l'inflammation de l'utérus et se comporter dans les organes génitaux comme le virus blennorrhagique. Cliniquement nous avons souvent, pour notre part, vu l'endométrite apparaître dans le cours de cette maladie générale, comme l'otite, l'entérite, etc. etc., mais l'analyse microbiologique n'ayant pas été pratiquée, nous ne pouvions tirer du fait que des présomptions scientifiques. La démonstration est maintenant indiscutable.

Telle est, succinctement résumée, la nouvelle pathogénie des métrites.

Elle est certainement rationnelle et personne ne la discute dans un grand nombre de cas. Maintenant peut-elle expliqner tous les faits d'inflammation de l'utérus ? C'est ce que ne pensent pas les partisans de l'ancienne théorie que nous allons maintenant exposer.

Le foie, le cerveau, la rate, disent les pathologistes qui défendent cette théorie, et tous les organes entièrement à l'abri du contact de l'air peuvent incontestablement s'en-flammer sous l'influence de causes diathésiques, dyscra-siques et sous l'influence de congestions traumatiques ou fonctionnelles. Nous ne refusons pas à l'utérus la possibilité de subir une infection extérieure, nous ne rejetons pas l'endométrite microbienne ; mais pourquoi l'organe de la gestation ne serait-il pas susceptible d'être influencé, en tant que parenchyme, par toutes les causes morbides capables d'enflammer les autres organes ?

Essentiellement soumis, de par ses fonctions, à des poussées congestives plus ou moins intenses, au moment des rapprochements sexuels, de la menstruation et de la grossesse, par exemple, foyer de phénomènes nerveux aussi nombreux qu'importants, n'est-il pas, au contraire, cet utérus, plus que beaucoup de parenchymes, exposé à l'inflammation d'origine dyscrasique ou interne ?

Nous admettons très bien l'endométrite, nous ne nions ni la métrite blennorrhagique, ni la métrite tuberculeuse ; mais avec les trois modes d'infections qui les déterminent, pouvons-nous expliquer tous les cas qu'il nous est donné d'observer, la métrite survenant chez la femme qui n'a pas eu d'enfants ou qui est accouchée depuis plusieurs années. la métrite de la femme vierge, la métrite de la méno-pause, etc. etc. ? Nous savons que pour la pluripare vous pouvez invoquer la chronicité d'une affection ancienne et sans appareil symptomatique, le *microbisme latent ;* que pour la nullipare et la vierge vous avez l'hypothèse d'une affection virulente atténuée. Mais que direz-vous de l'état inflammatoire de l'utérus d'une femme imperforée et dont l'endomètre, par conséquent, ne saurait être accusé d'avoir subi une infection extérieure ?

D'ailleurs, cette virulence, il faudrait nous en montrer l'origine dans la plupart des cas, et nous ne la voyons que très exceptionnellement, comme chez les sage-femmes signalées dans le travail de Le Fort. De même, nous ne saisissons guère l'action inflammatoire d'un virus demeuré des années sans réaction.

Tandis que nous comprenons très bien, même avec les théories microbiennes modernes, la métrite parenchymateuse primitive survenant sous l'influence d'un traumatisme extérieur, d'un état d'affaiblissement ou de dyscrasie de l'organisme.

« Une fracture ou une contusion ont produit un vaste foyer sanguin, dit le professeur Bouchard ; mais la peau est intacte : on ne découvre pas la moindre érosion par où pourrait s'introduire un agent infectieux ; on porte un pronostic favorable. Mais il y a des microbes dans l'intestin, et ne croyez pas qu'ils respectent la barrière épithéliale, ils se livrent incessamment à des tentatives d'évasion ; mais le phagocytisme les arrête et les détruit après un court trajet. Que la vie des cellules vienne à être suspendue ou amoindrie par le choc traumatique dont l'action inhibitoire sur la nutrition a été démontrée par les expériences si décisives de M. Brown-Séquard, alors le phagocytisme est entravé pendant quelque temps, les microbes passent dans le sang et arrivent au foyer dont la matière fermente. Le chirurgien voit avec étonnement la crépitation gazeuse se développer, la fièvre s'allumer, l'infection se produire quand il la jugeait impossible. Elle s'est faite par une porte qu'il croyait close, et qui s'est ouverte par un procédé qu'il ne soupçonnait pas. »

Ainsi s'exprime l'un des maîtres en bactériologie. Après ces appréciations de Bouchard, avons-nous besoin d'autres arguments pour démontrer que la métrite peut naître de toutes pièces de l'organisme sous l'influence de certains états dyscrasiques, qu'elle peut se développer par le fait d'une lésion de voisinage, de corps fibreux, de suppuration du bassin, et cela sans infection extérieure ; que l'inflammation de l'utérus, en un mot, au lieu de débuter par l'endomètre pour gagner le parenchyme utérin et le périmètre, peut avoir son point de départ dans la région péri-utérine ou dans le tissu musculaire de l'organe de la gestation ?

Nous venons d'exposer sans parti pris les opinions et les raisons des deux écoles pathogéniques. Nous voudrions bien porter un jugement, et déterminer exactement la part de l'infection et la part des causes organiques dans le développement des métrites. Mais la chose est assez difficile.

Disons pourtant que les arguments de l'école moderne sont vrais, incontestablement vrais pour les métrites post-puerpérales, blennorrhagiques et tuberculeuses, et qu'ils ont dans ces variétés d'inflammations utérines la valeur d'une démonstration mathématique.

Ajoutons qu'un trait d'union unit les deux opinions, mais jette aussi de la confusion dans la discussion : l'influence du terrain. Si, d'après les anciens, le terrain suffit pour expliquer la maladie, avec les modernes il joue aussi un rôle considérable dans son évolution. Il ne la constitue pas, disent-ils, mais il peut être le facteur principal de son développement.

Enfin, terminons en proposant une troisième théorie, suivant nous susceptible d'expliquer tous les cas qui échappent aux deux autres, et capable, peut-être, de rallier les suffrages des deux camps, car elle n'est formellement en désaccord avec aucun.

Un grain de sable, une paillette de fer sont projetés dans la cavité conjonctivale. Immédiatement l'œil devient rouge, douloureux ; un écoulement catarrhal d'abord, puis bientôt purulent, si le corps étranger n'est pas retiré, se manifeste, si parfaitement antiseptique, d'ailleurs, que soit ce corps étranger ; le malade éprouve un vif sentiment de cuisson ; en un mot, la conjonctive est enflammée, il y a conjonctivite catarrhale simple. Même phénomène si un bouton d'herpès apparaît sur la muqueuse des paupières.

Autrefois, la physiologie pathologique expliquait l'inflammation dans les cas de ce genre par les réflexes nerveux.

Aujourd'hui, sans rejeter absolument les réflexes, on admet plutôt une action du corps étranger sur les microbes de la cavité conjonctivale, microbes normaux pour ainsi dire, mais inoffensifs tant qu'un traumatisme ou une modification vitale des tissus ambiants ne leur a pas ouvert la porte des cellules.

Quoi qu'il en soit du mécanisme intime du phénomène, mécanisme que nous ne voudrions pas nous permettre de trancher, nous pouvons légitimement constater ce fait : sous l'influence d'un traumatisme extrêmement léger, de la moindre érosion pathologique, l'inflammation de certaines muqueuses peut apparaître et se développer. Or, l'utérus est-il dans les mêmes conditions de sensibilité que la conjonctive ? La chose ne nous paraît pas douteuse. Et de cette affirmation nous pouvons donner plusieurs preuves,

D'abord les microbes sont nombreux dans la cavité du vagin à l'état normal. Nous ne voulons pas en donner, après les auteurs spéciaux, l'énumération et la description. Qu'il nous suffise de dire qu'en aucun point de l'organisme, peut-être, on n'en retrouve en si grande quantité. Le terrain est donc extrêmement propice au développement de l'inflammation sur place.

D'autre part, la région est le centre de phénomènes nerveux, de réflexes nombreux et très importants. Il est donc bien rationnel d'admettre que ce qui se passe pour la conjonctive s'observe dans le vagin, et par extension dans la cavité de l'endomètre, c'est-à-dire qu'une inflammation s'y développe sans apport de germe extérieur, et cependant, suivant le mécanisme microbien en dehors duquel certains pathologistes ne veulent plus comprendre les processus inflammatoires.

Maintenant, la clinique montre-t-elle des cas en rapport avec cette théorie ? Incontestablement.

Pour notre part, nous possédons dans nos notes toute une série de faits, suivant nous, impossibles à expliquer en dehors de l'hypothèse que nous venons de développer.

Souvent, nous avons vu apparaître l'inflammation de l'utérus consécutivement à des éruptions d'herpès dans le vagin ou sur le col. La métrite dite syphilitique, très variable, on le sait, dans ses formes, d'aspects si différents, nous a paru pareillement, dans quelques cas, naître ou se développer consécutivement à des éruptions spécifiques de la région vaginale.

Nous avons trouvé, chez trois femmes atteintes d'inflammation des glandes de Bartholin, un état également inflammatoire de l'utérus, du vagin et de la vulve. Chez une de ces malades, l'inflammation aiguë s'accompagnait d'une endométrite aiguë. Chez l'autre, l'inflammation chronique avait été le point de départ d'accidents également chroniques, et dont nous eûmes beaucoup de mal à la débarrasser.

Enfin, nous avons observé des phénomènes d'inflammation de tout le système génital chez des femmes atteintes de polypes de l'urèthre, sans qu'il nous fût d'ailleurs possible de trouver une autre raison de cette inflammation. Nous pourrions multiplier les exemples. Qu'il nous suffise, par ceux-ci, d'avoir montré l'influence des lésions localisées du système génital les plus insignifiantes sur tous les organes de la génération.

Nous allons plus loin. Nous pensons qu'un trouble fonctionnel simple de ces organes peut en produire l'inflammation. De même que le frottement seul de la conjonctive ou de la cornée suffit pour déterminer l'apparition de la conjonctivite, de même les excès génitaux, la masturbation, un pessaire mal placé, peuvent, suivant nous, devenir le point de départ de métrites extrêmement tenaces.

Il ne faut pas croire, en effet, que, la cause supprimée, l'effet ne persiste pas. Une fois établie dans l'utérus, l'inflammation évolue et demande un traitement spécial. De l'endomètre elle gagne le parenchyme utérin, puis le périmètre; et elle s'y fixe si bien que, le pessaire enlevé, le polype de l'urèthre supprimé, le médecin demeure en face d'une métrite qu'il doit combattre énergiquement, car elle ne saurait disparaître par le seul fait de la suppression des lésions ou des troubles qui en ont été la cause cependant exclusive. Particularité importante, lorsqu'il s'agit de formuler le pronostic d'une affection parfois très bénigne, mais compliquée d'un état inflammatoire ancien du système génital.

Résumons ce paragraphe déjà bien long de la pathogénie des métrites.

A côté des métrites de causes internes que nous admettons, des métrites d'origine microbienne *extérieure* que nous croyons fréquentes, il convient de faire une grande place à une troisième classe d'inflammations de l'utérus déterminée par l'action irritante de traumatismes fonctionnels ou autres, et de lésions circonscrites du système génital, lésions parfois extrêmement minimes (vésicules d'herpès, petits kystes, etc.).

Quels qu'en soient la cause, la nature et le siège primitif, l'inflammation évolue vers les tissus voisins, passant de l'endomètre au parenchyme utérin et au périmètre, ou *vice versa*.

Si bien que, dans toute métrite, à moins qu l'on n'arrive au début de l'affection, on trouve des altérations de la muqueuse du corps et des régions voisines de l'utérus.

Nous allons voir au chapitre de la symptomatologie, et surtout au chapitre de la thérapeutique des métrites, l'importance de ces données pathogéniques.

CHAPITRE II

SYMPTOMATOLOGIE

Sommaire. — L'inflammation est la clef de voûte de presque toute la pathologie utérine. — Mais l'inflammation n'est pas une, elle est multiple. — Insuffisance de nos connaissances actuelles sur ce point essentiel, et impossibilité de donner des métrites une division véritablement scientifique. — Mode de début de la métrite. — Accident primitif. — Accident consécutif. — Début aigu. — Début chronique. — Symptomatologie des accidents aigus. — Signes fonctionnels locaux, généraux. — Signes physiques locaux. — Terminaison par la guérison, par le passage à l'état chronique. — La métrite est le plus ordinairement chronique d'emblée. — Début insidieux. — Symptomatologie des métrites chroniques. — Il y a des symptômes communs à toutes les métrites et des symptômes propres à certaines formes. — Symptômes communs à toutes les métrites : locaux (fonctionnels et physiques), généraux (combien il importe au médecin de les connaître).

Pendant longtemps, l'école gynécologique française s'efforça, contrairement aux idées défendues dans les autres pays, d'expliquer par l'inflammation toute la pathologie de l'utérus.

Dernier vestige des doctrines de Broussais, cette opinion, qui était surtout défendue par Velpeau, a été, depuis la mort de ce chirurgien, presque complètement abandonnée.

Et cependant elle demeure, suivant nous, la plus vraie,

la plus capable de guider le praticien dans le dédale où nous allons nous efforcer de l'accompagner.

Seulement, mettant à profit les découvertes modernes, les recherches dues à la féconde méthode de Pasteur, nous poserons d'abord ce principe que l'inflammation n'est pas simple, comme l'enseignait l'école physiologique, mais multiple, ainsi que nous venons de l'indiquer sommairement, et que, si l'on retrouve quelque unité dans ses manifestations symptomatiques, il est scientifique de reconnaître à ces manifestations plusieurs origines absolument différentes.

Avec cette donnée, la théorie humorale de Broussais redevient défendable. En l'appliquant à l'étude des métrites, nous pensons, pour notre part, que l'école gynécologique française avait raison d'expliquer par l'inflammation presque toute la pathologie de l'utérus.

Ce point posé, l'on comprendra combien grand est notre embarras pour donner des métrites une classification vraiment scientifique.

La seule rationnelle, suivant nous, celle qui serait basée sur leur nature, la classification de l'avenir, nous n'en doutons pas, est, dans l'état actuel de la science, impossible à établir.

La question est encore dans le domaine de l'hypothèse. D'autre part, les divisions classiques, plutôt symptomatiques que pathologiques, ne sauraient non plus nous satisfaire.

Nous savons, en effet, aujourd'hui, que les métrites catarrhale, hémorragique, purulente, villeuse, granuleuse, polypeuse et une quantité d'autres métrites, décrites par différents gynécologistes en des chapitres séparés, ne sont pas des maladies distinctes, mais bien une seule et même affection à symptômes variables.

Bien plus, nous ne voyons pas la raison scientifique qui fait séparer la métrite aiguë de la métrite chronique, la première n'étant ordinairement qu'un mode de début de la seconde; la métrite du col de la métrite du corps, les deux formes ne se montrant jamais complètement isolées, quoi que l'on dise; la métrite muqueuse ou endométrite de la métrite du corps, ou métrite parenchymateuse, cette division n'étant vraie également qu'au début de l'affection dans sa première période et pour un certain nombre de cas.

Nous allons plus loin: nous pensons que les flexions, les versions et l'abaissement de l'utérus doivent rentrer cliniquement dans le chapitre de l'inflammation de cet organe, sinon d'une façon exclusive, du moins au point de vue des désordres qu'ils déterminent.

Enfin, et si nouvelle que paraisse cette affirmation, nous ne désespérons cependant pas d'en démontrer la réalité, nous jugeons, après l'observation minutieusement suivie d'un nombre déjà considérable de cas, que la plupart des maladies des annexes, l'ovarite, la salpingite, le prolapsus des ovaires et des trompes, par exemple, doivent être rangées dans le chapitre de l'inflammation de l'utérus.

On voit que, loin de rejeter les affirmations de la vieille école gynécologique de Paris, nous allons plus loin encore que cette école.

Maintenant, et nous ne saurions trop revenir sur ce point de doctrine, l'inflammation pour nous est multiple, et c'est dans cette multiplicité surtout qu'il faut chercher la raison des différences symptomatiques que nous allons exposer dans le cours de notre description.

Le début est variable suivant la cause de l'inflammation, suivant aussi l'état de santé de la malade.

Nous avons dit que la métrite peut survenir à la suite d'un accouchement ou d'une fausse couche. Dans les cas de ce genre, cas très fréquents, nous le reconnaissons, les suites de couches, au lieu d'être normales, s'accompagnent constamment de fièvre. Elle apparaît le premier, le second, ou le troisième jour après l'accouchement, ou seulement dans le cours des deux premières semaines ; elle peut même survenir plus tard. On attribue cette fièvre à la montée du lait, aux émotions de l'accouchée, à ses fatigues. En réalité, elle est exclusivement sous la dépendance d'une inflammation développée à la surface de l'endomètre.

L'introduction d'instruments malpropres dans la cavité de l'utérus, de redresseurs, de pessaires, d'hystéromètres, etc., peut en être également le point de départ.

Les rapprochements sexuels à quelques jours de l'accouchement, ou bien encore pendant les règles, la suppression brusque des menstrues sous l'action du froid, d'une vive émotion, les excès génitaux doivent encore être considérés comme une cause sérieuse de métrite.

Nous avons signalé le rôle de la tuberculose et de la blennorrhagie dans la production des inflammations de l'utérus.

Dans un autre ordre de causes, nous voyons certaines maladies générales, comme la fièvre typhoïde, l'influenza ou les fièvres éruptives, en déterminer aussi le développement.

Enfin, il faut bien savoir le reconnaître, la métrite apparaît souvent, sans qu'il soit facile d'en indiquer exactement la raison, sous l'influence d'une irritation plus ou moins physiologique (rapports avec disproportion considérable des organes, masturbation, etc.), d'une lésion quelquefois sans importance (petit kyste, traumatisme vulvaire ou utérin), d'une intervention thérapeutique intempestive (pessaires vaginaux, cautérisations, opérations pratiquées sur les organes génitaux, etc. etc.). La cause de l'inflammation de l'utérus peut même nous échapper quelquefois, nous échappe même souvent, ce qui n'empêche pas les lésions de se développer insidieusement, et d'augmenter d'une façon plus ou moins rapide.

Nous ne voulons point parler ici du mode de début de la métrite secondaire, c'est-à-dire déterminée par une inflammation de voisinage, par des corps fibreux, par le cancer. Dans les cas de carcinôme, la symptomatologie de l'inflammation de l'utérus se tient au second plan, sinon toujours, du moins au début de la lésion. Nous donnerons, au cours de ce volume, la description de la métrite des corps fibreux.

Quant à la métrite primitive, elle peut débuter d'une façon aiguë, puis arriver, après une série d'accidents que nous allons exposer, à l'état chronique. Plus fréquemment, elle se développe pour ainsi dire sournoisement, déterminant un peu de leucorrhée, quelques malaises dans le ventre, de la fatigue, une petite réaction générale, et se montre ainsi chronique d'emblée.

Si le début est aigu, la malade accuse une douleur assez vive au-dessus du pubis, douleur lancinante quelquefois, avec irradiations nerveuses dans l'aine et dans toute la région lombaire, douleur expulsive assez souvent et que les patientes comparent volontiers alors aux premières coliques de l'accouchement.

Les reins sont douloureux et généralement la sensation pénible ressentie dans cette région domine la scène pathologique.

Les ovaires, toujours sensibles et douloureux à la pression, sont plus rarement le siège de points névralgiques et de véritables douleurs fulgurantes extrêmement pénibles.

La malade perçoit dans le vagin une sensation de chaleur avec battements artériels douloureux, et cuissons parfois très vives.

Il y a de la constipation ou de la diarrhée, quelquefois même émission par l'anus de matières glaireuses qui peuvent induire en erreur et faire croire à l'ouverture d'un abcès dans le rectum.

La vessie présente les signes fonctionnels d'une fluxion considérable. Il y a de la *micrurie*, c'est-à-dire des besoins fréquents d'uriner avec expulsion douloureuse de petites quantités de liquide.

La malade peut enfin présenter des frissons, des courbatures, des vomissements et tout l'appareil symptomatique et de la fièvre et des affections inflammatoires développées dans le voisinage du péritoine.

Maintenant, si l'on procède à l'examen d'une femme atteinte de métrite à début aigu, voici ce que l'on constate. La langue est blanche, saburrale. Le visage pâli accuse un grand sentiment d'angoisse. Les traits sont tirés, les yeux enfoncés dans l'orbite. Le thermomètre indique une élévation de 1° à 2°. Particularité importante à spécifier, le pouls reste plein, vibrant, et ne dépasse pas 100 à 120 pulsations, contrairement à ce que l'on observe dans la péritonite générale ou circonscrite.

La malade se tient dans le décubitus dorsal ou sur le côté, les cuisses généralement fléchies sur le ventre, le corps fléchi sur le bassin. Le ventre est plus ou moins ballonné, douloureux à la pression, mais douloureux surtout immédiatement au-dessus du pubis. Si la femme est maigre et se laisse facilement déprimer, il n'est pas difficile de constater que le fond de l'utérus est le siège de ces sensations. Les douleurs ovariennes, nous l'avons déjà dit, sont parfois augmentées par la pression ; par contre, la pression peut aussi, dans certains cas, les atténuer momentanément.

La vulve présente des excoriations plus ou moins nombreuses, plus ou moins étendues, déterminées par la virulence de l'écoulement. Celui-ci, clair au début, louche plus tard et même franchement purulent à la période d'acné, offre une abondance variable suivant le moment de la maladie, suivant aussi que le vagin est ou n'est pas compris dans le processus inflammatoire.

Le toucher, parfois impossible à pratiquer à cause du vaginisme qui se manifeste à ce moment de la métrite, est toujours douloureux et pénible. Il permet de constater la chaleur du vagin et de sentir les battements artériels de la région.

L'utérus, généralement immobilisé et légèrement renversé en avant, est douloureux à la seule pression, très douloureux surtout quand on veut lui imprimer avec le doigt le moindre mouvement.

En examinant la malade avec un très grand soin, l'on constate que les culs-de-sac sont libres, du moins au début, et que, si leur exploration détermine une certaine douleur, cette douleur vient surtout de l'utérus qui est nécessairement touché et mobilisé pendant cette exploration, et non du périmètre proprement dit [1].

La sensibilité générale et fonctionnelle de tous les organes voisins est néanmoins augmentée d'une façon considérable. C'est ainsi que le doigt introduit dans le vagin, la pression la plus légère sur la vessie déterminent immédiatement un

---

[1] Cette affirmation n'est pas en rapport, nous le savons, avec l'opinion d'auteurs modernes pour lesquels la métrite et même le salpingite et l'ovarite ne détermineraient de douleurs que par l'irritation du péritoine voisin. Cependant nous la considérons comme vraie. L'utérus peu sensible à l'état normal, le devient parfois excessivement lorsqu'il est enflammé. Nous avons pu le constater souvent en variant nos investigations, en les multipliant, et cela de la façon la plus évidente.

besoin d'uriner, et que la pression du rectum donne à la malade du ténesme et la sensation d'un corps étranger à expulser.

Que si le spéculum est appliqué, ce que nous ne conseillons pas de faire à cette période de la maladie, car son introduction peut être extrêmement douloureuse, nous constatons la congestion du vagin couvert de desquamations épithéliales et de mucosités, et la rougeur de tout le col.

Son orifice généralement exulcéré laisse passer un liquide filant, clair. La cavité de l'utérus est rétrécie par suite de l'infiltration inflammatoire de la muqueuse. Aussi l'introduction d'un cathéter est-elle parfois très difficile. Nous regardons d'ailleurs comme fort imprudente cette introduction. A ce moment de la maladie, en effet, les tissus sont mous et friables, et comme l'axe du corps est généralement modifié, comme sa cavité rétrécie oppose un obstacle sérieux au passage de l'instrument, on pourrait facilement faire une fausse route et perforer la matrice, ce qui est toujours un accident redoutable.

Que si, pour constater, par exemple, que l'inflammation de l'utérus est consécutive à d'autres lésions, on a dès raisons spéciales de pratiquer le cathétérisme utérin, l'on devra donc ne se servir que d'une sonde molle bien enduite de vaseline boriquée.

Tels sont les principaux symptômes fonctionnels et objectifs de la métrite à début aigu. Ainsi qu'on le devine, l'inflammation dans les cas de ce genre ne saurait se cantonner. Ce n'est pas une endométrite ni une métrite parenchymateuse, c'est une métrite totale que l'on observe.

Nous n'avons pas parlé, bien entendu, dans cette description, des autres lésions déterminées par la maladie qui a été le point de départ de la métrite (fièvre typhoïde, blennorrhagie vaginale, fausse couche, etc.). Il est évident qu'elles apportent à l'état local comme à l'état général de la malade des modifications que le praticien saura séparer de l'affection de l'utérus.

Nous voilà en face d'une métrite à début aigu, que va-t-il se passer ?

Si la thérapeutique instituée est rationnelle, si le mal vigoureusement attaqué n'est pas trop réfractaire, on pourra observer l'arrêt, puis la disparition de l'inflammation.

Que si, au contraire, la thérapeutique simplement antiphlogistique demeure insuffisante, si les soins donnés ne répondent pas à toutes les indications du cas, l'inflammation passera très rapidement à l'état chronique. C'est ce qui se produira fatalement *a priori* si la malade n'est pas soignée du tout, ainsi que cela s'observe très fréquemment.

Mais, nous l'avons déjà dit, l'inflammation chronique de l'utérus peut se montrer primitivement, et c'est même ce qui arrive dans le plus grand nombre des cas.

A la suite d'une marche, d'une fatigue quelconque, la malade éprouve des maux de reins, avec ballonnement du ventre, qu'elle n'avait jamais ressentis. Elle l'explique d'abord par la constipation, par le voisinage des règles ou de toute autre façon ; puis, un écoulement leucorrhéique se manifeste ; l'état général, sans atteindre l'acuité que nous avons décrite dans les formes à début aigu, se modifie d'une façon très évidente ; la menstruation présente des anomalies plus ou moins prononcées. La patiente attend encore, tout en comprenant qu'elle n'est plus dans son état normal. Enfin, les douleurs s'exagèrent, le teint se flétrit, la force disparaît et l'on se décide à consulter.

Dans ces conditions, qui sont de beaucoup les plus fréquentes, nous ne saurions trop le répéter, le praticien doit savoir aider sa cliente à préciser ce qu'elle éprouve.

Trop souvent, en effet, par timidité, sinon par pudeur, la malade indique, comme principaux, les symptômes qui ne sont cependant que secondaires, se plaignant de troubles gastriques, de ballonnements de l'estomac, de crises de larmes, et laissant à son médecin le soin de remonter à la cause de tout l'ensemble symptomatique. Méconnaître cette cause qu'elle n'ignore point, mais qu'il ne lui plaît pas toujours de révéler, est non seulement une faute de clinique, c'est un malheur de clientèle, car la malade, convaincue de l'insuffisance de l'examen, ira probablement chercher ailleurs un praticien plus minutieux.

En règle générale, quand une femme de dix-neuf à cinquante ans présente des désordres vagues, difficiles à déterminer, et souffre, depuis plusieurs mois, de malaises qu'elle n'avait jamais éprouvés, sachons interroger son utérus. Neuf fois sur dix il nous donnera la clef de cette altération malheureuse de la santé.

Donc, le clinicien doit être prévenu de la possibilité et de la fréquence du début insidieux.

La métrite qu'il observe alors se montre à lui d'emblée sous une forme chronique.

A quels symptômes reconnaîtra-t-il cette métrite chronique, primitive ou consécutive ?

Nous avons dit que l'on ne saurait scientifiquement admettre les divisions proposées par la vieille gynécologie. La métrite du col n'existe pas plus isolément que les métrites catarrhale, purulente, granuleuse, etc., bien à tort décrites dans des chapitres différents.

Une seule chose résulte de ces divisions, c'est que l'inflammation de l'utérus se montre symptomatiquement sous des aspects très différents. Nous en trouvons la raison dans différentes conditions que nous exposerons dans quatre paragraphes séparés.

Après avoir, en effet, décrit *les symptômes communs à toutes les métrites*, nous montrerons les modifications qui peuvent être apportées à ces symptômes :

1° Par le siège de l'inflammation dans le col ou le corps de l'organe ;

2° Par sa localisation dans les différents tissus de l'endomètre ;

3° Par le fait de certaines anomalies de conformation ou de statique de l'utérus ;

4° Par la durée et l'âge de l'inflammation.

Et nous terminerons notre étude en exposant quelques considérations sur les différents processus inflammatoires susceptibles d'atteindre l'utérus.

De cette façon, tout en demeurant clair, nous aurons maintenu dans notre description *l'unité qui est dans la réalité clinique*, et notre étude des métrites, tenant compte de la variété de leurs aspects symptomatiques, ne sera pas quand même divisée en chapitres différents.

Et d'abord, quels sont les symptômes que l'on peut considérer comme communs à toutes les métrites chroniques ?

Ainsi que dans les traités de pathologie, nous les diviserons en deux catégories : les uns sont locaux, les autres généraux.

Nous étudierons d'abord les symptômes locaux.

Le premier *signe fonctionnel* de toute métrite est la *douleur* accusée, sinon toujours, du moins le plus ordinairement, par la malade, douleur pongitive, parfois très vive, mais généralement tolérable et qui a son siège principal derrière le pubis. Il semble à la patiente que l'utérus presse sur le périnée et veut sortir par la vulve. D'où, une certaine hésitation dans sa marche et une sensibilité très grande à la fatigue. Mais cette douleur n'est malheureusement pas la seule perçue ; les sensations du voisinage sont même, en général, infiniment plus pénibles et, par conséquent, accusées avec beaucoup plus d'insistance. Signalons, en premier lieu, les douleurs senties dans la région des reins, au niveau des articulations sacrées, qui s'exagèrent par la marche et la station debout, mais que la position horizontale ne parvient pas toujours à calmer, et qui peuvent, dans ce cas, empêcher la malade de dormir.

On sait qu'on a émis plusieurs hypothèses à propos de la nature de ces douleurs de reins. Pour notre part, nous les considérons comme d'origine médullaire.

Nous avons même entrepris des recherches sur la valeur de la suspension appliquée à leur thérapeutique. Nous ne voudrions pas en donner trop hâtivement les conclusions; qu'il nous suffise de dire ici que les faits observés nous encouragent fortement à poursuivre nos expériences.

En plus des douleurs de reins, les malades accusent généralement une grande sensibilité des régions ovariennes. Cette sensibilité douloureuse peut tenir à deux causes : à l'inflammation de l'ovaire, inflammation, d'ailleurs, sous l'influence de la métrite, ou à des accidents névralgiques d'ordre plus ou moins réflexe. Nous ne croyons guère à la douleur sans lésion, mais nous admettons très bien que la moindre congestion des ovaires peut, chez une femme nerveuse, déterminer des sensations extrêmement pénibles, comme le plus petit point de carie dentaire peut être l'occasion d'une violente névralgie faciale.

Parmi les douleurs de voisinage, il nous faut signaler enfin, chez les femmes atteintes de métrite, les irradiations névralgiques observées dans la région anale et sur le trajet

des nerfs fémoraux. Ces irradiations se remarquent surtout le long du plexus crural, lorsque l'ovaire est fortement
pris, et elles déterminent des sensations très particulières.
La patiente éprouve le besoin de se frotter, de se frictionner la région antérieure de la cuisse, qu'elle fléchit fortement, comme si elle cherchait à diminuer la longueur de
son nerf crural, voulant évidemment, par cette attitude,
en empêcher l'extension. Son aspect est alors caractéristique : au lit, elle soulève les draps et les couvertures
avec ses genoux, ou plutôt se tient sur le côté, le corps
en V. Assise, elle parle le corps très fléchi en avant, les
cuisses ramenées sur le ventre.

Et quand elle marche, c'est dans la même position,
comme dans la sciatique, avec cette différence qu'elle ne
salue pas en se déplaçant et qu'elle évite soigneusement
tout redressement du corps.

Signalons encore, parmi les douleurs de la métrite, le
prurit parfois intolérable observé à la vulve, prurit bien
évidemment alors sous la dépendance de l'inflammation de
l'utérus, car il disparaît toujours avec elle.

Telles sont les principales douleurs spontanées que l'on
peut constater chez les femmes atteintes de métrite. Hâtons-
nous de dire qu'elles ne constituent qu'un symptôme et
qu'il ne faudrait pas se guider sur leur intensité pour juger
l'importance de l'inflammation utérine. Telle femme atteinte
d'une vieille et très tenace altération de la matrice, ne
perçoit presque rien, les douleurs s'amendant parfois spontanément avec le temps, tandis qu'une autre accuse des
sensations intolérables avec une lésion sans importance.
Pour reprendre la comparaison que nous faisions à propos
des douleurs ovariennes, disons qu'il en est de la métrite
comme de la carie dentaire qui peut être très douloureuse
avec un petit point de mortification, ou bien, au contraire,

évoluer jusqu'à destruction complète de la dent, sans déterminer de sensations pénibles. Pourtant, nous ne voudrions pas pousser trop loin l'analogie. Les douleurs de la métrite se montrent parfois relativement tolérables, mais elles sont constantes et elles ont toujours été plus ou moins perçues du moment où l'on est appelé à constater l'inflammation de l'utérus.

Nous passons aux autres signes fonctionnels locaux de l'inflammation de l'utérus.

La *menstruation* est toujours ou presque toujours modifiée dans cette affection et modifiée de trois façons principales :

Les règles sont avancées ou retardées ;

Elles sont plus ou moins abondantes;

Elles s'accompagnent de phénomènes douloureux.

Mais, comme ces modifications dépendent de la forme de la métrite, nous nous réservons d'y revenir.

Qu'il nous suffise de dire, dès à présent, que le type normal de la menstruation est troublé dans toute inflammation de l'utérus et que, par conséquent, une modification quelconque de ce type doit inviter le médecin à examiner l'organe.

Les règles sont avancées ou retardées. La femme doit être menstruée normalement tous les vingt-neuf jours, mais il faut reconnaître que ce chiffre n'est pas constant et que l'on peut observer le retour des règles tous les vingt-cinq jours, tous les mois, voire même toutes les six semaines, sans avoir pour cela le droit d'affirmer une métrite. Seulement, du moment où les habitudes menstruelles d'une femme se modifient et se *modifient pour s'écarter du type normal*, on a le droit de songer, nous ne dirons pas à une métrite, mais à une lésion de l'utérus.

De même, on doit examiner l'organe quand la quantité

du sang émis devient plus ou moins considérable. Normalement, la femme doit perdre pendant quatre jours : un jour peu, les deux suivants davantage, le quatrième comme le premier jour. Au-delà ou en-deçà de ce terme il y a maladie. Nous ne voudrions pas être absolu dans cette affirmation, et nous reconnaissons volontiers que telle personne, d'ailleurs très bien portante, a toujours eu des règles abondantes et prolongées ; que telle autre, peut-être simplement un peu faible, n'a jamais perdu que vingt-quatre ou quarante-huit heures. Pourtant, même dans ces cas, nous pensons qu'il faut se tenir sur ses gardes. La première femme, celle qui perd trop, pourrait bien présenter quelque infiltration fibreuse latente pendant longtemps, mais qui, un jour, évoluera à son grand préjudice. Quant à la seconde, elle est d'une constitution chétive et fera bien de soigner son état général.

Les règles s'accompagnent de phénomènes douloureux. Pour nous, ce symptôme encore doit être considéré comme l'indice sinon d'une métrite, du moins d'une lésion de l'utérus.

La dysménorrhée, nous le savons, peut s'observer, s'observe même fréquemment chez les jeunes filles. On la constate également dans les affections de l'ovaire et surtout dans les corps fibreux de la matrice ; mais elle est toujours l'indice d'une lésion du système génital. Que si une femme, jusque-là réglée sans douleur, mariée depuis quelque temps, mère, ressent, au moment de ses époques, des douleurs qu'elle ne connaissait pas, il faut donc examiner son utérus. La dysménorrhée ovarienne est rare à ce moment, et si elle n'a pas de corps fibreux, on trouvera vraisemblablement une inflammation de sa matrice. Nous dirons bientôt que ces troubles nerveux sont parfois intenses dans certaines formes de métrites.

Malheureusement, la douleur et les désordres de la menstruation ne sont pas les seuls troubles fonctionnels apportés à l'utérus par le fait de son inflammation.

Les fonctions génitales sont également modifiées, et cela d'une façon fâcheuse.

La conservation de l'espèce, on le sait, est assurée par une série d'actes psychiques et physiques, tous physiologiques en somme, qui commencent, pour le sexe féminin, avec la menstruation, et ne se terminent qu'à la ménopause.

Le jour où la jeune fille est réglée pour la première fois, le développement de l'organisme est complet, la conservation de l'individu est assurée. Alors vont entrer en scène les phénomènes qui ont pour but et pour effet de sauver l'espèce.

L'amour, ce *deus ex machinâ* des psychologues et des physiologistes, apparaît naturellement dans son esprit, comme l'appétit dans l'estomac de l'enfant quelques heures après sa naissance, comme le besoin de sommeil dans le cerveau de l'homme fait, à la fin d'une journée de travail.

La jeune fille arrive au moment du mariage.

Les premiers rapprochements sexuels ont lieu, douloureux, pénibles. Puis les tissus contusionnés s'assouplissent, la fonction veut son accomplissement complet, et, inconsciemment, la femme appelle, dans des sensations voluptueuses dont elle ne soupçonnait même pas l'existence, l'enfant qui la perpétuera.

Certainement, ces sensations ne sont pas indispensables pour la reproduction, de même que le plaisir de manger n'entre qu'à titre d'excitation dans la série des phénomènes qui tendent à la conservation de l'individu ; mais elles n'en sont pas moins naturelles, *physiologiques.*

Avec les phénomènes d'ordre psychique, que les philosophes désignent sous le nom synthétique d'amour, elles sont la meilleure garantie de la perpétration de l'espèce. Aussi devons-nous considérer comme anormale, comme morbide, la répugnance invincible accusée par certaines femmes pour le rapprochement sexuel, aussi bien que pour le mariage.

Or, c'est précisément ce que l'on observe dans le cours des métrites. En général, la jeune fille atteinte d'inflammation de l'utérus, loin de désirer le mariage, le rejette avec une insistance qui étonne les personnes de son entourage. Loin de rechercher les rapports de son mari, la femme malade les redoute et n'y voit qu'une pénible et très désagréable corvée.

Avec un peu de tact, il est ordinairement possible d'obtenir sur ce sujet délicat les confidences de nos clientes. Provoquons ces confidences et nous verrons que bien souvent le symptôme tient une place énorme dans leurs préoccupations.

Que de ménages malheureux par le fait d'une inflammation prolongée de l'utérus ! Que de discussions intestines, de divisions irréparables pourraient être évitées avec un traitement approprié ! C'est pour cette raison que le médecin, philosophe par profession, doit s'enquérir, avec toute la discrétion que comporte le sujet, du fonctionnement génital de ses clientes, et savoir tirer de ses découvertes sur ce terrain des indications pratiques très positives.

Est-ce à dire que toutes les métrites déterminent la suppression des désirs génitaux? Nous ne le croyons pas ; comme les autres symptômes que nous venons d'énoncer, celui-ci peut être très atténué. Nous pensons même que, dans certaines formes de métrites hémorragiques, l'excitabilité génitale est parfois exagérée. Mais ces cas sont exceptionnels, et nous ajoutons que la disparition des besoins génitaux doit être considérée comme un bon signe de métrite, car dans les corps fibreux, dans les cancers de l'utérus au début, c'est plutôt de l'excitation que l'on observe, et ce détail peut suffire pour établir dans certains cas des diagnostics un peu difficiles.

Hâtons-nous de dire que pour ces symptômes, comme pour l'hémorragie, il faut toujours savoir juger *relativement*, et comparer l'état accusé par la malade au moment de la consultation avec son état ordinaire et normal.

Ce que nous venons de dire pour les appétits vénériens, nous pourrions le répéter pour l'aptitude à la conception elle-même.

La femme atteinte de métrite intense est ordinairement *stérile*. Et si la fécondation s'effectue parfois chez elle, la grossesse est doublement difficile, difficile à cause de la facilité avec laquelle se produisent les fausses couches, difficile à cause des phénomènes douloureux et pénibles dont elle s'accompagne.

A ce point de vue, il est bien important de faire des distinctions.

Si la métrite est simple et légère, elle peut laisser intacte la fécondité de la femme. Par la modification anatomique qu'elle détermine dans l'endomètre, la grossesse amènera même quelquefois la guérison de l'état pathologique. Pourtant, c'est un moyen bien inconstant et qu'il n'y a pas lieu de conseiller à cause du danger de fausse couche qu'il pourrait entraîner.

Si, au contraire, la métrite est ancienne et prononcée, la femme ne peut concevoir. Il en est de même dans les formes que nous étudierons à part, où la métrite coïncide avec des déchirures considérables du col, avec une flexion, une atrésie de la cavité, etc. Compliquant ces infirmités, la plus petite inflammation de l'utérus suffit pour rendre la femme stérile.

Aussi ne craignons-nous pas de poser cette loi de pratique :

Toute jeune femme dont le mari est normalement conformé et qui n'a pas d'enfants, alors que le ménage en désire, est atteinte d'une métrite intense ou compliquée d'une anomalie dans la statique de l'organe de la gestation.

Les corps fibreux, le cancer déterminent également, il est vrai, la stérilité, mais plus tardivement que la métrite.

Nous avons exposé les principaux troubles de l'utérus dans le cours de l'inflammation ; disons un mot des désordres que l'on peut observer dans les fonctions des autres organes à l'occasion de cette maladie.

Placée au centre du petit bassin, la matrice enflammée modifie nécessairement la circulation de tous les organes du voisinage dont elle détermine la congestion.

Aussi, n'est-il pas rare d'observer, chez les malades atteintes de métrite, une certaine intolérance de la vessie, qui se révolte et expulse son contenu dès qu'elle renferme quelques gouttes d'urine, ce que nous avons appelé de la *micrurie*. Mais la congestion peut aller plus loin et déterminer une véritable cystite.

Civiale, un jour, tailla une femme atteinte d'antéflexion avec métrite rebelle, croyant à l'existence d'une pierre dans la vessie. Souvent, il nous est arrivé à nous-même, au cours de certaines métrites, de constater une très violente inflammation vésicale et de voir cette inflammation persister et nécessiter, après la guérison de l'utérus, un traitement spécial d'instillations, de lavages boriqués, etc. Il faut être prévenu de la possibilité de pareils phénomènes, car on ferait une erreur de pronostic en annonçant la guérison complète par le seul fait de la suppression de la lésion utérine.

La pathogénie des congestions de la vessie que nous venons d'exposer nous explique également la diarrhée et la constipation que l'on observe si souvent, cette dernière principalement, dans le cours des maladies de la matrice. Il est vrai que l'hypertrophie de l'organe, en déterminant la compression du rectum, peut suffire par elle-même pour troubler le cours des matières.

A son tour, la constipation nous donne la clef et du ballonnement parfois si considérable observé chez les personnes atteintes de métrites et qui les fait souvent ressembler à des femmes enceintes, et des phénomènes dyspeptiques signalés avec tant d'insistance par nos clientes, qu'elles en font parfois le symptôme le plus pénible de leur maladie. On a bien expliqué depuis quelques années la façon dont les choses se passent dans les cas de ce genre. Le rectum congestionné amène l'arrêt temporaire des matières ; celles-ci, à leur tour, dilatent les intestins et l'estomac ; on observe de la stercorhémie chronique, de la stagnation dans la poche stomachique, en un mot tous les phénomènes de la dilatation gastro-intestinale.

Comme le précédent symptôme, celui-ci peut demeurer après la guérison de la maladie primitive et nécessiter une thérapeutique particulière.

C'est ce que nous observons actuellement chez une de nos malades qui, bien guérie d'une métrite intense, continue à présenter des phénomènes de dilatation de l'estomac tellement pénibles que nous devons pratiquer le lavage de l'organe.

Nous avons aussi constaté parfois chez nos clientes de la congestion du foie, quelquefois même de véritables coliques hépatiques. Cette complication des métrites n'est signalée dans aucun traité classique, du moins à notre connaissance. Elle existe cependant bien réellement. La preuve, c'est que l'état congestif du foie chez ces malades suit l'état inflammatoire de l'utérus, et que, la métrite guérie, les accidents hépatiques disparaissent.

Quant à la nature de ces accidents, nous les considérons comme consécutifs aux troubles gastro-intestinaux de la métrite.

Nous pourrions rapprocher de tous ces désordres de nature congestive, en les expliquant par l'exagération de la circulation vasculaire dans les troncs nerveux, les phénomènes névralgiques que nous avons signalés sur les plexus de la cuisse et du rectum, ainsi que les hémorrhoïdes également observées chez un certain nombre de malades.

Nous décrivons dans une autre partie de ce volume l'albuminurie déterminée par la compression des uretères dans certaines formes de métrite hypertrophique.

Comme dernier signe fonctionnel des inflammations utérines, signalons la leucorrhée, très variable suivant les formes, considérable parfois et véritablement purulente, plus simple dans d'autres cas. Elle s'exagère toujours au voisinage des époques et disparaît même presque complètement au milieu du mois, mais elle est constante et toujours très caractéristique.

En parlant de l'examen au spéculum, nous verrons comment la distinguer de la leucorrhée par inflammation du vagin, qui peut être concomitante, mais qui est rare à l'état isolé en dehors de la vaginite blennorrhagique.

Nous arrivons aux signes physiques des métrites. Si on pratique le *palper* d'une femme atteinte d'inflammation de l'utérus, on sent parfois le développement exagéré de l'organe que l'on trouve alors derrière le pubis. De même, on peut constater que le ventre a perdu sa souplesse, que les ovaires, les trompes et tout le périmètre sont enflammés.

Mais c'est le *toucher* principalement qui fournit des indications positives sur l'existence et l'intensité de la lésion, surtout quand la femme est maigre et que l'on peut combiner ce mode d'exploration avec la palpation.

Trois signes frappent d'abord le médecin et révèlent presque certainement au toucher l'existence d'une métrite.

La matrice et le périmètre sont douloureux quand on veut mobiliser l'organe ou le presser entre l'index qui touche et la main qui palpe ;

L'utérus est évidemment augmenté de volume ;

Il n'a plus dans le petit bassin sa mobilité normale.

Ces trois signes réunis sont pour nous caractéristiques de l'existence d'une métrite. On peut, il est vrai, les rencontrer avec le cancer et même avec une simple infiltration fibreuse. Mais ce cancer, cette infiltration fibreuse s'accompagnent certainement d'inflammation de l'organe; autrement, ils respecteraient sa mobilité et le laisseraient insensible au toucher.

A ces trois signes ne se bornent pas les renseignements fournis au médecin par le toucher.

Grâce à l'introduction du doigt dans le vagin, on pourra apprécier aussi la dilatation du rectum, son encombrement par les matières fécales.

On constatera également, en portant la pulpe de l'index sur la cloison vésico-vaginale, l'inflammation de la vessie qui se montrera alors douloureuse à la pression.

L'abaissement de l'utérus, s'il existe, sera reconnu avec le doigt ; de même l'état du col au point de vue de sa forme, de ses adhérences, de ses déchirures, etc.

Mais c'est principalement dans le diagnostic des complications péri-utérines de la métrite que le toucher combiné à la palpation pourra rendre de grands services. En portant le doigt franchement en dehors dans le cul-de-sac latéral, on constatera l'intégrité ou l'inflammation des ganglions lymphatiques du col ; en arrière et en haut dans le cul-de-sac postérieur l'état des ganglions du corps. Dans les culs-de-sac latéraux et au-dessus de ces culs-de-sac, on trouvera l'ovaire, la trompe et le paramétrium ; enfin, dans tous les culs-de-sac on pourra reconnaître les flexions et les versions concomitantes.

Or, n'est-il pas évident que le spéculum qui, en définitive, est inférieur au toucher comme moyen d'investigation, ne pourrait fournir aucun renseignement sur tous ces points dont on comprend l'importance?

Cependant, on ne négligera pas l'emploi de cet instrument.

Nous n'indiquerons pas ici le moyen de l'appliquer, pas plus que nous ne décrirons les nombreux types de spéculums actuellement dans l'industrie.

Certains sont excellents pour l'exploration, et ne sauraient convenir pour la thérapeutique. D'autres, préférés pour les pansements, seraient absolument insuffisants si l'on voulait pratiquer dans la région la plus petite opération. Nous n'insistons pas sur ces différents points, ce serait sortir de notre cadre. En général, le médecin adopte un instrument qu'il préfère à tous les autres. Et, de fait, le meilleur des spéculums est réellement celui dont on a l'habitude de se servir.

Quoi qu'il en soit, l'appareil introduit avec précaution dans le vagin peut nous montrer, dans les cas de métrites, la vascularisation exagérée, l'hypertrophie, les déchirures et l'ectropion du col de la matrice. Il nous renseigne également sur l'état de l'endomètre, dont la rougeur et les sanies révèlent l'inflammation.

Grâce à cet instrument, on constate l'écoulement qui se fait par le col et sa nature purulente, puriforme ou simplement glaireuse. Enfin, l'on voit, par lui, si la leucorrhée doit être rapportée au vagin, à l'utérus ou aux deux organes réunis.

Un autre mode d'investigation, infiniment plus précieux que l'examen au spéculum, nous est fourni par le cathétérisme utérin. En le pratiquant, en effet, on peut voir que la métrite *simple* ne s'accompagne jamais d'un allongement appréciable de l'utérus, ce qui permet de la séparer des corps fibreux et de la métrite avec atrésie ou de la métrite consécutive au développement de petits polypes ; que dans les formes initiales de la maladie, dans l'endométrite, la cavité est plutôt rétrécie, la sonde ou le cathéter ayant du mal à atteindre le fond de l'organe, tandis qu'on observe le contraire dans les formes parenchymateuses.

Tels sont, succinctement résumés, les principaux symptômes locaux des métrites. Disons un mot maintenant de l'état général qui accompagne toujours leur évolution.

La femme, a-t-on affirmé d'une façon peut-être un peu schématique, est une machine bâtie autour d'un utérus. *Propter solum ovarium mulier est quod est*, disaient les anciens.

Quelle que soit notre opinion sur ces deux aphorismes, quand on considère le rôle énorme de l'utérus dans l'organisme féminin, quand on songe à l'importance de sa fonction, la première de toutes, puisque c'est elle, surtout, qui perpétue l'humanité — le rôle des organes mâles étant relativement épisodique dans le grand travail de la conservation de l'espèce, — quand on observe, enfin, les modifications considérables apportées dans la santé par le seul fait du fonctionnement physiologique de la matrice, on ne saurait être surpris du retentissement considérable de ses maladies sur l'organisme entier.

L'apparition des règles et la ménopause constituent de véritables crises dans l'existence d'une femme. La menstruation, la grossesse sont des phénomènes avec lesquels elle doit sérieusement compter et qui la transforment radicalement. On connaît son impressionnabilité à ces moments, son nervosisme. On sait combien facilement elle éprouve des troubles, parfois profonds, du côté de ses systèmes nerveux, digestif et circulatoire. Et cependant, menstruation et grossesse, ménopause et apparition des règles sont des phénomènes physiologiques. Pourrions-nous, en les considérant, nous étonner de l'importance des troubles apportés dans l'organisme féminin par le fait des moindres lésions de l'utérus ? Quelles doivent être les perturbations de la maladie, quand les désordres du simple fonctionnement de l'organe paraissent parfois si redoutables !!

Aussi, constatons-nous toujours dans le cours des métrites des troubles généraux sérieux et devons-nous constamment les rechercher avec le plus grand soin.

La femme atteinte de lésions de l'utérus est nerveuse, impressionnable à l'excès. C'est même pour désigner cet état, que les anciens réservaient le nom d'hystérie (du grec, ὑστέρα), dont la signification a, depuis, bien changé.

En explorant la sensibilité d'une femme atteinte d'une métrite, on trouvera presque toujours, chez elle, des troubles profonds dans les fonctions des principaux sens. Elle peut avoir perdu l'odorat, qui, par contre, se montre parfois chez elle d'une impressionnabilité excessive. Dans d'autres cas, elle a des troubles de la vue, du daltonisme, voire même de l'amaurose passagère. Ou bien c'est une altération du sens du goût que l'on observe, laquelle peut déterminer, comme chez les femmes enceintes, des appétits bizarres, des répugnances invincibles pour certains aliments, jusqu'alors acceptés avec plaisir. Mais c'est principalement la sensibilité générale qui est modifiée. Si on l'explore avec soin, l'on constatera des points d'anesthésie, quelquefois sur la moitié du corps, et des points d'hyperesthésie.

Aussi, devons-nous, *a priori*, ne rien rejeter de ce qu'accusent les malades au point de vue des troubles qu'elles présentent, des sensations nouvelles, et pour elles inexplicables, qu'elles accusent. Pourtant, on fera bien de contrôler soigneusement leurs affirmations, car la femme atteinte de métrite devient parfois fantasque, étrange, de caractère difficile, menteuse (disons le mot), et s'il est sage de ne rien rejeter de ce qu'elle indique, il est non moins scientifique de tout contrôler.

Il faut prévenir la famille du changement apporté dans son caractère par le fait de la maladie et prier les parents de se montrer bienveillants pour elle, et, si besoin, indulgents pour ses colères, pour ses accès de larmes, de sensibilité, pour ses bizarreries de caractère. En la contrariant, en effet, on exagère cette perturbation déjà profonde, et les plus grands désordres physiques et moraux sont parfois la conséquence de luttes et de raisonnements intempestifs.

En plus des troubles nerveux, que nous ne faisons qu'indiquer ici, on peut observer, au cours des métrites, des modifications variées dans le fonctionnement des autres systèmes organiques.

La circulation est troublée d'une façon fâcheuse et l'on constate presque toujours des alternatives de rougeur et de pâleur, de l'essoufflement, des palpitations.

Le sang devient moins riche en globules et l'on trouve à la base du cœur un bruit de souffle qui a pour caractère de présenter son maximum d'intensité à l'origine de l'artère pulmonaire, à gauche par conséquent.

Les fonctions digestives sont troublées ; il y a parfois des vomissements, des dyspepsies extrêmement tenaces, plus souvent des désordres moins importants, de la rougeur à la face après les repas, des poussées de chaleur à la peau pendant le travail de la digestion.

Dans une bonne monographie, le Dr Grellety a montré l'influence de la métrite sur les affections cutanées. Elle peut aussi modifier l'aspect de la peau et constituer, avec l'altération des traits, ce *facies utérin* bien connu des spécialistes.

Les bronches présentent, dans certains cas, de véritables spasmes, d'où crises d'asthme qui peuvent survenir au milieu de la nuit et jeter la malade dans une grande angoisse. On connaît la toux et l'expuition d'origine utérine.

Ajoutons, pour terminer ce tableau, que la femme atteinte de métrite souffre assez souvent d'accès de fièvre caractérisés non seulement par l'augmentation du nombre des pulsations, augmentation presque constante d'ailleurs et qui relève plutôt des troubles circulatoires, mais aussi par l'élévation de la température. Accès plus ou moins réguliers, mais qui se renouvellent à propos d'une fatigue, d'une station debout longtemps prolongée, d'un rapprochement génital, etc.

Bien entendu, ces accès s'accompagnent de courbatures, de maux de tête, de malaises et de tout le cortège des affections fébriles.

Quelle est la cause de ces troubles généraux observés dans les métrites? — Deux théories sont en présence. L'ancienne, qui explique tout par les réflexes génitaux, par l'importance considérable de la fonction utérine et les perturbations qui doivent être la conséquence fatale des lésions de son organe central.

Pour les partisans de la nouvelle théorie, les choses

seraient plus simples. L'état général, la fièvre principalement, seraient sous l'influence de l'état inflammatoire de l'utérus, comme les frissons, la grande élévation de tempéture, les abcès métastatiques, etc., de la fièvre puerpérale. Il n'y aurait entre les deux séries de phénomènes qu'une question de proportions. Et l'état général des femmes atteintes de métrite serait purement et simplement une *fièvre puerpérale très atténuée.*

Cette théorie est certainement vraie pour beaucoup de cas, puisque l'on a pu voir du pus partir de l'endomètre altéré et gagner les organes splanchniques; puisque l'on a trouvé de véritables abcès métastatiques, ayant déterminé la mort chez des femmes atteintes de métrite.

Quoi qu'il en soit, il faut savoir que la métrite s'accompagne toujours d'une modification de l'état général de la malade et que cette modification peut être assez considérable pour donner le change et faire chercher la cause des symptômes observés dans un organe qui n'est atteint que consécutivement.

Tels sont les symptômes communs à *toutes les métrites.* Dans le prochain chapitre nous verrons les modifications qui peuvent être apportées à ces symptômes par les différentes conditions que nous avons signalées.

CHAPITRE III

SYMPTOMATOLOGIE

(*Suite*)

Et d'abord l'inflammation offre-t-elle les mêmes caractères dans *le corps et dans le col de l'organe ?* Assurément non, et sans admettre avec beaucoup d'auteurs la séparation des métrites du corps et des métrites du col, nous devons reconnaître qu'un appareil symptomatique tout différent caractérise les deux localisations.

Nous serons bref dans notre description des métrites du corps. Tout ce que nous venons de dire sur les métrites en général pourrait, en effet, leur être appliqué. Elles n'offrent, à proprement parler, qu'un caractère : elles sont plus insidieuses que les autres et demandent à être cherchées avec un soin tout particulier. Ce sont elles que l'on observe chez les femmes qui n'ont pas eu d'enfants. Mais on peut aussi les rencontrer après l'accouchement.

Quant aux métrites du col, bien qu'existant parfois chez les nullipares et même chez les vierges, elles se développent surtout à la suite de dilacérations de l'utérus. Un col déchiré s'enflamme d'autant plus facilement que la déchirure est plus profonde, et ces solutions de continuité doivent être véritablement considérées pour les métrites comme une cause prédisposante active, non seulement parce qu'elles appellent l'inflammation, mais aussi parce qu'elles l'entretiennent et la rendent particulièrement tenace.

Au point de vue symptomatique, on reconnaîtra la métrite cervicale à l'ulcération qui entoure l'orifice de l'utérus, ou du moins à ce que l'on a très improprement appelé de ce nom jusqu'à ce jour. Ce n'est pas une ulcération, en effet, mais une hernie de la muqueuse cervicale qui vient s'étaler autour de l'orifice, rouge, saignante, granuleuse, parfois recouverte de petits polypes ou œufs de Naboth. Cette hernie peut être telle que la muqueuse du col se présente entièrement au regard de l'observateur.

C'est ce que l'on voit dans les grandes déchirures latérales.

Les bords de la dilacération sont renversés en ectropion et l'orifice de l'isthme s'offre à l'œil quand on introduit le spéculum.

Voici les autres caractères particuliers à la métrite localisée au col :

L'écoulement leucorrhéique est généralement abondant.

Les rapports génitaux sont douloureux, par suite du traumatisme de la muqueuse cervicale, suivis de fatigue et quelquefois d'un certain écoulement de sang.

La stérilité et surtout les fausses couches sont fréquentes à la suite des dilacérations avec inflammation du col.

Le toucher permet de sentir la déchirure quand elle existe. De plus, le doigt pénètre facilement dans l'utérus, déterminant parfois alors une sensation désagréable et même douloureuse.

Nous avons parlé de l'aspect de la matrice au spéculum. Si on veut la cathétériser, on éprouve souvent de la difficulté à franchir l'isthme avec la sonde. Ajoutons que cette circonstance doit être considérée comme heureuse : elle prouve en effet que le processus inflammatoire est circonscrit dans le col et que le corps est jusqu'à un certain point indemne.

Les lésions de voisinage sont moins redoutables dans la métrite à localisation cervicale que dans la métrite du corps. Les belles recherches de Poirier sur les lymphatiques génitaux nous montrent en effet que ceux du col suivent une voie spéciale, vers la paroi externe du bassin, où ils rencontrent leurs premiers ganglions. Ces ganglions hypertrophiés peuvent faire saillie dans le cul-de-sac latéral sur le bord correspondant de l'utérus. Arrêtés par l'os coxal ils ne sauraient en effet dans leur hypertrophie se développer d'un autre côté. Mais ils en sont normalement éloignés, et c'est à tort, suivant le Dr Poirier, que Lucas-Championnière les a décrits comme existant souvent au voisinage de l'organe.

Bien entendu, ce retentissement ganglionaire peut être porté jusqu'à l'inflammation et à la suppuration des ganglions.

Dans ces cas, l'abcès s'ouvre spontanément sous l'arcade de Fallope. C'est dans la même direction, sous le péritoine, que le chirurgien, lorsqu'il est appelé à temps, doit chercher à en pratiquer l'évacuation.

Deux autres caractères doivent être signalés dans la métrite à localisation cervicale.

Elle exerce sur l'organisme un retentissement infiniment moins considérable que la métrite du corps, ce qui tient à la disposition anatomique de la région, telle que le col n'est pour ainsi dire qu'un annexe du système génital et demeure isolé des organes principaux de ce système : ovaires, trompes, corps utérin.

Par contre, elle présente une ténacité considérable. La muqueuse cervicale, dure, épaisse, comme feutrée, se défend longtemps contre l'inflammation qu'elle peut, jusqu'à un certain point, isoler et retenir, en tout cas, longtemps dans ses mailles, d'où la bénignité relative des métrites de la région. Mais quand le microbe a pénétré dans ses tissus, il est extrêmement difficile de l'en déloger. Les caustiques les plus énergiques échouent parfois devant sa ténacité, et le bistouri demeure l'*ultima ratio* de la thérapeutique. Dans ce cas, il convient, à l'exemple de Schrœder et comme nous le dirons au chapitre des indications thérapeutiques, de pratiquer la résection de toute la muqueuse enflammée.

Nous venons de voir les modifications apportées à la symptomatologie des métrites par leur évolution ou dans le col ou dans le corps de l'utérus. Voyons maintenant celles que peut déterminer la localisation du virus, quel que soit ce virus, dans les différents tissus de l'endomètre.

Les végétations de la muqueuse revêtent trois formes principales.

Dans certains cas, particulièrement dans les métrites à localisation cervicale, on observe une hypertrophie des glandes qui sont devenues flexueuses et dilatées, tout en conservant leur épithélium. La métrite est alors symptomatologiquement constituée par un écoulement abondant et muqueux. Les règles sont plutôt diminuées, quelquefois même elles peuvent disparaître pendant quelques mois. La réaction sur l'organisme n'est pas considérable. Par contre, la maladie est très tenace du fait de la difficulté que l'on éprouve à atteindre les parties profondes de la glande.

Dans d'autres circonstances, les végétations sont constituées presque uniquement par du tissu embryonnaire, avec de rares vaisseaux. Il ne subsiste que des traces de glandes et quelques restes d'épithélium plus ou moins dégénéré. C'est un vrai tissu inflammatoire que nous voyons, tout à fait comparable à celui qui constitue la surface d'une plaie exposée à l'air. Cette dégénérescence des éléments embryonnaires nous explique la nature de l'écoulement muco-purulent, quelquefois franchement purulent, que nous observons. Elle nous donne également la clef de l'état général grave relevé dans les métrites de ce genre. Si le pus n'est pas complètement évacué, et c'est ce que l'on observe le plus ordinairement, il se fait une véritable résorption. La malade a de la fièvre, des frissons, elle maigrit et dépérit rapidement.

Ce n'est pas tout. Ravitaillé dans ce foyer purulent, le système lymphatique porte l'inflammation à tous les organes du voisinage. Le périmètre, le paramétrium sont pris ; le réseau lymphatique superficiel décrit par Poirier détermine la formation de véritables végétations et d'adhérences de l'utérus aux organes voisins, adhérences extrêmement fréquentes, ainsi que nous le montre le savant anatomiste. Conséquences immédiates de ces néoformations : inaptitude à la fécondation, impossibilité pour l'utérus de se développer, troubles généraux graves, dilatation et inflammation des trompes et de l'ovaire, suppuration du paramétrium, etc. etc., symptômes qui font des métrites de cette forme des affections graves et véritablement redoutables.

Enfin certaines fongosités sont presque uniquement composées de vaisseaux, dont quelques-uns extrêmement dilatés atteignent un diamètre considérable.

Nous avons alors les métrites à formes hémorragiques, dont toute la gravité repose sur la tendance plus ou moins considérable de la malade à perdre du sang, sur sa plus ou moins grande résistance à l'hémorragie.

Peu redoutables quand les règles sont simplement exagérées, quand la patiente est vigoureuse et conserve son appétit, elles peuvent, au contraire, devenir mortelles chez les sujets anémiques et dont les pertes se reproduisent à tout propos.

Maintenant, hâtons-nous d'ajouter, comme conclusion à ce paragraphe, que dans toute inflammation l'on rencontre les trois formes de lésions. Seulement, elles sont associées dans des proportions très variables. C'est à la prédominance de l'une d'elles que nous devons la distinction entre les trois types de métrite que nous venons de séparer.

Nous avons dit que l'inflammation de l'utérus peut être modifiée par le fait de certaines anomalies de conformation ou de statique de l'organe.

Nous considérons comme anomalies de statique les versions et les flexions ; comme anomalies de conformation, l'atrésie congénitale plus ou moins développée, l'allongement du col, sa conicité, enfin l'insuffisance de développement de la matrice (utérus infantile).

Nous ne voulons pas, en cette étude, aborder la grosse question des flexions et des versions de l'organe de la gestation. Leur étiologie, leurs symptômes, la thérapeutique qu'il convient de leur appliquer constituent des questions d'une importance considérable et qui demanderaient pour être exposées en détail un volume tout entier.

Qu'il nous suffise de dire que l'inflammation de l'utérus

joue dans leur évolution un rôle capital, et qu'il importe grandement au gynécologiste de savoir l'apprécier.

Et d'abord les flexions ainsi que les versions, qu'elles soient congénitales ou acquises, constituent une prédisposition fâcheuse aux inflammations de l'utérus. Il est donc très important de les guérir quand on les constate, si la malade ne veut pas s'exposer à l'une de ces métrites à retours périodiques si désagréables pour celles qui en sont atteintes.

Ensuite, l'inflammation de la matrice, en augmentant à la fois le poids et la friabilité de l'organe, amène presque fatalement l'exagération de ces infirmités; si bien que telle flexion, à peine prononcée à l'état sain, se montre considérable quand l'utérus est enflammé, que telle version s'exagère énormément à chaque poussée inflammatoire.

Enfin, les symptômes des flexions et des versions deviennent infiniment plus pénibles, par le fait de l'inflammation pour cette raison bien simple que l'utérus n'est sensible que lorsqu'il est congestionné. On peut même dire que ces infirmités sont à peine senties en dehors de l'inflammation. On a vu des utérus fléchis en dos d'âne qui ne déterminaient aucune douleur. Au contraire, la moindre modification dans la situation ou la direction de la matrice devient extrêmement pénible, du moment où l'organe est enflammé. A ce point de vue, on peut donc dire que les métrites sont infiniment plus sérieuses et plus tenaces quand elles se développent dans les utérus en flexion ou en version. Les produits de sécrétion sont difficilement expulsés en effet, d'où coliques parfois violentes. De plus, ces sécrétions, stagnant dans la matrice, en exagèrent l'inflammation et en amènent l'hypertrophie. De même l'aptitude à la fécondation, diminuée déjà par le fait de la flexion, disparaît complètement avec l'inflammation.

Nous avons remarqué que dans ces cas la métrite prend facilement les formes fongueuses et hémorragiques. Aussi comprenons-nous, sans pourtant les approuver entièrement, les opérations relativement graves que l'on a proposées et que l'on propose, tous les jours, pour remédier aux cas de ce genre.

L'atrésie congénitale ou acquise joue également un grand rôle dans le développement des métrites, en empêchant l'évacuation des produits pathologiques, d'où résorption purulente, hypertrophie parfois considérable de l'utérus et coliques violentes au moment des règles. Le cathétérisme permet toujours de comprendre la raison de ces phénomènes.

L'allongement et la disposition conique du col prédisposent aussi l'utérus à la métrite, métrite traumatique parfois, parfois due aux troubles apportés dans la circulation de l'organe par l'anomalie.

Les Allemands, qui ont compris depuis longtemps l'importance de cette disposition dans la pathogénie des métrites, amputent tous les cols enflammés. C'est assurément une exagération ; pourtant elle repose sur une idée rationnelle.

Les utérus infantiles, c'est-à-dire ceux dont les dimensions ne dépassent pas 4, 5 et même 6 centimètres, sont également tout particulièrement prédisposés à la métrite. Nous en avons observé pour notre part un certain nombre de cas. Quant à la raison de leur inflammation, nous la trouvons dans cette loi de pathologie générale : du moment où un organe présente des dimensions anormales, il est presque fatalement condamné à la congestion, pour cette raison bien simple que le département vasculaire qui le dessert n'est pas proportionné à son volume.

Ces métrites, qui entraînent facilement la stérilité, sont

caractérisées par une dysménorrhée intense, par une douleur excessive au moment des rapports. Elles s'accompagnent de plus, assez souvent, de vaginisme.

Nous aurons d'ailleurs dans le cours de ce volume l'occasion de revenir souvent sur les rapports de la métrite avec les anomalies génitales.

Les inflammations de l'utérus, avons-nous dit, présentent une symptomatologie variable avec leur âge, *différente suivant le moment où on les examine.*

Ce paragraphe pourrait donc à la rigueur se confondre avec l'étude de leur évolution. Pourtant nous avons cru devoir le rapprocher des trois précédents pour cette raison que l'évolution vers les différents états que nous allons exposer n'est pas fatale, et que ces états constituent bien plus une forme qu'une période dans l'étude de l'inflammation utérine.

Disons d'abord que la métrite à forme aiguë détermine plus vite les complications dont nous allons parler que la métrite à forme chronique ; qu'on les observe presque fatalement à la suite de l'inflammation localisée dans le corps, tandis qu'elles sont rares à la suite de la métrite du col ; que les fongosités à tissu inflammatoire y prédisposent ; que l'absence de toute hygiène, de tout traitement, est encore pour elles une cause d'aggravation.

On divise les complications des métrites en deux groupes, suivant nous, un peu schématiques.

L'utérus, on le sait, se continue par sa muqueuse avec les trompes et les ovaires qui constituent le périmètre. D'autre part, il est entouré, ainsi que ses annexes, d'un tissu cellulaire connu sous le nom de *paramétrium*, et groupé autour des organes génitaux internes suivant l'ordre que voici :

1° En avant dans la cloison vésico-utérine ;

2° En arrière dans le repli de Douglas et entre les ligaments utéro-sacrés ;

3° Sur les côtés, dans les ligaments larges, sous la trompe, autour de l'ovaire, autour de son hile et de ses ligaments.

S'appuyant sur cette division anatomique, les auteurs distinguent deux voies principales à la propagation de l'inflammation dans le bassin :

1° Une voie muqueuse superficielle par continuité d'épithélium ;

2° Une voie interstitielle, profonde, à travers le stroma des organes, par l'intermédiaire des systèmes vasculaires (veines et lymphatiques) et des lacunes intercellulaires.

A la première ils donnent le nom de *périmétrite*.

La *paramétrite* est la conséquence de l'inflammation qui a suivi la seconde voie.

La périmétrite comprend donc la salpingite avec ou sans dilatation, et l'ovarite (l'ovaire, on le sait, présente un épithélium qui se continue avec celui de la trompe : Waldeyer a même démontré que dans les deux muqueuses des kanguros on trouve des cils vibratiles).

La paramétrite, que l'on a distinguée en paramétrite simple, parasalpingite et paraovarite, est constituée par l'inflammation de ce que l'on a appelé le paramétrium.

Mais cette conception des inflammations du petit bassin, qui a pour elle, il est vrai, le mérite d'une grande simplicité, ne répond certainement pas à la réalité des faits. D'ailleurs, elle a été fortement battue en brèche à la Société de chirurgie par Lucas-Championnière, dont toutes les raisons ne nous paraissent assurément pas indiscutables, mais qui a cependant victorieusement démontré que l'on ne saurait admettre une évolution aussi théorique.

En réalité, les lymphatiques du système génital sont loin d'être connus. M. Poirier a démontré qu'en plus des réseaux classiques décrits par Sappey et Lucas-Championnière, il existe un système péritonéal capable de nous expliquer à son tour la genèse des périmétrites. C'est à ce réseau, qui se continue à travers les adhérences utérines, que nous devons demander surtout la cause de la salpingite et de l'ovarite.

Quoi qu'il en soit de cette genèse, que nous ne pouvions passer sous silence, deux faits doivent être considérés comme certains : l'inflammation de l'endomètre à un certain moment de son évolution gagne le parenchyme utérin et de là elle s'étend au paramétrium. Simultanément, ou à une autre période, elle envahit les trompes et l'ovaire, déterminant la périmétrite.

Aussi devons-nous cliniquement conclure que la périmétrite, la salpingite, avec ou sans dilatation, avec ou sans hydropisie de la trompe, avec ou sans suppuration, l'ovarite simple ou suppurée, ne sont pas, comme on aurait de la tendance à le supposer en lisant les observations modernes, des maladies isolées, mais des complications des métrites. De même, l'abaissement de l'utérus, conséquence de l'hypertrophie inflammatoire du corps, son renversement, sa flexion, par suite de la plus grande friabilité des tissus, ne doivent pas être considérés comme des maladies exclusivement distinctes, mais comme des affections en rapports très intimes avec l'inflammation de l'utérus.

On voit, et c'est à cette conclusion que nous voulons en venir, que toutes ces lésions peuvent cliniquement rentrer dans l'étude des métrites, et que la vieille école gynécologique française avait raison d'expliquer par l'inflammation, ainsi que nous le disions au chapitre de la pathogénie, la plupart des phénomènes pathologiques du petit bassin.

A un certain moment donc, le parenchyme de l'utérus et les tissus péri-utérins sont envahis (nous avons dit que, tant que l'inflammation reste localisée au col en raison de la distribution lymphatique de la région, ces complications ne sont pas à redouter). Alors la malade accuse des douleurs plus prononcées sur les côtés du ventre. Si la suppuration se produit, des frissons apparaissent, la fièvre hectique se développe.

Au palper on sent un gâteau inflammatoire dans la région ; ce gâteau s'étend et donne la sensation dite de plastron bien connue de tous les gynécologistes.

Le toucher permet de sentir de l'engorgement dans les culs-de-sac. Quelquefois, lorsque la trompe est dilatée, lorsque l'ovaire est hypertrophié, cet engorgement offre les caractères d'une véritable tumeur.

Combiné au palper, le toucher permet même dans certains cas de sentir l'ovaire en prolapsus, lequel prolapsus est, comme l'ovarite elle-même, sous l'influence du processus inflammatoire de l'utérus.

Enfin, plus rarement, on constate une véritable suppuration. C'est alors la paramétrite qui détermine cet accident.

Ces phénomènes sont redoutables, car l'hecticité tue parfois la femme. Et si elle ne la tue pas, on peut assister à la formation d'abcès qui nécessitent une intervention chirurgicale sérieuse. Abandonnés à eux-mêmes, les abcès de la paramétrite ne conduisent pas fatalement, il est vrai, à la mort, ils peuvent s'ouvrir en effet dans le rectum, dans le vagin et même sous l'arcade de Fallope.

Mais ils compliquent le processus inflammatoire d'une façon très fâcheuse, et doivent inspirer les plus grandes inquiétudes.

Maintenant, comment prévoir ces complications ?

Il est bien difficile de répondre à la question.

Certaines métrites, les métrites à localisations glandu-laires, par exemple, peuvent durer indéfiniment, peut-être même se terminer par la guérison.

Sous ce rapport nous ne voudrions pas être trop opti-miste, et nous aimons mieux nous en rapporter à cette opinion du professeur Pajot :

« Je ne nie pas la guérison spontanée de la métrite, mais je déclare ne l'avoir jamais observée. »

Quand on connaîtra mieux les différents processus in-flammatoires de l'utérus, on pourra peut-être se prononcer avec plus de précision sur ces différentes questions. On sait, par exemple, aujourd'hui, que la métrite blennorrha-gique a une tendance indiscutable à envahir les trompes, la métrite puerpérale à gagner le paramétrium. Mais combien ces données sont encore vagues !

Nous voudrions terminer ce travail par une étude des différentes variétés de microbes susceptibles d'évoluer dans l'utérus et dans son voisinage.

Dans une communication à la Société de gynécologie, reproduite en ce volume, nous avons décrit celui de la tuberculose.

Nous avons montré que la métrite de cette nature se caractérise surtout par le mauvais état général du sujet.

Dans une autre étude nous exposerons ce que notre expérience nous a appris de la métrite blennorrhagique.

On a aussi tenté de classer à part, dans le chapitre des métrites, la syphilis de l'utérus.

Mais les autres variétés d'inflammation sont à peine connues,

Tout n'est encore qu'obscurité et contradiction, dans les différentes descriptions que nous en donnent les auteurs. Et pourtant l'avenir scientifique de la question est là.

Quand ce travail sera fini, on pourra enfin établir une classification rationnelle des métrites.

En attendant, on doit s'en tenir aux données que nous venons d'exposer, et que nous résumerons dans les propositions suivantes :

Quand nous avons diagnostiqué une métrite, nous pouvons dire que cette métrite a eu un *début aigu* ou un *début chronique*, qu'elle est *localisée* plus particulièrement *au col* ou au *corps* de l'organe.

Nous pouvons ajouter qu'elle est *glandulaire*, *fibroplastique* ou *vasculaire ;* qu'elle s'accompagne ou non de *paramétrite*, de *périmétrite* avec prédominance de l'*inflammation* dans les *trompes* ou sur l'*ovaire*, avec ou sans *prolapsus* de ces organes, avec ou sans *abaissement* utérin.

Enfin il nous est possible de signaler dans certains cas *la nature de l'inflammation.*

Mais notre diagnostic ne saurait comporter plus de précision.

Au point de vue du pronostic, nous ferons bien cependant d'indiquer la constitution du sujet.

Le lymphatisme, l'arthritisme, la chlorose, la syphilis, impriment certainement à toutes les inflammations un aspect particulier. Ils prédisposent à ces inflammations, l'arthritisme surtout; ils les entretiennent. Nous avons dit au chapitre de la pathogénie que, pour certains auteurs, ils pourraient même les constituer de toutes pièces. Ce sont là des questions bien difficiles (nous avons exposé notre opinion à ce sujet) et sur lesquelles nous ne pouvons, dans notre ignorance actuelle, ajouter qu'une chose: nous ne savons pas en réalité le pourquoi de la plupart des inflammations de l'utérus, mais nous savons les reconnaître quand elles existent, nous avons sur leur thérapeutique des idées rationnelles et positives. N'abandonnons pas ces notions précieuses ; au contraire, efforçons-nous de grouper celles que nous possédons et d'en tirer, pour le plus grand bien des malades, tout le parti possible.

CHAPITRE IV

INDICATIONS THÉRAPEUTIQUES

Sommaire. — Indications thérapeutiques dans la métrite aiguë, dans la métrite chronique. — Indications tirées du fait seul de l'inflammation, au début, à sa période moyenne, à sa période ultime. — Dilatation. — Caustiques liquides. — Injections médicamenteuses. — Caustiques solides. — Galvano-caustique. — Curettage. — Pommades. — Poudres. — Tampons médicamenteux. — Eaux minérales. — Révulsifs. — Massage utérin. — Laparotomie. — Castration utérine. — Indications thérapeutiques tirées des formes de la métrite. — Opérations d'Emmet et de Schrœder. — Opérations de Péan. — Thérapeutique du virus. — Thérapeutique générale.

Nous n'entendons pas, dans cette partie de notre livre, exposer en détail tout ce qui relève du traitement de la métrite (ce qui serait d'ailleurs beaucoup trop long) ; nous voulons indiquer les principales méthodes préconisées contre cette affection, montrer l'objectif de ces méthodes et, par conséquent, donner, ainsi que l'indique le titre du chapitre, les indications thérapeutiques des inflammations de l'utérus.

Pour le développement de ce programme, nous reprenons le plan suivi dans l'étude de la symptomatologie. La métrite peut être primitivement aiguë. Dans ces cas, il importe d'en attaquer d'abord vigoureusement la cause (blennorrhagie, tuberculose, puerpéralité, etc.) par une action à la fois locale et générale.

A l'intérieur, on donne donc, suivant les cas, des balsamiques, de la créosote, du sulfate de quinine. Localement on pourra, si la malade est vigoureuse, appliquer quelques sangsues au bas-ventre, ou recouvrir la région hypogastrique d'onctions mercurielles belladonnées ; simultanément on prescrira les injections antiseptiques chaudes, les grands bains, les lavements tièdes, etc. etc. Les laxatifs, les sédatifs du système nerveux sont également conseillés avec succès dans les cas de ce genre.

Si la métrite aiguë est d'origine puerpérale, il ne faut pas hésiter à agir directement sur l'endomètre. Trois moyens ont été préconisés : l'injection intra-utérine de solutions antiseptiques fortes et particulièrement de van Swieten ; l'application de suppositoires intra-utérins à l'iodoforme (Porack) ; le curettage de l'utérus. Nous commençons volontiers par les deux premiers, que nous employons simultanément, ne recourant à la curette que si l'état ne se modifie pas et si la maladie est véritablement menaçante.

Dans les autres variétés de métrite, nous nous contentons des moyens généraux et des injections émollientes pendant la période aiguë, ne recourant aux modificateurs locaux que lorsque la fièvre est tombée. A ce moment il est ordinairement facile de supprimer les dernières traces de l'inflammation. Que si la thérapeutique demeure impuissante, la maladie passe à l'état chronique. Maintenant, qu'on ne l'oublie pas, le plus ordinairement elle se présente d'emblée sous cette forme.

Voyons maintenant les indications thérapeutiques qui se dégagent, après l'étude que nous venons de faire, de l'inflammation ordinaire de l'utérus à l'état chronique.

Il existe, avons-nous dit, des désordres communs à

toutes les métrites. De même, certaines méthodes sont susceptibles d'améliorer, sinon de guérir, toutes les inflammations de l'utérus.

Les métrites à forme spéciale, par contre, appellent une intervention particulière, de même qu'elles présentent des symptômes que l'on ne rencontre pas dans les autres variétés d'inflammation utérine.

Nous avons distingué trois phases dans l'évolution d'une métrite : l'endométrite ; l'endométro-métrite ; l'endométro-métrite avec inflammation du périmètre et du *paramétrium*. La même thérapeutique est-elle susceptible d'agir aux trois périodes du processus pathologique ? On l'a dit, ou du moins on a semblé le croire, ces derniers temps ; mais nous pensons, pour notre part, après avoir longuement médité la question, dont nous n'avons pas besoin de signaler l'importance, que cette idée, acceptée avec enthousiasme par la généralité des praticiens, à cause de sa grande simplicité théorique, réserve des déceptions, sinon prochaines, du moins certaines, à ceux qui auront le tort de l'adopter et de lui demander la direction de leur thérapeutique.

A la première période de l'inflammation de l'utérus, toutes les méthodes qui agissent sur l'endomètre et le modifient sont bonnes. Nous n'aurions qu'un reproche à adresser à la plupart de celles qui ont été préconisées, elles dépassent le but et ne sont pas en proportion avec la lésion à atteindre.

C'est ainsi que nous ne saurions admettre le curettage indifféremment appliqué à toutes les endométrites, ni même la cautérisation à la pâte de Canquoin, récemment préconisée par Dumontpallier. Nous ne faisons, qu'on le sache bien, aucune difficulté pour reconnaître que, si l'inflammation est exclusivement localisée dans l'endomètre, ces deux opérations bien faites doivent amener la guérison. Mais pourquoi racler la muqueuse, la cautériser profondément quand un caustique dilué porté dans l'utérus peut avoir le même résultat, quand un bâtonnet médicamenteux, un léger courant galvano-caustique détruisent aussi sûrement et sans aucun danger le processus inflammatoire ?

Du moins, avant d'avoir recours à ces méthodes violentes, doit-on essayer des procédés de douceur. Ces procédés, nous les classerons dans l'ordre suivant :

Dilatation à l'aide de bâtons de laminaire trempés dans l'éther iodoformé et pansements antiseptiques ;

Caustiques liquides portés à l'aide d'un pinceau ou d'une baguette en caoutchouc très flexible sur l'endomètre (perchlorure de fer, teinture d'iode, solutions argentiques, solutions de chlorure de zinc, d'acide chromique, etc. etc.);

Caustiques liquides et plus dilués, introduits avec une sonde dans l'intérieur de l'utérus. Cette façon d'agir sur l'endomètre a été très attaquée, et, suivant nous, avec grande raison. Après l'avoir expérimentée, comme toutes les autres méthodes, d'ailleurs, nous y avons, pour notre part, complètement renoncé. Dans notre dernière intervention, la malade, après l'injection de quelques gouttes de solution au nitrate d'argent, fut prise d'une douleur épouvantable de l'ovaire droit, avec pâleur du visage, syncopes, refroidissement, etc., qui nous firent croire à une mort imminente. Les piqûres de morphine diminuèrent la douleur, mais ne modifièrent en rien les autres symptômes. Les sangsues et les onctions mercurielles nous permirent, cependant, après quarante-huit heures, d'obtenir le retour à la santé. Mais nous étions fixé pour toujours sur les dangers des injections intra-utérines.

Certainement, le caustique avait pénétré dans la trompe droite et touché le péritoine. Vidal de Cassis a dit, nous le savons, qu'une injection intra-utérine, même poussée avec violence, ne saurait franchir la trompe d'un cadavre. Mais les conditions sont-elles les mêmes sur le vivant ? Ne sont-elles pas également modifiées par ce fait que les expériences ont été pratiquées sur des utérus normaux et que l'inflammation peut supprimer la résistance ordinaire des conduits organiques ?

Quoi qu'il en soit, l'observation que nous venons de citer nous a suffi pour arrêter notre opinion.

Nous reprenons l'énumération des procédés que l'on a conseillés et employés dans la thérapeutique de l'endométrite.

Après les caustiques liquides ou simultanément, on a préconisé les caustiques solides très dilués. C'est à ceux-ci que, pour notre part, nous donnons la préférence. Nous indiquerons dans la seconde partie de ce volume comment nous les employons.

A côté de ces caustiques dilués vient la pâte de Cauquoin, qui agit en cautérisant, en détruisant complètement l'endomètre.

N'oublions pas de signaler encore la méthode galvanocaustique depuis longtemps employée et recommandée par notre ami le Dr Apostoli.

Enfin le curettage de l'utérus doit être considéré comme l'*ultima ratio* de la thérapeutique des endométrites.

Il est bien entendu que, dans ce chapitre, nous ne saurions faire autre chose qu'une simple énumération des méthodes, et que nous ne voulons, pour ne pas dépasser nos limites, ni les décrire, ni surtout les critiquer en détail.

Qu'il nous suffise de montrer que toutes sont intrautérines, et qu'il serait absolument irrationnel de demander la guérison de l'endométrite à une autre façon de procéder.

Est-ce à dire que les cautérisations du col, les pommades en pansement, le tannin et tout l'arsenal de la vieille thérapeutique n'ont jamais produit de güérisons ? Nous ne voudrions pas être trop absolu dans notre réponse à cette question.

Sans doute, les pommades, les liquides même, déposés à l'entrée de l'utérus, peuvent atteindre, par capillarité, toute la surface de l'endomètre. Sans doute, les révulsions pratiquées sur le col avec la teinture d'iode, le perchlorure de fer, etc., peuvent influencer favorablement l'inflammation voisine. De même, le tannin, l'alun, par leur effet astringent, les tampons, en soutenant mécaniquement la matrice enflammée, doivent aider la nature dans ses efforts vers la guérison et déterminer toujours un certain soulagement. Mais, il faut bien aussi le reconnaître, ce soulagement ne peut être que temporaire, l'effet obtenu restant toujours incomplet. Aussi, comme on comprend cette appréciation désolée des femmes d'un certain âge soignées dans leur jeunesse par une génération médicale qui ne connaissait pas les méthodes intra-utérines modernes ! « Quand on est prise de ce côté, disent-elles, on en a pour toute sa vie. » Idée fausse heureusement aujourd'hui et que la thérapeutique rationnelle contredit tous les jours.

Maintenant nous arrivons aux indications thérapeutiques fournies par l'endométro-métrite, c'est-à-dire par l'inflammation localisée dans l'endomètre et propagée au corps de l'utérus, par ce que les anciens appelaient la métrite parenchymateuse.

Ainsi que nous venons de le dire, beaucoup de gynécologistes pensent qu'il suffit, dans ces cas, d'agir sur ce qu'ils appellent le foyer de l'inflammation pour obtenir la guérison complète. Supprimez, disent-ils, la place où l'ennemi se ravitaille, et cet ennemi disparaîtra de lui-même. Partant de là, ces gynécologistes appliquent à la métrite du corps exactement le même traitement qu'à l'endométrite. Et comme ils obtiennent toujours une détente, un grand soulagement, ils estiment que leur conception thérapeutique est vraie, qu'il n'y a pas lieu de chercher à faire mieux.

Suivant nous, c'est une grave erreur. Le foyer principal est dans l'endomètre, nous le reconnaissons, mais il y a des foyers secondaires partout où l'inflammation a pénétré. Cautérisez violemment l'endomètre, enlevez-le même au caustique de Canquoin ou à la curette ; si vous respectez ces foyers secondaires, vous verrez reparaître l'inflammation plus tard, à l'occasion de la moindre cause déterminante, accouchement, fausse couche, excès génitaux, fatigue, traumatisme, maladie générale, etc. etc.

Nous estimons donc qu'il ne faut pas se contenter, dans les cas de ce genre, de traiter l'endomètre ; il faut aussi agir sur le parenchyme et le délivrer complètement des microbes qui l'infiltrent.

Pour cela, nous possédons les révulsions sur le col, qui sont infiniment plus rationnelles dans la métrite parenchymateuse que dans l'endométrite (badigeonnages iodés, scarifications, pointes de feu, etc.).

Nous avons les courants continus qui font contracter le muscle utérin et en amènent le dégorgement.

Nous avons les médicaments internes qui agissent de la même façon, et au premier rang desquels il faut placer le sulfate de quinine et le seigle ergoté, que l'on peut administrer simultanément ou l'un après l'autre.

Nous avons certaines eaux minérales, Saint-Sauveur, Royat, Salies-de-Béarn, qui amènent aussi une excitation de la vitalité du parenchyme et son dégorgement.

Mais, à tous ces moyens, dont nous ne contestons, cependant, pas l'activité, nous préférons, sans contredit, notre méthode des bâtonnets médicamenteux, qui ont l'avantage, ainsi que nous le montrerons, d'agir à la fois sur l'endomètre, qu'ils modifient, et sur le parenchyme dont ils déterminent, avec la contraction énergique, le dégorgement.

Nous arrivons à la troisième période de l'inflammation de l'utérus. Le périmètre, le paramétrium sont pris, les trompes sont plus ou moins dilatées, l'ovaire enflammé est ou n'est pas ectopié, la matrice elle-même, considérablement augmentée de poids, a subi un certain abaissement. Enfin, tous ces organes ont contracté des adhérences pathologiques.

A ce moment, suffira-t-il d'agir sur le foyer primitif et de guérir l'endométrite pour en supprimer les conséquences? Il paraît insensé de produire une pareille affirmation. Et, cependant, on n'a pas craint de le faire. Et les gynécologistes qui ont, dans les cas de ce genre, conseillé, par exemple, le curettage de l'utérus, ne sauraient être considérés comme des hommes ignorants.

C'est que ces lésions, en effet, dans leur première période surtout, sont si bien sous l'influence de l'inflammation, que la suppression du foyer principal de cette inflammation en amène toujours l'amélioration, et que, si le curettage ne guérit pas et ne saurait guérir toutes ces complications, il détermine néanmoins une détente assez considérable pour décongestionner les ovaires, vider les trompes dilatées, diminuer le poids de l'utérus et lui permettre son redressement, son élévation, nous donner, en un mot, sinon la guérison, du moins l'apparence de la guérison.

Il sera donc, à cette période de la maladie, toujours rationnel d'attaquer énergiquement le foyer principal, c'est-à-dire l'endométrite, le foyer secondaire, c'est-à-dire la métrite, par les moyens que nous venons d'indiquer. Mais on ne s'en tiendra pas là: Si l'engorgement persiste, si les trompes et les ovaires demeurent enflammés, déplacés, on agira directement sur ces organes.

On a conseillé, avec raison, les pointes de feu sur le ventre, les grands lavements chauds, les bains sulfureux. Nous employons assez souvent, pour notre part, une vieille méthode, à laquelle nous devons quelques beaux succès, le cautère, que nous laissons en place plusieurs mois.

De même, nous nous trouvons très bien de l'emploi d'une ceinture en caoutchouc laminé dont l'action révulsive est extrêmement puissante sur les exsudats et qui modifie très favorablement les inflammations du petit bassin.

Le massage utérin compte aussi ses partisans ; il est conseillé par un certain nombre d'auteurs très honorables contre les inflammations chroniques du périmètre et du paramétrium.

Nous l'avons vu pratiquer par des hommes qui lui doivent une grande clientèle et une certaine réputation scientifique. Nous avons lu attentivement tout ce qui a été écrit sur le sujet. Mais nous devons ajouter qu'après avoir tenté deux fois de faire nous-même ce que ces auteurs recommandent, nous avons cru devoir y renoncer. Nous estimons que l'opération est dangereuse au point de vue moral, qu'elle peut déterminer des sensations désagréables à la malade, et que ses avantages, dont nous ne voulons pas, qu'on le sache bien, contester la réalité, ne nous paraissent pas suffisants pour justifier son emploi.

D'ailleurs, nous estimons qu'avec nos bâtonnets nous agissons à distance sur la région péri-utérine. Et cette action, infiniment plus constante, nous paraît aussi beaucoup plus pratique.

Quoi qu'il en soit du traitement adopté pour la thérapeutique des lésions péri-utérines, nous n'avons pas besoin d'ajouter que, parallèlement à cette thérapeutique, nous poursuivons avec acharnement l'amélioration de l'endomètre et du parenchyme utérin dont nos crayons modifient la vitalité et entretiennent l'intégrité.

Nous estimons que c'est seulement après l'emploi rationnel de ces moyens que le gynécologiste a le droit d'accepter l'intervention chirurgicale.

Il est vrai qu'à ce moment il ne doit plus hésiter et que le salut de sa malade peut dépendre d'une opération radicale pratiquée, bien entendu, avant la période d'hecticité, en temps opportun.

Cette opération aura pour effet de dégager l'utérus de ses adhérences, d'enlever les organes dégénérés par le fait du processus inflammatoire ou ectopiés d'une façon malheureuse (ovaires, trompes, annexes). Enfin, dans certains cas graves, avec névralgies extrêmement pénibles ne laissant pas de répit à la malade, ou bien encore avec adhérences multiples, dégénérescence inflammatoire de toute la région génitale interne, on pourra, ainsi que l'indique mon maître M. Péan, pratiquer la castration utérine et enlever par hystérectomie vaginale la matrice elle-même, qui, d'ailleurs, n'est plus d'aucune utilité pour la reproduction. Que si l'on respecte cet organe, et on le fera toujours quand la chose sera possible, il ne faudra pas oublier d'en combattre l'inflammation, cause première de tout le mal ; autrement, on s'exposerait à des rechutes. Du moment où le processus pathologique siège dans l'endomètre, dans le parenchyme utérin, dans le paramétrium et le périmètre, il doit être attaqué sur tous ces points. L'ablation

de la trompe ne détermine pas plus la guérison de l'endomètre que le curettage ne saurait supprimer la maladie
des annexes de la trompe.

Aussi, avons-nous été fort surpris de voir soutenir par
un gynécologiste, d'ailleurs fort distingué, cette idée para-
doxale que, pour guérir la métrite, il faut ouvrir le ventre
et dégager l'utérus et les ovaires de leurs adhérences
pathologiques. C'est assurément un moyen peu pratique de
faire disparaître un des effets de l'inflammation de la
matrice ; mais nous ne voyons pas comment cette opération
peut amener la guérison de l'endométrite et de la métrite
parenchymateuse. D'ailleurs, si nous voulions dégager
tous les utérus plus ou moins immobilisés par des brides
inflammatoires, cela pourrait nous entraîner très loin.

« J'ai examiné, dit le Dr Poirier dans les belles études
que nous avons déjà citées, les organes génitaux sur plus
de trois cents sujets, d'âge avancé, il est vrai, pour la plupart, et je puis certifier que l'utérus sain, c'est-à-dire dont
la surface présente peu ou ne présente pas beaucoup de ces
adhérences, vestiges d'inflammations antérieures, est une
rareté presque sans exception. »

En résumé, voici les indications thérapeutiques fournies
par l'endométro-métrite avec péri et paramétrite :
Soigner l'endométrite et la métrite par les procédés ordinaires, en évitant, pourtant, les opérations et les méthodes
violentes, si la région péri-utérine est trop enflammée.
Attaquer d'abord la périmétrite et la paramétrite par les
procédés médicaux, auxquels on associera, bien entendu,
le repos au lit le plus absolu.
Ouvrir les abcès, s'il s'en forme, soit par la fosse iliaque,
soit par le vagin.

Les drainer s'ils se sont ouverts spontanément.

Enfin, si la périmétrite se montre tenace, si la fièvre persiste, si la malade cesse de s'alimenter et présente les caractères d'un épuisement rapide, s'il se manifeste, enfin, des douleurs véritablement intolérables, agir chirurgicalement en dégageant l'utérus et les ovaires de leurs adhérences, en enlevant les ovaires et les trompes si ces organes sont le siège d'une altération et d'une suppuration considérable, enfin en extirpant l'utérus lui-même et en ouvrant largement les abcès dans le vagin, suivant la méthode de M. Péan, si l'inflammation a transformé le petit bassin en une série de foyers multiples de suppuration.

Telles sont les données qui nous sont fournies par la pathogénie que nous avons exposée et par l'observation des symptômes propres à toutes les métrites.

Mais il existe aussi des indications particulières pour chaque forme d'inflammation de l'utérus.

Nous avons montré la ténacité de la métrite localisée au col. Nous avons dit que les déchirures déterminées par l'accouchement entretiennent et appellent cette localisation de l'inflammation. Partant de là, les gynécologistes devaient nécessairement être tentés de réparer l'organe, de le régulariser, en un mot de pratiquer la trachélorrhaphie. C'est ce que fit Emmet, qui attacha son nom à l'opération. De même, devant la ténacité de l'inflammation localisée à la muqueuse cervicale, on devait être amené à réséquer cette muqueuse, à l'enlever au bistouri. Cette résection est connue aujourd'hui sous le nom d'opération de Schrœder.

Mais, pour être vrai, nous devons ajouter que ces auteurs n'ont certainement pas le mérite d'avoir pratiqué les deux interventions que nous venons d'indiquer avant les chirurgiens français. Bien souvent, pour notre part, nous avons vu

M. Péan, alors que les publications d'Emmet et de Schrœder sur ce sujet n'étaient pas connues en France, faire ces deux opérations sans songer à attacher son nom aux procédés qu'il employait. Pour le chirurgien de l'hôpital Saint-Louis, la restauration du col, la résection de la muqueuse ectopiée et déchirée rentraient dans le chapitre de l'anaplastie générale. On doit, nous disait-il, ramener *ad integrum* les organes dilacérés, dont les cicatrices déterminent et entretiennent de l'inflammation. Le col utérin ne saurait faire exception à cette loi. Ces paroles ont été prononcées souvent devant nous ; on pourrait les retrouver dans les cliniques de l'hôpital St-Louis ; ce qui n'empêche pas les auteurs français de garder à la trachélorrhaphie le nom d'opération d'Emmet. Il est, d'ailleurs, depuis longtemps démontré que les idées de nos savants ne sont admises en France qu'après avoir reçu l'investiture de l'étranger. Quand elles nous reviennent accolées à un nom allemand ou anglais, elles ne sont plus discutées. Il n'y a donc pas lieu de s'étonner d'une injustice que nous nous faisons, cependant, un devoir de signaler au passage.

Nous donnerons, dans un autre chapitre, la description des deux opérations qu'il y a lieu de pratiquer sur le col quand l'endométrite cervicale a résisté à tous les autres moyens de douceur.

Parlons maintenant des indications qui nous sont fournies par la forme anatomique de l'endométrite. Si les fongosités sont vasculaires, si les hémorragies menacent directement la vie de la malade ou la jettent simplement dans un trop grand état d'épuisement, on doit les enlever avec la curette ou par le procédé de Dumontpallier [1].

---

[1] Nous signalons ce procédé d'après les publications de son auteur. Mais nous confessons n'en avoir qu'une expérience restreinte, la crainte de l'atrésie consécutive nous en ayant, à tort ou à raison, toujours éloigné.

Mais on n'arrivera à cette extrémité qu'après avoir épuisé la thérapeutique de douceur et essayé des crayons que nous préconisons dans une autre étude.

De même, devant l'impuissance des moyens médicaux, on doit intervenir chirurgicalement et faire le curettage si les fongosités fibro-plastiques déterminent une suppuration qui épuise la malade, si le périmètre commence à s'engorger.

Mais, dans les formes glaireuses à hypertrophie glandulaire, on n'aura recours aux moyens violents que si la malade s'énerve, ou, ce qui est le plus fréquent, ne dispose pas du temps suffisant pour se faire soigner.

Nous avons parlé des différentes phases de la maladie et de la thérapeutique qu'il convient d'appliquer à ces phases.

Assurément, notre énumération ne saurait avoir la prétention d'être complète. Sans parler des topiques, des ovules, des sachets, des poudres, qui constituent bien moins des agents particuliers que des spécialités plus ou moins pharmaceutiques, nous pourrions encore signaler les ponctions galvano-caustiques dans la périmétrite et la paramétrite, le cathétérisme et le lavage de la trompe dans la salpingite, etc. etc. Nous aimons mieux avouer que nous n'avons pas dans ces procédés une confiance qui nous permette de les essayer sur nos clientes, et que nous préférons, en attendant que l'expérience des autres modifie notre opinion, nous en tenir aux méthodes que nous venons de signaler et qui, toutes, ont fait leurs preuves soit entre nos mains, soit dans la pratique de nos maîtres.

Pour être complet, nous voudrions signaler la thérapeutique qu'il convient d'instituer suivant la nature du virus. Mais le problème est à peine posé, et si nous avons la prétention de le résoudre pour l'endométrite tuberculeuse et pour l'endométrite blennorrhagique, ainsi que nous le verrons plus tard, nous sommes obligé d'avouer l'ignorance des gynécologistes sur les autres points.

Indiquerons-nous la thérapeutique générale à prescrire dans les cas d'inflammation de l'utérus? Ce serait prolonger une étude déjà bien longue.

Qu'il nous suffise de dire que le médecin soignera d'abord, et autant que possible exclusivement, pendant quelque temps, la métrite pour laquelle on le consultera. Il n'est pas rare, en effet, de voir ce seul traitement local déterminer l'amendement de tous les symptômes généraux. Et il est bien inutile, dans ces cas, de fatiguer les malades par l'absorption intempestive de médicaments.

Que si le traitement local laisse persister de la constipation, de la dilatation de l'estomac, de la cystite, du nervosisme, etc. etc., on instituera contre ces complications la thérapeutique ordinaire, conseillant le bromure, l'hydrothérapie, un régime gastrique sévère, de la térébenthine, des laxatifs doux, en un mot tout ce qui est susceptible de modifier à petit bruit ces états plutôt congestifs qu'inflammatoires. En même temps, on soumettra les malades à un régime que nous n'exposons pas ici, nous proposant d'y revenir longuement dans notre chapitre sur l'hygiène de la femme.

CHAPITRE V

DE L'ENDOMÉTRITE TUBERCULEUSE CHRONIQUE [1]

Sommaire. — Délimitation du sujet. — Fréquence de l'endométrite tuberculeuse. — Historique de la question. — Observations. — Définition de l'endométrite tuberculeuse chronique. — Formes. — Etiologie. — Causes prédisposantes ; causes déterminantes ; causes expérimentales. — L'endométrite tuberculeuse explique la fréquence de la tuberculose chez les femmes malades de l'utérus. — Anatomie pathologique. — Symptomatologie. — Symptômes locaux ; symptômes généraux (leur importance). — Diagnostic avec les métrites ordinaires avec les corps fibreux, avec les flexions et les versions utérines. — Pronostic. — Traitement.

Nous ne venons pas refaire le chapitre bien connu des dégénérescences tuberculeuses secondaires du système génital de la femme. En 1880, dans sa thèse inaugurale, le Dr Vermeil a donné de ce point de pathologie une description très complète. De même, nous ne parlerons point des lésions tuberculeuses de la vulve, du vagin et du col de l'utérus. Bien décrites par Hugier dès 1849, elles ne présentent, en effet, rien de spécial que leur siège, et leur

---

[1] Ce chapitre a été publié dans les *Annales de la Société obstétricale et gynécologique de Paris* (séance de mars 1889). Nous avons cru en effet devoir en faire l'objet d'une communication spéciale à cause de l'importance du sujet qu'il traite.

étude rentre dans le chapitre de la tuberculose des muqueuses en général.

Par contre, l'endométrite tuberculeuse, que nous voulons étudier ici, beaucoup plus fréquente suivant nous, se présente avec une physionomie, un appareil symptomatique absolument particuliers, et qu'il est intéressant et important de connaître, car, dans l'espèce, un diagnostic incomplet conduit nécessairement, au grand préjudice de la malade, à une thérapeutique insuffisante.

L'endométrite tuberculeuse est plus fréquente, disons-nous, que la tuberculose des autres muqueuses du système génito-urinaire. Nous allons le montrer cliniquement. Mais il est déjà facile de le comprendre quand on considère la disposition anatomique de la région. La vessie, l'urèthre, le vagin, le col de l'utérus, en effet, présentent une muqueuse épaisse, résistante, revêtue d'un épithélium pavimenteux, tandis que la muqueuse du corps est molle, spongieuse et très riche en glandes en tube, disposition éminemment favorable au développement d'un parasite essentiellement anaérobie. Si une chose doit nous étonner, c'est donc que l'endométrite tuberculeuse n'ait pas été plus tôt reconnue et décrite.

Hâtons-nous d'ajouter que ce n'est pas cependant une affection inconnue.

Presque au début de l'histoire de la tuberculose, Louis signale des cas de tubercules de l'utérus et de ses annexes (Louis, *Recherches sur la phtisie*, 1825). Il est vrai qu'il ne dit pas si ces tubercules sont développés primitivement ou consécutivement.

Non plus Aran, qui, dans un ouvrage classique (*Leçons cliniques sur les maladies de l'utérus et de ses annexes*, 1858-1860), insiste également sur la coïncidence fréquente de la tuberculose et des affections utérines.

Même absence de précision dans les travaux de Bernutz de Goupil et de Verneuil, qui décrivent la tuberculose génitale, mais ne distinguent pas suffisamment la forme consécutive de la forme primitive.

Au contraire, à la Société médicale des hôpitaux (séance du 26 décembre 1884), M. Fernet établit nettement : 1° l'existence chez la femme d'une tuberculose génitale primitive ; 2° son origine sexuelle et consécutive à des rapprochements avec un homme tuberculeux.

Les deux femmes qui font l'objet de sa communication ont été prises, l'une de pelvi-péritonite tuberculeuse, l'autre d'adéno-phlegmon également tuberculeux.

D'où cette première conclusion, suivant nous, erronée de l'auteur :

« Chez la femme, en raison des rapports étroits qui unissent les annexes de l'utérus au péritoine, la tuberculose donne le plus souvent lieu à des pelvi-péritonites et à des adéno-phlegmons. »

Et cette seconde conclusion que nous approuvons entièrement :

« Il faut tenir pour suspectes les blennorrhées ou les leucorrhées indolores qui ne succèdent pas à la blennorrhagie vraie, et s'éclairer sur leur nature en faisant la recherche des bacilles. »

Enfin, pour en finir avec l'historique, disons que l'endométrite tuberculeuse a pu être expérimentalement provoquée par Cornil (Congrès de la tuberculose) et Chantemesse (Communication orale), à la suite d'injections de bacilles dans le vagin de lapines.

En resumé, on connaît depuis longtemps la tuberculose utérine. On sait d'une façon très positive qu'elle peut être primitive et consécutive à une inoculation directe. Mais on connaît moins la symptomatologie de cette localisation de la diathèse qui, comme nous allons le montrer, présente les plus grandes analogies avec les autres métrites blennorrhagiques, puerpuérales, etc.

Nos observations d'endométrite tuberculeuse primitive sont au nombre de neuf que nous divisons en quatre catégories :

Dans la première catégorie (deux observations), l'endométrite tuberculeuse est survenue à la suite de rapprochements sexuels avec un homme atteint de tuberculose génitale.

Dans la seconde (deux observations également), les maris des malades étaient tuberculeux, mais ne présentaient pas de symptômes *apparents* de tuberculose génitale.

Dans la troisième catégorie, plus intéressante encore que les précédentes (trois observations), nous n'avons pas trouvé la cause du mal; mais nous avons pu, par contre, assister au développement d'une tuberculose génitale chez deux maris et d'une tuberculose pulmonaire sans lésions génitales apparentes chez le troisième.

Dans la quatrième catégorie enfin, nous rangeons deux observations d'endométrite tuberculeuse développée en dehors de toute cause appréciable, mais dont nous admettons cependant la nature tuberculeuse, l'examen microbien ayant été pratiqué chez une des malades et des lésions de tuberculose pulmonaire étant consécutivement apparues chez l'autre.

Sur ces neuf observations, le diagnostic a été vérifié trois fois seulement, une fois par l'examen au microscope, deux fois par inoculation péritonéale de cobayes.

Chez les autres malades, le diagnostic nous a paru évident et nous n'en avons pas poussé plus loin la démonstration.

De ces neuf observations nous croyons pouvoir dégager nettement le chapitre de l'endométrite tuberculeuse chronique [1].

DÉFINITION. — C'est une affection primitivement caractérisée par la dégénérescence tuberculeuse de l'endomètre. Nous disons primitivement; en effet le parenchyme utérin et la région du périmètre peuvent être également envahis secondairement.

FORME. — Elle est primitive ou consécutive à des lésions tuberculeuses d'autres organes. Nous ne nous occupons ici que de la première forme.

ETIOLOGIE. — Deux ordres de causes : prédisposantes et déterminantes.

Les causes prédisposantes sont d'ordre général (misère physiologique, hérédité, chagrin, etc.) et d'ordre local (déchirures du col, inflammations répétées de la région). Il faut attacher une grande importance à ces inflammations.

Les élèves de Pasteur nous ont montré que tel processus pathologique, la diphtérie par exemple, qui respecte une gorge normale, s'implante au contraire presque fatalement sur la muqueuse de la région si l'on en modifie la vascularisation en agissant sur ses nerfs vaso-moteurs, ou si l'on détermine des érosions de son épithélium.

---

[1] Depuis la présentation de ce Mémoire à la Société obstétricale et gynécologique, nous avons observé un grand nombre de nouveaux cas d'endométrite tuberculeuse avec vérification microscopique du diagnostic. Comme ils ne changent rien à notre description de 1889, nous croyons devoir la maintenir dans son intégrité.

Quant aux causes déterminantes, il est souvent difficile dans un cas donné de les découvrir.

Il est rationnel de croire à l'influence des crachats, du linge souillé, peut-être même d'instruments mal nettoyés. Mais ce qu'il faut surtout admettre, c'est l'importance étiologique des rapprochements sexuels avec un sujet atteint de tuberculose générale et à plus forte raison de tuberculose génitale.

Nous avons vu la part considérable qu'il convient de faire, dans nos observations, à cet ordre de causes. Nous avons vu, ce qui est encore une preuve par analogie, dans la troisième catégorie, l'endométrite tuberculeuse déterminer des lésions de même nature sur les organes génitaux de l'homme.

Nous avons vu enfin l'injection de bacilles, dans le vagin de lapines, produire la maladie qui nous intéresse. Il est donc bien certain que l'endométrite tuberculeuse est le plus souvent, sinon toujours, le résultat d'une infection locale.

L'endométrite tuberculeuse est-elle fréquente?

Sans pouvoir le démontrer, nous croyons avoir beaucoup de raisons de le croire. Quand on connaîtra bien les conditions étiologiques dans lesquelles elle se produit, quand on saura la diagnostiquer au début, on sera, pensons-nous, surpris du nombre considérable des cas que l'on observera.

Ce doit être, en effet, l'endométrite tuberculeuse la cause de quelques-uns de ces écoulements uréthraux de l'homme, sans réaction, sans persistance, et que les malades attribuent avec raison aux flueurs blanches de leur femme.

Ce doit être l'endométrite tuberculeuse la raison de l'aménorrhée bien décrite dans ses formes consécutives, il est vrai, par Darenberg (de Cannes), de la stérilité qui a été l'objet de plusieurs communications au Congrès de la tuberculose.

C'est enfin l'endométrite tuberculeuse méconnue qui a créé la légende des maladies de l'utérus conduisant à la phtisie, qui a inspiré à Aran la phrase suivante, bien difficile à expliquer avec nos idées modernes sur la tuberculose.

A propos de pelvi-péritonites et d'affections utérines en général, cet auteur qui estime avec beaucoup d'exagération, suivant nous, que les deux tiers des malades atteintes de ces lésions sont destinées à mourir phtisiques, dit textuellement ceci :

« Je ne connais pas de maladies qui conduisent plus fréquemment à la tuberculose pulmonaire que celles qui nous occupent. »

En réalité, ne deviennent tuberculeuses du poumon que les malades atteintes de tuberculose de l'endomètre, et comme leur nombre est assez fréquent, nous croyons pouvoir en conclure logiquement que beaucoup d'endométrites réputées simples sont, de fait, des endométrites tuberculeuses.

Et nous ne parlons dans cette hypothèse que de celles qui évoluent. Beaucoup, en effet, comme les arthrites fongueuses, doivent rester à l'état d'accident initial et même guérir sous l'influence d'un traitement plus ou moins rationnel et des simples efforts de la nature.

ANATOMIE PATHOLOGIQUE. — Je n'ai pas perdu de malades, je ne possède donc aucune autopsie ; mais l'analyse histologique a été pratiquée dans un cas, et l'on a trouvé, dans les fongosités, le bacille de Koch.

Dans deux autres, l'inoculation sur des cobayes a donné des résultats positifs. La nature tuberculeuse de ces lésions est donc indéniable.

Ce que je n'ai pu établir, c'est la nature des lésions de propagation : métrite parenchymateuse, périmétrite et paramétrite.

Sont-elles, comme l'endométrite, tuberculeuses ou simplement inflammatoires ? On ne peut rien affirmer dans l'espèce ; mais on doit croire, ce semble, à de l'inflammation simple, *du moins au début.*

Il se passe quelque chose d'analogue à ce que l'on observe dans l'adénite cancéreuse initiale. Sans cela, la guérison ne serait pas aussi facile à obtenir dans la plupart des cas ; mais il n'est pas impossible que les choses changent de bonne heure et que la tuberculose prenne part au processus pathologique observé.

SYMPTOMATOLOGIE. — Nous ne parlerons pas ici de la pelvipéritonite et de l'adéno-phlegmon qui ont plus particulièrement fixé l'attention des observateurs, de Fernet en particulier. Primitifs, ils doivent être rares ou rentrer dans une forme de tuberculose locale aiguë, qu'il ne nous a pas été donné d'observer.

Consécutifs à l'endométrite tuberculeuse, ils ne présentent de particulier que leur nature, et ne sauraient par conséquent rentrer logiquement dans cette étude.

Quant à la symptomatologie de l'endométrite tuberculeuse, elle se dégage nettement, pensons-nous, de nos observations.

En dehors de toute cause appréciable, la femme est prise d'accidents leucorrhéiques, de douleurs dans le ventre, de micrurie et de constipation, symptômes communs à toutes les endométrites.

La stérilité est la règle tant que dure l'inflammation spécifique de l'endomètre.

Le toucher n'indique rien au début. Plus tard seulement, quand la lésion s'est étendue, on peut sentir en fixant l'utérus entre le doigt de la main droite et la paume de la main gauche placée sur la partie inférieure de l'abdomen et plongeant profondément dans le bassin, que l'organe est doublé de volume et plus ou moins immobilisé dans le gâteau inflammatoire des ligaments larges.

L'inspection au spéculum montre un col rouge, quelquefois ulcéré, un orifice enflammé et laissant passer des sanies.

L'hystérométrie, dans l'espèce, ne doit se pratiquer qu'avec un instrument infiniment souple (nous nous servons, pour notre part, toujours et simplement de sondes molles). Elle permet de constater qu'au début la cavité est un peu rétrécie, l'instrument passant à frottement dur, et que plus tard le parenchyme se prend, la cavité du corps devenant plus spacieuse tant en hauteur que latéralement.

Enfin, à l'examen d'un morceau de muqueuse, on peut reconnaître histologiquement et microbiologiquement les caractères de la tuberculose.

Si, des signes locaux, nous passons à l'analyse de l'état général, nous voyons que, dès le début, les malades sont plus affaiblies que dans l'endométrite simple. Il y a de l'amaigrissement, de la fièvre, des sueurs froides, etc., comme dans toutes les manifestations locales de la tuberculose, dans les arthrites fongueuses en particulier. Si la maladie est mal soignée ou abandonnée à elle-même, on peut voir les poumons se prendre. C'est même à cette généralisation que nous avons dû de reconnaître la nature tuberculeuse de l'affection chez nos premières malades. Mais, à cette période même, on peut encore observer la guérison si la lésion primitive est supprimée, comme on voit l'amputation arrêter les progrès de la tuberculose pulmonaire chez les sujets atteints de tumeur blanche. Cependant, nous ne saurions affirmer toujours cette guérison.

Quoi qu'il en soit, nous tenons à insister sur l'importance qu'il faut attacher à un mauvais état général dans le cas d'une inflammation utérine. Si la malade est affaiblie, si elle s'épuise et présente les symptômes d'une grande fatigue, ces caractères, bien plus sûrement que les signes locaux dont nous venons de donner l'énumération, doivent faire penser au processus tuberculeux.

Diagnostic. — L'analyse histologique et microbiologique des fongosités de l'endomètre permet de l'établir d'une façon positive. Mais, à son défaut, on peut encore faire le diagnostic en s'appuyant sur les signes suivants :

Le mal n'a débuté ni après une couche ni après une blennorrhagie. Souvent la malade n'a pas d'enfants (cinq fois sur neuf dans nos observations). Il s'observe chez une femme fatiguée, amaigrie. Quelquefois même (c'est la règle après un certain temps) les poumons présentent des lésions tuberculeuses.

Ces caractères séparent nettement la métrite tuberculeuse des métrites simples, microbiennes, avec lesquelles on pourrait la confondre.

L'absence de coliques violentes au moment des règles, l'absence d'hémorragies (Daremberg, nous l'avons déjà dit, a montré que c'est plutôt l'aménorrhée que l'on observe) la séparent de l'infiltration fibreuse, des myômes au début.

Dans cette dernière affection, l'hystéromètre accuse aussi une augmentation, mais plus considérable, du diamètre vertical de l'utérus.

Nous ne parlons pas du diagnostic différentiel des métrites tuberculeuses avec les versions et les flexions utérines.

Les flexions, ainsi que nous l'avons déjà dit dans nos chapitres sur les métrites, de même que les versions, ne déterminent à l'état simple ordinairement aucun symptôme.

Il faut que la matrice s'enflamme pour qu'elles deviennent sensibles. Mais alors elles ont une influence fâcheuse sur le processus inflammatoire, quel qu'il soit ; de même que ce processus détermine une exagération considérable de ces états pathologiques. Cercle vicieux dans lequel on voit, aussi bien pour la métrite tuberculeuse que pour toutes les autres métrites, la maladie exagérer l'infirmité, et l'infirmité entretenir et augmenter la maladie.

PRONOSTIC. — Consécutive, l'endométrite tuberculeuse est très grave, non par elle-même, mais à cause de l'état général du sujet.

Primitive, elle est généralement bénigne si on la diagnostique à temps, très bénigne si on la soigne d'une façon rationnelle. C'est une manifestation heureuse de la tuberculose, si nous pouvons nous exprimer ainsi, en raison de son siège, car elle permet de faire le diagnostic précoce d'une affection terrible et de la supprimer facilement.

TRAITEMENT. — D'abord il faut mettre la malade à la créosote. Excellent contre la tuberculose, quelle qu'elle soit, ce médicament, pensons-nous, est ce qu'il y a de plus actif contre ses localisations génitales. C'est l'opinion de la plupart des spécialistes qui s'occupent des affections génito-urinaires de l'homme, c'est absolument la nôtre pour l'endométrite tuberculeuse.

Doit-on pratiquer le curettage de l'utérus avec ou sans

écouvillonnage créosoté ? Nous ne pouvons en parler que théoriquement. Si l'opération est bien faite, elle doit certainement donner de bons résultats ; mais incomplète, elle laisse l'endomètre dans les conditions d'une muqueuse enflammée sur laquelle on aurait pratiqué des inoculations bacillaires.

Aussi, ne saurions-nous recommander le curettage, d'autant plus que l'application de bâtonnets à l'iodoforme nous a toujours donné d'excellents résultats.

Nous conseillons donc simplement la dilatation deux ou trois fois répétée de la cavité utérine avec une tige de laminaire préparée antiseptiquement, c'est-à-dire, comme l'indique mon maître M. Porak, trempée pendant douze heures au moins dans de l'éther iodoformé; puis, à quelques jours d'intervalle nous appliquons successivement une quinzaine de bâtonnets d'iodoforme suivant les règles que nous exposons longuement dans un autre chapitre de ce volume.

Nous conseillons ce traitement, qui n'est ni douloureux ni pénible pour la femme, même chez les malades atteintes de métrite consécutive, comme les chirurgiens conseillent de traiter les tumeurs blanches des tuberculeux à toutes les périodes de la maladie.

Mais nous le conseillons surtout dans les formes primitives. Il est alors non seulement curatif de la lésion locale, mais il modifie aussi l'état général, comme l'amputation faite à temps guérit les tuberculoses pulmonaires des sujets atteints de tumeurs blanches.

Enfin, nous demandons aux femmes, dans l'intérêt de leur mari, de s'abstenir de tout rapport jusqu'à guérison complète.

Nous n'avons pas à parler ici de la suralimentation, de la vie au grand air, des toniques, etc., qui relèvent de la médecine générale.

CHAPITRE VI

DE LA MÉTRITE BLENNORRHAGIQUE

BLENNORRHAGIE CHEZ LA FEMME

Avant d'étudier les symptômes de la métrite blennorrhagique, disons un mot de la maladie qui la détermine et des formes cliniques sous lesquelles il nous est donné de l'observer dans le sexe féminin.

C'est une affection vénérienne, suivant nous toujours déterminée par des rapports génitaux avec une personne malade, mais dont la symptomatologie doit néanmoins être considérée comme très variable par suite de l'atténuation que le virus qui contamine peut avoir subie du fait du temps ou d'une thérapeutique plus ou moins rationnelle. Nous nous efforcerons de montrer la vérité de ces deux propositions dans le cours de cette étude.

Assez souvent la blennorrhagie débute par une vaginite aiguë.

Cette vaginite, que nous n'entendons pas décrire ici, se reconnaît à plusieurs symptômes, qu'il importe d'abord de bien préciser, et qui la séparent de toutes les autres inflammations du vagin avec lesquelles on la pourrait confondre :

1° Elle a un début brusque. La femme hier se portait bien. Aujourd'hui elle éprouve des inquiétudes, une sensation de chaleur à la région vulvaire, une certaine cuisson en urinant. Demain l'écoulement sera considérable, la douleur excessive et la patiente devra prendre le lit. Or rien de pareil ne s'observe dans les autres vaginites ;

2° En interrogeant habilement la malade, en examinant, si possible, le sujet suspecté de l'avoir contaminée, on trouve toujours le point de départ de l'affection. Il faut savoir que c'est quelques jours seulement (de cinq à neuf) après le coït infectant que les accidents se manifestent ;

3° Les symptômes de cette forme d'inflammation du vagin se présentent généralement avec une intensité que l'on n'observe dans aucune autre vaginite ;

4° Enfin l'examen microbiologique du pus permet d'établir le diagnostic sur les données les plus précises en y montrant l'existence du *gonococcus gonorrhei*.

Abandonnée à elle-même, après une période aiguë de quinze à soixante jours, la vaginite blennorrhagique s'atténue et passe à l'état chronique. Simultanément, ou avant cette modification dans la forme de l'inflammation, les organes glandulaires de la vulve s'infectent. Une uréthrite, quelquefois même une cystite se développent. Enfin la douleur et le ballonnement du ventre indiquent que l'utérus à son tour est envahi par le processus inflammatoire. Cette extension de la blennorrhagie n'est assurément pas fatale. De même, tous les organes voisins ne sont pas nécessairement pris. Mais il faut considérer le phénomène comme très fréquent.

Bien entendu, les choses se passent de semblable façon si la malade est incomplètement guérie. Or les femmes cessent, on le sait, de venir au médecin pour ces sortes d'affections, du moment où elles ne sentent plus aucune douleur. La vaginite chronique chez la femme est donc relativement très fréquente.

Ajoutons qu'elle peut être chronique d'emblée dans deux circonstances :

1° Lorsque la patiente a eu déjà plusieurs fois la blennorrhagie ; aucune récidive, chez elle, en effet, n'est aussi violente, aussi tumultueuse que la première attaque ;

2° Lorsque le sujet avec lequel elle a contracté sa vaginite est atteint lui-même d'une blennorrhagie chronique très atténuée [1]. Que l'on nous permette à ce point de vue une digression dans le domaine de la pathologie générale.

En 1879, visitant à l'hôpital de Montevideo la salle des vénériens, nous fûmes vivement frappé de ce fait évident, indiscutable : toutes les syphilis sont graves dans le pays. La plupart des malades, en effet, étaient couverts de tubercules. Chez le même sujet on trouvait à la fois des gommes, de l'iritis, une calvitie complète, de la glossite, des éruptions érythémateuses généralisées, etc. etc. Le moins atteint aurait certainement été considéré comme une curiosité, comme une anomalie à l'hôpital Saint-Louis. Et pourtant

---

[1] Si les deux premières formes de blennorrhagie chronique ne se rencontrent guère que chez les femmes de mœurs légères, la troisième peut s'observer dans les ménages les plus régulièrement constitués. Nous l'y croyons même relativement fréquente.

le traitement institué était absolument rationnel. Les médecins de Paris ne soigneraient pas autrement ces malades
que nos confrères de Montevideo. De plus, la région est
saine; le climat est à peu près le même que celui de
France. D'où vient donc la différence entre les cas observés à Paris et ceux que l'on voit dans la petite république
de l'Amérique du Sud?

Voici la seule explication que nous puissions nous donner.
A Montevideo, nous sommes au voisinage, sinon du berceau
de la syphilis, du moins d'un pays où la maladie est pour
ainsi dire abandonnée à elle-même, et cela depuis longtemps. Si les médecins des grandes villes savent lutter
contre le fléau, il n'en est pas de même des guérisseurs
plus ou moins diplômés des pampas.

Pas soignée ou traitée d'une façon fantaisiste, la diathèse
y reste donc avec ses caractères primitifs, avec le triste
cortège symptomatique qui effrayait, si justement, les héros
des contes de Voltaire.

Mais en venant des *pampas* à la ville, la syphilis déjà
s'atténue. En venant des villes en Europe, où elle apporte
cependant la mauvaise réputation qui s'attache trop légitimement à toute *syphilis des colonies*, elle diminue encore
d'intensité. En d'autres termes, l'habitante de Montevideo,
soignée par ses médecins, donne à l'Européen une syphilis
grave. mais moins grave que la *syphilis* des *pampas*. Et
l'Européen, qui ne manque pas également de se traiter,
provoque aussi l'atténuation du virus, de telle façon qu'a-
près cinquante ou soixante passages, le mal devient ce que
nous le voyons à Paris, c'est-à-dire une affection sérieuse,
mais relativement anodine.

Il se produit là quelque chose d'analogue à ce que l'on
observe dans les cultures de Pasteur. L'organisme y remplit l'office de bouillon. Et comme ce n'est, généralement

du moins, qu'après s'être traité un certain temps, après avoir donné aux lésions apparentes, au chancre et aux plaques muqueuses, le temps de disparaître que le syphilitique revient aux pratiques génitales, c'est-à-dire après avoir modifié plus ou moins le virus reçu, on conçoit que ce virus est moins fort quand il le communique, et que, si la maladie augmente comme nombre, elle diminue d'autant plus sûrement comme intensité.

Nous savons que cette conception des maladies virulentes n'est pas en rapport avec l'enseignement de l'École.

« La pneumonie est une, dit Grancher, de même que la rougeole, la variole et la scarlatine. Ne voyons-nous pas tous les jours une rougeole grave naître de rougeole faible, une variole noire d'une varioloïde discrète et, inversement, une scarlatine légère et même frustre contractée d'un sujet atteint de scarlatine grave. Vérités que l'expérimentation et les inoculations microbiennes rendent aujourd'hui plus indiscutables que jamais. Tout doit donc s'expliquer par le terrain. » (Leçon clinique.)

Mais il y a entre la pneumonie et les fièvres éruptives, d'une part, et la syphilis et la blennorrhagie, d'autre part, une différence radicale. Nous ne possédons pas de médicament spécifique contre les premières affections, tandis que nous avons le mercure qui modifie certainement la vérole, et le temps qui, non moins évidemment, transforme le virus blennorrhagique. Car le temps ou plutôt l'oxygène de l'air doivent être considérés comme susceptibles d'atténuer, à la façon de véritables spécifiques, la virulence d'une certaine catégorie de microbes. N'est-ce pas à ces deux facteurs que Pasteur doit de posséder la gamme des virus rabiques et de pouvoir pratiquer ses inoculations ?

Et puis, sans vouloir retirer au terrain l'importance qu'on lui prête dans l'évolution d'un grand nombre de maladies, comment comprendre son influence quand il s'agit de sujets jeunes, vigoureux, d'ailleurs très bien portants avant l'accident qui les amène à l'hôpital ? Et c'était précisément le cas de la plupart des malades que nous vîmes à Montevideo. C'est le cas de ces vigoureux marins qui rapportent des colonies les syphilis graves que connaissent si bien nos confrères de l'armée de mer. Que l'on trouve un remède spécifique contre toutes les maladies virulentes, et l'on verra vraisemblablement leur virus perdre d'abord de son intensité, de sa qualité première, puis se transformer au point de n'avoir plus avec le virus primitif que les analogies les plus lointaines. L'histoire de la médecine ne nous montre-t-elle pas de ces transformations radicales? La lèpre moderne ressemble-t-elle à la lèpre du moyen âge? Et combien d'autres maladies sont disparues qui étaient également virulentes, mais dont le virus a dû s'atténuer avec le temps et finalement mourir !

Nous pensons donc que la femme qui contracte la blennorrhagie avec un homme atteint de blennorrhée, l'a moins intense que celle qui la reçoit au moment de la période aiguë. Et nous estimons que ces cas de vaginites bâtardes, qui le plus souvent passent inaperçus, sont capables de nous expliquer la fréquence des métrites étranges que nous observons si souvent en dehors de toutes les conditions étiologiques ordinaires de l'inflammation de l'utérus chez des femmes antérieurement saines, congénitalement bien conformées, et qui mariées depuis quelques mois, depuis quelques années au plus, restent stériles et sont atteintes successivement de métrites, d'ovarites et de salpingites extrêmement tenaces, malgré l'hygiène la plus sévère et le traitement en apparence le plus rationnel.

Nous ne voyons d'ailleurs que cette hypothèse d'un virus blennorrhagique atténué qui puisse expliquer des faits relativement fréquents et que, pour notre part, nous avons souvent notés dans l'exercice de notre profession.

Bien des fois nous avons observé chez la femme des blennorrhagies extrêmement bénignes, mais sans réaction inflammatoire. Certes, elles peuvent être dangereuses, car on les méconnaît et on néglige de les soigner, si bien qu'elles passent pour ainsi dire naturellement à l'état chronique. Mais quand on les traite rationnellement, elles cèdent à la thérapeutique avec une étonnante facilité.

Ces blennorrhagies latentes, atténuées, nous les avons surtout relevées chez des femmes mariées et vivant tranquillement dans leur ménage. Mais l'examen du mari ne nous a néanmoins laissé aucun doute sur la nature de l'écoulement vaginal. Il avait en effet conservé une blennorrhagie chronique très faible, il était affecté de ce que l'on appelle vulgairement la goutte militaire.

Nous possédons dans nos notes un nombre considérable d'observations de ce genre, et nous suivons depuis trois ans un ménage bien typique sous ce rapport. Le mari a apporté dans la communauté de l'uréthrite blennorrhagique. La femme n'a pas tardé à être infectée et est atteinte, maintenant, d'une métrite de même nature extrêmement tenace, mais qui ne présente aucun caractère d'acuïté. Nous soignons la femme, nous soignons le mari, qui d'ailleurs a suivi le traitement de plusieurs spécialistes très distingués, du professeur Guyon, des Drs Malécot et Delfosse, etc. Et cependant les malheureux ne sortent pas de leur maladie. C'est qu'encore jeunes ils perdent dans leurs expansions conjugales, malgré nos conseils très précis, tout le bénéfice de notre traitement. Comment cela se terminera-t-il ? Nous l'ignorons. Ce qu'il y a de certain, c'est que les deux malades ne souffrent pas beaucoup et qu'ils sont cependant atteints l'un et l'autre de blennorrhagie. Mais cette affection présente chez eux une symptomatologie et une marche tout à fait particulières et qui pourraient très bien donner le change, faire croire chez la femme par exemple à une métrite simple, chez l'homme à de la tuberculose, à de l'herpétisme, bref, à tout, excepté à la blennorrhagie classique.

Nous pensons donc que le virus blennorrhagique est multiple, par le fait de cette atténuation, de ces cultures plus ou moins naturelles, et que dans certains cas (notre expérience nous les fait croire fréquents) il se manifeste symptomatologiquement par une vaginite peu intense, chronique d'emblée.

Maintenant nous n'admettons pas le développement spontané de la blennorrhagie et nous jugeons que l'atténuation du virus donne l'explication et la clef de la fameuse question de l'étiologie de cette maladie, toujours si discutée, même dans le monde médical.

On connaît cette pittoresque formule dans laquelle Ricord énumère les différentes causes susceptibles d'amener le développement de la maladie qui nous occupe : leucorrhée, ivresse, fatigues, excès génitaux, etc. etc. Le spirituel spécialiste, qui était cependant un observateur de premier ordre, n'avait pas compris l'importance de la première de ces causes. Prenez, disait-il, une femme *aussi fortement leucorrhéique* que possible. Leucorrhéique, on ne l'est pas fortement sans raison. La femme qui contamine l'homme dans ces conditions, le fait donc parce que sa leucorrhée dépend elle-même d'une ancienne blennorrhagie.

Si la formule de Ricord était vraie, on serait très souvent appelé à soigner les jeunes mariés, qui, trop volontiers, on le sait, boivent plus que de raison, subissent des fatigues, commettent des excès génitaux, et cela nou seulement avec des sujets leucorrhéiques, mais parfois avec de malheureuses jeunes femmes atteintes de véritables inflammations traumatiques des parties génitales.

Et cependant nous ne voyons jamais la blennorrhagie se développer dans ces conditions.

Pour notre part, nous avons été appelé trois fois à constater un écoulement nettement virulent chez des hommes nouvellement mariés; mais ces trois hommes nous ont avoué qu'ils étaient affectés de goutte militaire, et que, s'ils n'y avaient pas pris garde, c'est que depuis des années ils vivaient comme tout le monde sans en ressentir aucun inconvénient. Ajoutons en passant que nous trouvâmes chez le femme d'un de ces malades, la seule qu'il nous fut donné d'observer, une vaginite également blennorrhagique, qu'elle tenait évidemment de son mari.

C'est que *le microbe des maladies, comme tous les êtres organisés d'ailleurs, ne naît évidemment que d'un organisme semblable à lui-même.*

La femme atteinte de vaginite herpétique communique bien quelquefois une uréthrite très passagère et qui ne demande même pas de traitement. C'est rare, mais nous en avons eu plusieurs cas très nets dans notre pratique.

La femme atteinte d'endométrite tuberculeuse peut donner également les écoulements uréthraux de la tuberculose génitale, ainsi que je l'ai montré dans la précédente étude.

Et pour arriver à ce résultat, pas n'est besoin à l'homme de boire du champagne ni de commettre des excès.

Mais, seule, communique une vraie blennorrhagie la femme qui est affectée elle-même chroniquement de cette maladie, apparente ou latente.

Ricord veut qu'elle soit leucorrhéïque, et il a raison.

Les autres ne le sont pas, car on ne saurait admettre cet aphorisme si souvent formulé, mais nullement scientifique : « Toutes les femmes ont des flueurs blanches. » Ce n'est pas vrai. Toutes les femmes ont une certaine sécrétion de mucosités, comme tous les hommes crachent ou se mouchent ; mais elles n'ont pas toutes des flueurs blanches. Celles qui en ont sont des malades, et il faut les soigner.

Deux choses ont induit Ricord et les partisans de sa doctrine en erreur :

1° Ils n'ont pas compris cette atténuation des virus que nous venons d'exposer, et qui leur a fait méconnaître des blennorrhagies chroniques d'emblée et réellement peu virulentes ;

2° Ils n'ont pas vu que les excès alcooliques, génitaux et autres agissent à titre de cause déterminante comme le froid dans le développement de la diphtérie ; mais que le véritable principe de la maladie doit être cherché ailleurs.

En réalité, ces excès, chez les femmes qui ont été incomplètement guéries, chassent le microbe des repaires où il se tient à l'état latent, des glandes du vestibule, de l'urèthre, des glandes de Bartholin, etc.

Aussi est-ce avec la plus entière bonne foi que ces malades protestent de leur innocence et demandent elles-mêmes à subir l'examen du médecin. Pratiquons cet examen avec une grande minutie ; examinons bien l'urèthre, la vulve, les culs-de-sac, l'utérus, et nous trouverons le *corpus delicti*.

Nous admettons donc que la blennorrhagie de la femme vient toujours de rapports génitaux avec un homme malade, qu'elle peut être aiguë à son principe et passer à l'état chronique par suite d'un traitement incomplet ou par le seul fait du temps ; mais qu'elle est aussi parfois chronique d'emblée et que, dans ce cas, elle est moins virulente que dans le premier, déterminée alors par un homme atteint lui-même d'une blennorrhée, c'est-à-dire d'une blennorrhagie très atténuée.

Maintenant que nous en avons fini avec ces deux questions de doctrine, arrivons à notre sujet.

Pour reconnaître cette blennorrhée chronique, il faut d'abord explorer l'urèthre et la vessie avec le plus grand soin. Sans parler des signes fonctionnels qui sont pour le réservoir urinaire ceux d'une cystite du col, pour l'urèthre une certaine douleur au passage de l'urine, on ramène au méat dans le cas d'infection de la vessie ou du canal une goutte d'un liquide blanchâtre et qui renferme le *micrococcus* spécifique. La même goutte peut se trouver à l'entrée des glandes de Bartholin ; enfin, la pression, avec le pouce appliqué sur la surface externe des grandes lèvres et le doigt introduit dans le vagin, la fait sourdre de l'une des glandules du vestibule. L'exploration doit être des plus minutieuses, nous n'avons pas besoin de le dire, tant au point de vue du diagnostic que pour bien déterminer le traitement à instituer.

Nous examinons le vagin. Le meilleur moyen est encore le plus simple. Il faut procéder de la façon suivante : pousser le spéculum sur le col. L'ouvrir largement de façon à découvrir les culs-de-sac ; l'abaisser en arrière pour explorer le cul-de-sac antérieur, le relever en avant pour le cul-de-sac postérieur, puis successivement le porter sur les deux côtés pour les culs-de-sac latéraux.

Si nous les trouvons granuleux, framboisés, rouges, couverts de sérosité purulente, recueillons cette sérosité. Elle est certainement de nature blennorrhagique. Puis fermons notre spéculum à moitié, et retirons-le doucement. Toute la surface vaginale viendra successivement se présenter à nos yeux et à notre exploration.

Maintenant, si l'on trouve parfois, assez souvent, la vaginite blennorrhagique chronique dans les culs-de-sac, si elle peut même déterminer des adhérences pathologiques entre le col et le vagin, c'est principalement dans l'urèthre et dans les glandes du vestibule qu'il faut la chercher.

C'est aussi, suivant nous, sur la surface de l'endomètre ainsi que nous allons le montrer maintenant.

On a discuté et en discutera longtemps encore sur la fréquence de la métrite blennorrhagique; mais personne aujourd'hui, que nous sachions, ne songe plus à en nier l'existence.

Pour notre part, nous la croyons très fréquente, même dans les ménages, où elle est généralement apportée à l'état chronique par le mari. Mais elle peut aussi venir de la femme. Quoi qu'il en soit, nous estimons, pour l'avoir souvent observée, que l'inflammation blennorrhagique de l'utérus est loin d'être une rareté chez les personnes mariées. Qu'il nous soit permis de citer deux faits où le point de départ de la maladie et la nature même du processus inflammatoire ne sauraient être mis en question. Le premier peut être considéré comme un type de métrite blennorrhagique.

La femme fut déflorée et contaminée le même jour. Au bout d'une semaine d'un traitement nécessairement insuffisant, elle nous quitta pour ne revenir que dix mois après, mariée.

Bien entendu, après quelques jours de cohabitation, son mari avait contracté un écoulement, sur la nature duquel le ménage voulait être renseigné, ne songeant nullement à une infection blennorrhagique, puisque la femme nous affirmait n'avoir rien ressenti depuis plus de huit mois.

Nous l'explorons, et nous trouvons au vestibule et dans les culs-de-sac les signes caractéristiques d'une blennorrhagie chronique.

Un mois après, le col utérin glaireux sécrète un liquide dans lequel on constate la présence du gonococcus spécifique.

Puis, les trompes et les ovaires se prennent, et au moment où cette malade, six mois après son mariage, quitte Paris pour s'isoler de son mari, elle présente les signes évidents d'une double salpingite avec dilatation considérable de la trompe.

Une autre de nos clientes, également soignée d'une façon très inégale par le fait de son insouciance, présente successivement sous nos yeux les signes de la vaginite blennorrhagique, de l'endométrite et de la salpingite de même origine.

Le caractère dominant, en effet, des métrites de cette nature, c'est de s'accompagner très vite de périmétrite, c'est-à-dire d'inflammation des trompes et des ovaires.

On connaît la théorie de Desprez sur l'orchite blennorrhagique, qui serait toujours, pour cet auteur, une inflammation propagée de l'urèthre au testicule par le conduit spermatique.

Chez la femme on observe nettement une ovarite de même cause et déterminée par le même mécanisme de la propagation du processus virulent aux trompes et à l'ovaire.

Dans l'existence de cette ovarite réside, suivant nous, la principale raison de la stérilité si extraordinaire des prostituées. On reconnaîtra son développement à une douleur violente dans la région ovarienne, avec fièvre, nausées et tout le cortège des inflammations développées au voisinage du péritoine. Elle durera quelques jours, puis s'atténuera et pourra même complètement disparaître. Pourtant il est rare qu'elle le fasse entièrement ; des adhérences ont été contractées par l'ovaire et les trompes enflammées, et trop souvent ces adhérences, qui peuvent se compliquer d'ailleurs de dilatation et d'hydropisie des conduits, finissent par nécessiter une intervention directe : l'ablation des annexes.

Ce qui caractérise donc surtout l'endométrite blennorrhagique, c'est sa tendance à déterminer de l'inflammation du périmètre. Cependant le paramétrium de même que le parenchyme utérin peuvent également se prendre.

On reconnaîtra l'endométrite blennorrhagique aux conditions étiologiques dans lesquelles elle s'est développée. On la constate assez souvent, beaucoup plus souvent qu'on ne pourrait le supposer, chez des femmes jeunes, mariées depuis peu de temps et stériles. Elle est alors consécutive à une vaginite atténuée et méconnue, elle-même déterminée par l'inflammation chronique de l'urèthre du mari.

On peut l'observer aussi dans le milieu des femmes de mœurs légères. Chez celles-ci, elle a le plus ordinairement été précédée des symptômes d'une blennorrhagie vaginale accidentelle que la malade peut même accuser spontanément. Cette blennorrhagie a été soignée d'une façon insuffisante ; la femme a repris trop vite ses habitudes génitales. Elle a toujours conservé des flueurs blanches, et ces flueurs blanches sont susceptibles de déterminer quelquefois des écoulements chez les hommes avec lesquels elle cohabite.

Mais on peut diagnostiquer aussi l'endométrite blennorrhagique à la seule inspection des organes malades. Il sort de l'utérus un liquide blanc, laiteux, peu abondant et nullement en rapport avec l'intensité des autres symptômes observés chez la patiente.

Enfin, ce liquide examiné au microscope contient le gonococcus spécifique.

Bien entendu, nous ne voulons pas énumérer ici les symptômes de la métrite blennorrhagique, que l'on retrouve dans toutes les inflammations de l'utérus. Ce serait refaire les premiers chapitres du volume. Qu'il nous suffise d'avoir indiqué ses principaux caractères et signalé les raisons scientifiques qui nous permettent de l'isoler des métrites de nature différente.

TRAITEMENT. — S'il est une variété de métrite pour laquelle la thérapeutique doit être préventive avant d'être curative, c'est bien assurément celle-ci.

Nous n'avons pas besoin d'indiquer, après la théorie que nous venons d'émettre, le moyen d'éviter la blennorrhagie.

Rabelais engage ceux qui veulent se préserver du mal de mer à toujours voyager sur les côtes. On pourrait donner un conseil du même genre aux personnes qui redoutent les maladies vénériennes. Mais, comme ces conseils ne seraient pas suivis, comme d'ailleurs la femme la plus honnête peut prendre la maladie de son mari, mieux vaut insister sur les moyens de guérir la blennorrhagie dès ses premières manifestations.

Une femme, donc, vient nous consulter pour des flueurs blanches survenues *subitement*. Plus ou moins abondant suivant l'intensité du virus, plus ou moins douloureux, l'écoulement est reconnu nettement comme étant de nature blennorrhagique. Que devons-nous faire pour le supprimer, pour débarrasser radicalement la patiente de sa maladie? Nous croyons, quant à nous, la chose très facile. A la vieille et bien impuissante médication d'autrefois se substitue, pour la blennorrhagie, une thérapeutique moderne, rationnelle, microbicide, appuyée sur les découvertes et les expériences de Pasteur, et qui donne les résultats les plus merveilleux. Trouvée et préconisée un peu par tout le monde, elle est certainement destinée à remplacer toutes les méthodes anciennes, à constituer le traitement spécifique, indiscuté de cette affection, comme le mercure et l'iodure demeurent les médicaments pour ainsi dire officiels de la syphilis.

Avec cette thérapeutique, plus de douleurs violentes, de ces douleurs qui tenaient les femmes des heures dans le bain ; l'introduction si pénible du spéculum et l'application non moins désagréable de glycérolé de tannin n'ont plus de raison d'être.

On séchait le mal autrefois. Maintenant on le supprime. Voici pour notre part comment nous comprenons et appliquons cette méthode rationnelle :

D'abord, pour calmer les douleurs de l'inflammation, nous administrons aux malades des capsules de Santal de la façon suivante :

12 capsules le premier jour : 6 à midi, 6 le soir pendant le repas.
11 capsules le deuxième jour : 6 à midi, 5 le soir.
10 capsules le troisième jour : 5 à midi, 5 le soir.

Et ainsi de suite, en diminuant d'une capsule par jour. Puis localement, dès le premier jour, nous faisons prendre à la patiente, *couchée*, pour que le liquide produise bien son effet, trois injections de solution au 1/2000 de permanganate de potasse.

Nous prescrivons le permanganate de potasse de préférence aux autres antiseptiques, au sublimé, à l'acide phénique, etc., que nous avons *d'ailleurs expérimentés*, parce que les faits nous ont montré que c'est lui qui donne les résultats les plus précis, les plus satisfaisants. Nous avons constaté également ses effets salutaires dans la blennorrhagie de l'homme.

Après quatre jours de ce traitement, on pourrait croire en vérité que les femmes sont radicalement guéries. Cependant, à partir du cinquième, par précaution, on doit cautériser tous les trois jours le vagin, les culs-de-sac vaginaux et la partie cervicale du canal utérin avec une solution de nitrate d'argent au 1/20.

Dès la quatrième cautérisation, les patientes prétendent qu'elles n'observent plus rien d'anormal. Et elles ont peut-être raison.

Cependant, nous conseillons de faire au moins six cautérisations, et de toucher aussi l'endomètre cervical, la vulve et le vestibule si l'on y observe quelque chose d'anormal. Mais nous avons dit que la blennorrhagie n'est généralement, au début, chez la femme, qu'une vaginite. C'est donc pour éviter son extension et non pour la guérir que l'on doit cautériser à ce moment et l'endomètre et les muqueuses extérieures. Nous faisons la cautérisation avec un spéculum, et nous laissons dans le fond du canal vaginal un tampon d'ouate *hydrophile, antiseptique,* chargé d'une poudre dont voici la composition :

Acide borique finement pulvérisé. .   4 grammes.
Poudre de lycopode.   10

Cette poudre, on le voit, comme l'ouate, comme le nitrate d'argent, comme le permanganate de potasse, est antiseptique. C'est donc bien une thérapeutique exclusivement antiseptique et non émolliente ou caustique, comme autrefois, que nous préconisons.

Les résultats en sont merveilleux, et certainement elle remplacera un jour les vieilles méthodes, sinon appliquée exactement comme nous venons de l'exposer, du moins appuyée sur les mêmes principes d'antisepsie.

Maintenant, supposons que la blennorrhagie aiguë n'a pas été soignée, ou que la femme, ce qui est plus fréquent, s'est traitée d'une façon incomplète, l'affection passe à l'état chronique.

Il faut bien le reconnaître, sous cette forme elle n'est pas toujours facile à guérir.

Cependant avec de la persévérance de là part du médecin et de la malade, on en pourra encore venir à bout.

La blennorrhagie des culs-de-sac sera attaquée par les cautérisations directes, soit avec un crayon de nitrate d'argent, soit plutôt avec une solution au 1/10. On laissera dans le fond du vagin un tampon d'ouate hydrophile chargé de la poudre antiseptique que nous avons indiquée. On fera une séance de cautérisation tous les trois jours. Dans l'intervalle, on prescrira deux injections par jour au permanganate de potasse au 1/2000. Quant à la blennorrhagie de la vulve, on la poursuivra à la pointe du crayon de nitrate d'argent. Il faut laver minutieusement la région matin et soir avec du van Swieten ou du permanganate de potasse, puis, tous les trois jours, cautériser les points suspects et les poudrer d'iodoforme. La cystite sera traitée par des instillations de nitrate d'argent longtemps prolongées, car les muqueuses enflammées chroniquement ne se modifient pas vite.

L'uréthrite, qui est également très tenace et qui s'accompagne assez souvent de granulations, telles que le cathétérisme, avec une sonde moyenne, est impossible, sera attaquée par les instillations, les crayons mitigés de nitrate d'argent portés et tenus dans l'urèthre après anesthésie préalable de ce canal à la cocaïne au cinquantième. Nous avons soigné récemment une jeune femme de cette façon, et nous avons eu beaucoup de mal à obtenir la guérison d'une uréthrite blennorrhagique très ancienne. Nous introduisions le crayon dans tout l'urèthre, le fixant au dehors avec une pince hémostatique. Nous l'y tenions deux, trois, cinq, dix minutes, le plus longtemps possible, ne le retirant que lorsque la malade accusait un vif sentiment de cuisson. Alors nous la laissions se mettre dans un bain de siège.

Ces exercices, répétés toutes les semaines environ, durèrent près de trois mois. On pourrait, il est vrai, cautériser plus souvent; mais il est à craindre alors que les malades ne s'énervent.

Dans le cas présent, nous avions affaire à une femme tenace et très ennuyée de son mal qui remontait à plus de dix ans. Elle fut donc persévérante et nous eûmes la satisfaction de la guérir.

Pour l'endométrite blennorrhagique, nous conseillons au début l'emploi de bâtonnets médicamenteux de nitrate d'argent et d'iodoforme appliqués successivement tous les quatre jours.

Assez souvent, si la malade est raisonnable, ils suffiront pour arrêter le mal dans son évolution et supprimer même les premières poussées de périmétrite.

Si le périmètre est déjà pris au moment où l'on est appelé, si les trompes sont dilatées et l'ovaire enflammé, on aura recours aux frictions mercurielles belladonnées, avec cataplasmes permanents sur le ventre. Ces onctions sont d'ailleurs microbicides.

Le sulfate de quinine est aussi indiqué contre la douleur, de même que les lavements laudanisés, les révulsifs abdominaux (pointes de feu, vésicatoires, etc. etc.).

Que, si la période aiguë passée, l'ovaire reste très douloureux, adhérent, volumineux; que, si les trompes sont dilatées d'une façon considérable et pénible, on sera autorisé à en pratiquer la résection.

Avons-nous besoin d'ajouter que, pendant le traitement local, en raison du coup de fouet que l'on imprime à la maladie, on doit mettre les patientes au régime doux (abstention de bière et d'alcool)? On donne également un peu de Santal et l'on conseille des bains fréquents.

Ce n'est qu'au prix de toutes ces précautions, longtemps et minutieusement continuées, que l'on pourra arriver à la guérison. Il est juste d'ajouter qu'en les prenant on y arrivera toujours.

CHAPITRE VII

ANOMALIES UTÉRINES ET INFLAMMATION

CONSIDÉRATIONS CLINIQUES SUR DEUX CAS DE MÉTRITE DANS UN UTÉRUS « SEPTUS » [1]

SOMMAIRE. — Etiologie des malformations utérines et de l'utérus septus en particulier. — Influence respective de l'anomalie sur l'inflammation de la matrice, et de l'inflammation sur l'aspect clinique de cette anomalie. — Deux observations. — Un point de doctrine. — Ténacité des métrites dans les cas de ce genre. — Difficultés de diagnostic.

Nous n'entendons pas étudier ici la question des utérus doubles, de leurs nombreuses variétés et du mécanisme de leur production.

On sait que la matrice se développe aux dépens de deux organes transitoires connus sous le nom de canaux de Müller, et que sa division dépend de la fusion incomplète de ces canaux. Cette fusion s'est-elle prolongée au-dessus du col sans se compléter à la partie supérieure, nous avons l'utérus *bicornis*. L'utérus bicornis devient *condiformis* si l'échancrure est peu accusée.

L'utérus est dit *septus* lorsque l'organe de la gestation,

---

[1] Les deux observations qui font l'objet de ce chapitre ont été présentées à la Société d'obstétrique et de gynécologie dans la séance de décembre 1890.

présentant une configuration extérieure normale, est divisé en deux, intérieurement, par une cloison médiane; et *subseptus*, lorsque la cloison est incomplète et s'arrête au niveau de l'orifice interne ou à petite distance de l'isthme.

Enfin, quand les canaux de Müller sont restés séparés sur toute leur étendue, on a l'utérus *didelphis*, c'est-à-dire qu'il existe deux matrices distinctes, chacune avec sa trompe, son ovaire et son ligament rond.

Dans toutes ces variétés, le vagin peut être simple ou double; il est généralement double dans les dernières.

Nous ne parlerons pas ici des modifications anatomiques et physiologiques apportées par le fait de ces anomalies à l'organe et à la fonction de la génération.

Nous voulons simplement montrer, avec deux cas personnels, les particularités cliniques que la bifidité utérine détermine dans l'évolution de la métrite, et la difficulté du diagnostic de la disposition vicieuse de l'organe de la gestation, lorsque celui-ci est enflammé, c'est-à-dire en définitive l'influence de l'anomalie sur l'inflammation et de l'inflammation sur l'aspect clinique de l'utérus septus.

Cette étude ne manque pas d'intérêt, malgré le petit nombre des cas qu'il nous a été donné d'observer.

On ne peut être appelé en effet, à constater sur le vivant l'utérus septus que dans trois circonstances:

A l'état normal;

Pendant l'accouchement;

A l'état pathologique.

Et c'est évidemment dans cette dernière hypothèse que nous sommes surtout consultés.

Or, nous allons le voir, l'inflammation de l'utérus septus modifie tellement les rapports anatomiques de la région que le diagnostic de l'anomalie devient alors extrêmement difficile. De même, la bifidité utérine donne à la métrite un aspect clinique absolument particulier.

Et d'abord, exposons brièvement nos deux observations :

Mme X... (vingt-deux ans), rue Turbigo, nous fait appeler en juillet dernier. Fille de parents sains, réglée à quatorze ans, bien portante pendant sa jeunesse, elle souffre énormément depuis son mariage, qui a eu lieu trois mois avant notre visite.

Les premiers rapprochements ont été douloureux, mais pas autant que les suivants ; et la malade nous déclare que, depuis quinze jours, l'acte génital lui est devenu absolument impossible.

Soignée d'abord par un médecin très distingué du quartier, elle a vu, avec ce praticien, en consultation, un chirurgien des hôpitaux. Tous deux, nous expose-t-elle, ont été d'avis qu'il s'agissait d'une inflammation violente non seulement de l'utérus, mais de la trompe et des ovaires. Vous devez, lui ont-ils dit, avoir eu un abcès rétro-utérin pendant votre jeunesse ; les organes sont agglutinés et soudés aux parois pelviennes, et nous ne vous guérirons qu'en pratiquant la laparatomie et peut-être en enlevant les deux ovaires.

Voulant essayer d'un autre traitement avant d'en arriver à cette extrémité, la malade quitte son médecin ordinaire, qui d'ailleurs avait déclaré ne rien voir autre chose à faire que l'opération en question, et nous prie de bien vouloir lui donner nos soins.

L'examen est extrêmement difficile à pratiquer, Mme X... paraissant souffrir à la simple exploration digitale. Pourtant, voici ce que nous pouvons constater après deux ou trois séances.

Le palper abdominal n'indique rien qu'une douleur assez intense à la pression de la région sus-pubienne.

Le palper combiné au toucher est impossible, la malade se contractant violemment dès que le doigt est introduit dans le canal vaginal.

Le toucher nous permet de sentir nettement l'utérus dans l'axe du vagin et à sa place normale. Le col paraît petit. Du côté gauche (de la patiente), nous percevons comme un cul-de-poule, un pertuis fermé constituant le sommet d'une partie indurée et tuméfiée.

Nous concluons donc, comme les deux premiers médecins qui

ont vu Mᵐᵉ X..., à l'existence d'une métrite aiguë avec inflammation chronique du périmètre gauche et abcès très ancien du même côté. A notre grande surprise, nous ne pouvons au spéculum retrouver ces différentes particularités. Le col se voit bien dans l'axe du vagin, petit, rouge, excorié, comme dans les cas d'inflammation aiguë de l'endomètre ; mais nous ne trouvons pas dans le cul-de-sac le pertuis senti au doigt. Il est vrai que ce cul-de-sac nous paraît considérablement effacé. Il est vrai également que notre exploration très douloureuse est faite rapidement et, par conséquent, d'une façon nécessairement incomplète.

Quoi qu'il en soit, ces examens réitérés nous paraissent suffisants pour justifier le diagnostic posé par nos deux confrères. Nous avons affaire à une métrite aiguë développée chez une jeune femme dont tous les organes pelviens paraissent avoir été atteints, antérieurement au mariage, d'inflammation chronique, métrite déterminée par le fait des premiers rapports conjugaux.

Nous instituons notre thérapeutique en conséquence, prescrivant avant tout le repos au lit, conseillant les bains, les onctions mercurielles belladonnées avec cataplasmes émollients en permanence, donnant des injections chaudes, de grands lavements, et nous réservant d'agir plus énergiquement lorsque l'inflammation aiguë serait tombée et la lésion passée à l'état chronique.

En même temps nous défendons absolument les rapports conjugaux, tenant avant tout à procurer à l'organe enflammé le repos le plus absolu.

A la fin d'octobre, les règles venant avec une intensité extraordinaire, nous nous demandons si la malade ne fait pas une fausse couche, et nous pratiquons le toucher vaginal. A notre grande surprise, l'extrémité de notre doigt n'est pas souillée de sang. Nous regardons alors la vulve et nous constatons, pour la première fois, l'existence d'une cloison qui sépare le vagin en deux loges, celle que nous venons de toucher et une seconde qui livre passage à l'écoulement sanguin. Guidé par cet écoulement, nous pénétrons dans la loge gauche et nous arrivons sur un autre col qui est le siège de l'hémorragie menstruelle.

Nous constatons que ce col, un peu moins volumineux que celui de droite, n'en est séparé que par la cloison, mais fait corps avec lui. Dès lors nous n'avons plus de doute à conserver sur le véritable état de Mᵐᵉ X...

Elle présente un utérus septus avec cloison vaginale se prolongeant jusqu'à la vulve. Ce que nous avions pris successivement tous les trois pour l'orifice fermé d'un ancien abcès n'était autre chose que le second col vaguement perçu à travers la cloison vaginale.

Les règles cessent au bout de quatre jours. Puis, après quarante-huit heures d'intervalle, un autre écoulement menstruel se manifeste. Une nouvelle inspection de la vulve nous montre que celui-ci vient du côté droit. La malade nous raconte alors que très souvent ses règles apparaissent de cette façon en deux fois, particularité à laquelle nous n'avions pas pris garde avant la découverte de l'anomalie utérine et qui maintenant nous paraît naturelle.

Après la fin de cette seconde menstruation, nous procédons à un examen approfondi de Mme X..., dont nous anesthésions préalablement la région à l'aide de grandes onctions de vaseline cocaïnée. Elle n'a jusqu'à présent qu'un seul vagin actif, celui de droite. A l'extrémité de ce vagin, l'utérus est évidemment le siège d'une endométrite en voie de guérison. Le col est plus gros que celui de gauche, légèrement ramolli, ouvert et exulcéré. De plus, il laisse suinter des matières claires et qui paraissent assez irritantes. Le vagin est vascularisé et plus chaud au toucher à droite qu'à gauche. De ce côté, un col petit et normal apparaît à l'extrémité de notre spéculum de vierge avec lequel nous examinons la malade.

Quand on retire le doigt ou l'instrument, la cloison s'applique sur la paroi latérale gauche du vagin, et la vulve se continue directement avec le vagin droit.

Si Mme X... devient enceinte, comme nous l'espérons, ce sera donc vraisemblablement de ce côté que se fera la conception. Nous ne voulons rien brusquer et nous croyons devoir attendre les événements. Mais, si la grossesse tardait à survenir, nous pensons qu'il y aurait lieu d'essayer de faire fonctionner l'utérus gauche. Nous ne voyons pas trop comment nous arriverions à ce résultat.

Fixerions-nous la cloison au côté droit à l'aide de quelques points de suture ?

Réséquerions-nous cette cloison, ce qui ne nous paraît pas dangereux, avec de bonnes précautions antiseptiques, étant donné que le septum est peu vasculaire ?

Conseillerions-nous simplement la fécondation artificielle ?

Les trois moyens nous paraissent légitimes et rationnels. Mais, encore une fois, nous croyons devoir attendre un certain temps avant de recourir à une intervention quelconque, d'autant plus que la seconde malade dont nous allons maintenant donner l'observation, avec une disposition à peu près semblable, a pu concevoir plusieurs fois et mener à bien trois enfants.

Voici le second cas qu'il nous a été donné d'observer, il y a quelques jours à peine.

Mme Z..., de Levallois-Perret, agée de trente-huit ans, d'une santé générale relativement bonne, vient nous consulter, au commencement de novembre, pour une métrite dont personne, dit-elle, ne peut la débarrasser.

Elle a successivement reçu les soins de plusieurs médecins de quartier, d'un gynécologiste et de deux électriciens, dont l'un très connu à Paris, qui tous l'ont traitée pour une inflammation chronique de l'utérus, sans arriver à aucun résultat, très surpris d'ailleurs de la ténacité de la lésion.

Détail bien typique, Mme Z... possède un spéculum, une pince et même un lit à examen, et elle a établi dans son appartement une véritable chambre opératoire, ce qui prouve chez elle une résignation peu commune, un grand désir de tout faire pour sortir de ce qu'elle appelle justement son triste état, et surtout une véritable habitude des médecins spécialistes.

Si nous insistons sur ces détails, futiles en apparence, c'est pour bien montrer les difficultés que l'on peut éprouver à diagnostiquer l'utérus double.

Voici, en effet, une femme qui n'a plus comme la première malade, les caprices et la pudeur d'une jeune mariée. Mère de famille, aussi douce, aussi facile que possible, elle veut guérir et s'adresse à tous les praticiens qu'on lui indique. Elle subit les examens les plus réitérés, les plus désagréables avec une patience vraiment admirable, donne tous les renseignements qu'on lui demande, suit les observations des médecins avec une très grande intelligence, les questionne, leur fait subir de véritables examens, consigne leurs remarques, les renseigne sur les particularités relevées par ceux qui l'ont déjà soignée, et certainement suit son cas aussi bien que nous le pourrions faire nous-même. Et, cependant, chez cette femme, qui nous donne sur sa santé antérieure, sur ses accouchements, les détails les plus précis, les plus complets, qui peut être considérée, par conséquent, comme la *malade idéale au point de vue de l'observation scientifique*, le diagnostic d'utérus septus n'a jamais été fait.

Mais n'anticipons pas et revenons à notre premier examen.

Les signes fonctionnels sur lesquels nous n'avons point à insister sont ceux d'une métrite avec périmétrite particulièrement développée du côté gauche. Douleur au bas-ventre, pesanteur très accentuée, très désagréable sur le rectum, écoulements leucorrhéiques, douleurs crurales, etc. etc. Mme Z... ne peut marcher, monter les escaliers sans se fatiguer immédiatement. Le ventre présente un développement exagéré. Il y a de l'anémie, les digestions sont mauvaises, le nervosisme est très prononcé. En un mot, nous constatons tous les troubles fonctionnels locaux et généraux de l'inflammation chronique de l'utérus.

Voici maintenant ce que nous donne l'examen très minutieusement pratiqué à notre première visite.

Malgré l'obésité de la malade, nous trouvons dans la fosse iliaque gauche un empâtement qui n'existe pas du côté droit. Il semble que l'ovaire et la trompe de ce côté participent à l'inflammation.

Au toucher, nous arrivons sur un col gros, dur et qui ne présente rien de bien extraordinaire. Les culs-de-sac sont libres, l'utérus est facilement mobilisable à droite, un peu moins de l'autre côté.

Au spéculum, bien dans l'axe de l'instrument, nous voyons le col des vieilles métrites parenchymateuses. Une sonde molle pénètre facilement à 8 centimètres et demi dans l'intérieur de l'organe.

Nous concluons donc à l'existence d'une métrite chronique — comme les autres médecins, nous dit la malade, — et nous en commençons immédiatement le traitement par des méthodes que nous n'avons pas à exposer ici.

Deux semaines se passent sans apporter de grandes modifications dans les troubles fonctionnels de la métrite. Cependant, l'utérus paraît se mobiliser et diminuer un peu de volume.

A la cinquième séance de traitement, à la *cinquième seulement*, examinant la malade et pratiquant le toucher avant d'introduire le spéculum, nous sommes surpris de ne plus trouver l'orifice du col dans l'axe du vagin. Il nous paraît, à l'exploration digitale, un peu remonté du côté gauche. Et cependant le cul-de-sac droit est absolument libre et normal. Nous l'explorons soigneusement pour y chercher le corps utérin qui, dans notre pensée, doit être couché obliquement au-dessus de ce cul-de-sac, et nous trouvons, à notre grande surprise, un autre orifice à l'utérus. Instruit par la première observation, trop récente pour que nous n'en gardions pas le souvenir précis, nous pensons immédiatement à un utérus septus.

En effet Mme Z... présente, comme Mme X..., deux cavités utérines, mais sans cloison vaginale, ce qui ne saurait nous étonner, puisqu'elle a déjà eu trois enfants.

L'examen au spéculum ne laisse pas de doutes sur le diagnostic fait au seul toucher vaginal. En redressant un peu l'organe avec une pince de Museux, on amène dans l'axe de l'instrument la cloison médiane de chaque côté de laquelle se trouvent les deux orifices. Celui qui correspond à l'utérus droit présente l'aspect d'un orifice de nullipare. L'endomètre de ce côté ne paraît nullement altéré ; la sonde utérine accuse 6 centimètres et demi de pénétration. L'orifice de l'utérus gauche, au contraire, présente les modifications ordinaires déterminées par le passage des enfants. Il est ouvert assez largement sans trop de déchirures. La muqueuse de ce côté est violacée, bourgeonnante ; c'est évidemment l'utérus actif, celui qui a servi toujours dans la grossesse. C'est également l'utérus malade, sa hauteur atteint, nous l'avons déjà dit, 8 centimètres et demi.

Ajoutons tout de suite que les deux fonctionnent également et simultanément au point de vue menstruel, ainsi que nous avons pu le constater avec le spéculum lors des dernières époques.

Voici maintenant les renseignements que nous fournit Mme Z... sur ses antécédents.

Née de parents très sains, elle a perdu un frère accidentellement. Il lui en reste un second dont la santé ne laisse rien à désirer. Réglée à dix-sept ans, bien portante pendant sa jeunesse, elle fut mariée à vingt ans à un premier mari dont elle eut trois grossesses. La première se termina par une fausse couche. A la seconde, l'enfant vint à neuf mois, mais en présentation du siège et mourut au passage. L'enfant suivant vint également par le siège et mourut d'une diarrhée infantile à cinq mois.

Veuve à vingt-cinq ans, Mme Z... se remaria après cinq ans de veuvage et eut de son second mari une fille dont elle accoucha en présentation de la tête et qui se porte bien aujourd'hui.

Détail très curieux, lors de son dernier accouchement, l'accoucheur, un médecin expérimenté cependant, annonça deux enfants et le fit avec une telle assurance qu'il obligea la famille à préparer deux layettes. Il n'en vint qu'un, et pourtant cet accoucheur ne comprit pas la cause de son erreur.

« Je ne sais pas ce que cela veut dire, exposa-t-il à la famille. J'étais sûr de mon diagnostic. »

En somme, l'utérus droit s'était développé sympathiquement pendant la grossesse, déterminant l'aspect en bissac des grossesses gémellaires ; mais l'orifice gauche demeurant seul dans l'axe du vagin et l'organe revenant sur lui-même après l'accouchement, l'anomalie échappa à l'examen et surtout à la pensée de notre confrère.

J'interroge Mme Z... pour savoir si elle n'a jamais eu d'accouchements ou de fausses couches répétés à quelques années seulement d'intervalle.

Il me paraît, en effet, qu'avec un utérus conformé de cette façon la superfétation serait absolument possible. Mais ses réponses très précises ne me laissent aucun doute à ce sujet. Elle n'a jamais rien observé de semblable. D'ailleurs, nous avons vu à l'examen que l'utérus gauche paraît seul avoir fonctionné au point de vue des grossesses.

C'est surtout après le troisième accouchement que les phénomènes de métrite présentent de l'intensité. Mais ils remontent réellement aux premières couches. Rapidement ils atteignent le degré que nous constatons aujourd'hui. La malade, nous l'avons déjà dit, fut soignée par différentes méthodes et toujours sans aucun bénéfice. Serons-nous plus heureux que nos devanciers, et pourrons-nous guérir Mme Z..., sans recourir à l'intervention chirurgicale ?

Nous l'espérons, bien que l'ovaire et la trompe gauche paraissent le siège d'une inflammation assez intense. Mais le fait du redressement spontané de l'utérus me paraît d'un bon augure, et ce redressement n'a jamais été effectué sous l'influence d'aucune autre thérapeutique, sans quoi les médecins auraient fait le diagnostic.

Il est vrai, dira-t-on, qu'ils ont pu voir l'anomalie sans en prévenir la malade.

La chose est possible. Cependant nous ne croyons pas qu'il en ait été ainsi, attendu que, très intelligente, très questionneuse, connaissant et discutant ses lésions, Mme Z... paraît avoir sur les différentes opinions émises par les autres médecins des idées très précises, très bien formulées et qu'elle n'a pu évidemment puiser dans son imagination.

Nous croyons aussi à la guérison parce que notre thérapeutique nous paraît avoir déjà déterminé des résultats très appréciables, et puis que, s'adressant exclusivement à l'utérus malade et non à l'ensemble du corps utérin, elle doit être plus efficace, étant plus rationnelle.

Nous avons examiné soigneusement le vagin pour y chercher des traces d'une cloison et nous n'en avons pas trouvé.

Cependant, Mme Z... nous dit que la sortie de son premier enfant a été précédée d'un écoulement de sang qui étonna fort le médecin. Y eut-il rupture d'un *septum* ? Il nous serait difficile de l'affirmer.

Telles sont, analysées sommairement, nos deux observations. Nous ne dirons rien, nous l'avons exposé au commencement de cette étude, de l'anatomie et de la physiologie de l'utérus septus, ni de son influence sur la conception.

Assurément, il doit prédisposer aux grossesses doubles. De même, la superfétation peut en être la conséquence. Nous n'avons rien observé de semblable chez nos malades. Nous constatons seulement que la deuxième sur trois accouchements en a eu deux avec présentation du siège.

Mais, encore une fois, nous voulons simplement parler ici des rapports de la bifidité utérine avec l'inflammation de l'organe. Et d'abord, cette bifidité prédispose-t-elle à la métrite?

La chose est probable. C'est une loi de pathologie générale que tout organe, dont la circulation et l'innervation présentent quelque anomalie, est particulièrement exposé aux processus pathologiques. Il est évident que l'utérus septus ne saurait faire exception à cette règle. Aussi voyons-nous chez notre première cliente les rapports déterminer presque immédiatement l'inflammation de la région. Et la seconde est également atteinte de métrite immédiatement après ses premières couches.

L'histoire de l'inflammation s'attaquant à un utérus septus touche aussi à une question de doctrine sur laquelle nous voulons nous arrêter un instant.

Nous avons dit que certains gynécologistes modernes considèrent l'endométrite comme la lésion initiale, l'exorde obligé de toute métrite. Niant les influences générales, ils n'admettent à l'inflammation de la matrice qu'un mécanisme : l'infection. Nous n'acceptons pas, quant à nous, pour tous les cas du moins, cette radicale théorie. Mais nous devons à la vérité de reconnaître que nos deux observations lui donnent raison. Chez nos malades, la lésion n'existe que d'un côté, dans l'utérus actif. L'inflamtion est donc évidemment, dans l'espèce, sous l'influence d'une cause locale, sinon infectieuse.

Enfin, nous devons, de nos deux cas, tirer une autre conséquence. La métrite est particulièrement tenace lorsqu'elle atteint un utérus septus. La première de nos malades a été soignée d'une façon à la fois sévère et très rationnelle, et cependant elle n'est pas encore complètement guérie, et l'on voit très bien que le simple fonctionnement de l'organe ramènerait rapidement l'inflammation.

Quant à la seconde, c'est en vain qu'elle a frappé à la porte de tous les thérapeutistes, qu'elle a demandé des soulagements à toutes les pratiques ordinairement préconisées contre les cas de ce genre, son état ne s'est jusqu'à présent aucunement amélioré. La raison de cette ténacité doit être cherchée dans la loi de pathologie générale que nous invoquions à l'instant, et qui veut que les organes frappés d'anomalie constituent des lieux de moindre résistance aux influences pathologiques.

Maintenant que nous avons indiqué la modification apportée par le fait de la bifidité de l'utérus à l'évolution de la métrite, disons un mot des modifications cliniques que l'inflammation détermine dans la symptomatologie de cette disposition vicieuse. Nous avons vu que plusieurs médecins instruits, consciencieux ont examiné nos malades sans constater la bifidité de l'organe et en diagnostiquant tout simplement une métrite. Nous ne pensons pas avoir le droit de citer leurs noms à propos d'une erreur de diagnostic. Mais nous sommes bien à notre aise pour relater le fait, puisque nous-même nous sommes demeuré plusieurs semaines avant de reconnaître l'anomalie.

Il est donc bien certain que la métrite peut rendre la symptomatologie de la bifidité utérine extrêmement obscure. Et, pour notre part, nous croyons fermement qu'un nombre sérieux de cas doivent échapper à l'observateur non prévenu.

Il arrive en effet, ceci, c'est que l'utérus le plus volumineux fonctionnant de préférence, son développement s'accentue au détriment du second, que l'inflammation exagérant encore ce développement, le col actif finit par basculer vers le centre du vagin, renversé d'ailleurs par le corps qui, plus volumineux, tombe du côté lésé, entraînant tout le système.

Si bien que, lorsqu'on touche ou qu'on examine la malade, on ne songe pas à la possibilité d'une anomalie arrivant directement sur un museau de tanche.

Certes, en parcourant toute la surface du col, on peut trouver le second orifice. Mais, pour cela, il faut y songer ; et ce phénomène est si extraordinaire !

De même, disent les auteurs, le palper combiné à la palpation permet de sentir les deux cornes de la matrice. Mais combien il faut peu compter sur ce symptôme ! Chez aucune de nos deux malades nous n'avons pu le constater, même après avoir posé le diagnostic. On sent bien une tuméfaction latérale ; mais l'idée de la périmétrite se présente avant tout à l'esprit et vous empêche de pousser plus loin votre investigation.

Malgré cela, ce diagnostic reste assurément possible. Pour notre part, nous y penserons toujours désormais quand nous nous trouverons devant une femme à menstruation irrégulière, comme celle de notre première observation, ou dont la métrite nous paraîtra particulièrement tenace.

Mais il n'en est pas moins certain qu'il est bon d'être prévenu et que, malgré toutes les précautions et toutes les prévisions, une erreur demeure toujours possible. C'est ce qui nous a le plus frappé dans les deux observations que nous venons de relater ; c'est donc la particularité sur laquelle nous tenons surtout à insister.

CHAPITRE VIII

MALADIES UTÉRINES ET INFLAMMATION

Sommaire. -— Modifications apportées au processus inflammatoire par certaines affections utérines. — De la métrite dans ses rapports avec les corps fibreux, les flexions, les versions et l'abaissement de la matrice, avec l'utérus à col conoïde et l'utérus infantile. — Conclusions de nos études sur la pathologie des métrites.

Dans nos traités modernes de gynécologie, les corps fibreux de la matrice sont généralement étudiés séparément, et si l'on fait quelquefois allusion à leurs rapports avec les autres maladies des organes de la génération, on n'insiste jamais longuement sur ce point de pathologie, dont l'importance est cependant considérable.

De même, aucune étude sur les métrites ne s'attarde à l'analyse clinique de ce processus inflammatoire dans un utérus infiltré de corps fibreux. Que si l'auteur parle des fibrômes, c'est exclusivement au point de vue du diagnostic et pour les séparer de l'inflammation utérine elle-même.

Et cependant — nous ne craignons pas en affirmant cette vérité d'être contredit par les praticiens les plus compétents — les neuf dixièmes des symptômes accusés par les femmes atteintes de corps fibreux relèvent non de la tumeur elle-même, mais des accidents inflammatoires qu'elle détermine.

Certains anatomo-pathologistes étrangers prétendent que le tiers des femmes présentent des corps fibreux à l'autopsie. Les plus optimistes reconnaissent qu'on en trouve au moins une fois sur dix à partir d'un certain âge. Or ces chiffres, très intéressants à relever, puisqu'ils reposent sur des observations nécroscopiques, sont-ils en rapport avec ce que la clinique nous enseigne?

Assurément non. Il n'y a pas, dans la réalité, une femme sur cent (et si nous donnons cette proportion, c'est pour ne laisser place à aucune critique) qui vienne nous consulter pour des désordres susceptibles d'être rapportés à l'évolution d'un corps fibreux.

Donc nous pouvons affirmer que la plus grande partie des fibrômes passent cliniquement inaperçus et que nous ne sommes généralement appelés à soigner que ceux qui s'accompagnent de désordres d'une autre nature. Est-ce à dire que, par le fait seul de son évolution, le corps fibreux ne puisse déterminer des symptômes extrêmement pénibles? Nous ne voudrions pas tomber dans une pareille exagération. Il en est, nous le savons, dont le développement considérable suffit pour rendre les femmes impotentes et nécessiter une intervention chirurgicale grave. De même, ceux qui déterminent des polypes ne sauraient passer inaperçus.

Mais ces cas sont l'exception, et la plupart des symptômes relevés à l'actif des corps fibreux dépendent en réalité non de cette lésion elle-même, mais de l'inflammation utérine, de la métrite qui, presque toujours, pour ne pas dire toujours, les accompagne.

Un anatomo-pathologiste pourrait peut-être aller encore

plus loin et soutenir que le fibrome lui-même n'est qu'une forme de l'inflammation de l'utérus.

Prolifération exagérée d'un élément normal de la région, produit d'un microbe dont les caractères ne sont pas encore suffisamment déterminés, mais dont beaucoup d'histologistes proclament d'ores et déjà l'existence, les corps fibreux rentreraient pour ces savants comme la tuberculose, comme la prolifération vasculaire fibro-plastique, glandulaire, etc. etc., de l'endomètre, dans le cadre ainsi considérablement agrandi des métrites.

Nous ne saurions défendre ici une idée si exclusive. Bien plus, nous nous plaisons à ajouter que, sa légitimité nous fût-elle histologiquement démontrée, nous continuerions à séparer cliniquement les corps fibreux des autres métrites, leur symptomatologie présentant des caractères trop nets, trop particuliers pour ne pas leur donner droit à une place particulière dans la pathologie utérine.

Mais, au nom même de la clinique sur laquelle nous nous appuyons pour maintenir cette séparation, nous devons reconnaître que la plupart des désordres portés dans les livres classiques à l'actif des fibrômes doivent être nettement séparés de ces tumeurs et mis sur le compte des lésions inflammatoires qui, presque toujours, pour ne pas dire toujours, les accompagnent.

L'hémorragie par exemple, le plus considérable de tous, n'est-elle pas déterminée par les fongosités purement inflammatoires de l'endomètre? Les douleurs de reins, si pénibles chez certaines malades, les écoulements leucorrhéïques, les sensations perçues dans la région des ovaires, avec irradiations le long du plexus crural, ne dépendent-ils point de l'inflammation des trompes et des ovaires?

Ajoutons que cette inflammation paraît exercer une influence redoutable sur l'évolution de la lésion, et que tel corps fibreux, à peu près stationnaire pendant de longues années, subira souvent une poussée et présentera un accroissement notable par le fait seul du développement d'une métrite.

Vice versa, la femme qui présente des fibrômes interstitiels sera plus que toute autre exposée à l'inflammation de l'utérus, et cette inflammation évoluera chez elle bien plus rapidement que chez une autre, réclamant des soins énergiques, un traitement sérieux et une hygiène parfaite.

En un mot, les rapports de l'inflammation de la matrice avec les fibrômes sont tellement intimes, que l'on ne saurait séparer cliniquement les deux processus, et que pour notre part nous considérerions notre travail sur les métrites comme absolument incomplet s'il ne touchait pas à la grosse question des corps fibreux.

On sait quels en sont les principaux symptômes :

L'utérus s'hypertrophie, et dès le début du fibrôme, alors même que la malade en soupçonne à peine l'existence, l'hystéromètre accuse un allongement de la cavité utérine qui peut atteindre 10, 12 et même 15 centimètres. Tripier et Apostoli voient dans ce développement de la matrice une preuve certaine de l'existence d'un fibrome. Pour eux tout utérus qui présente plus de 8 centimètres de hauteur est infiltré. Nous avons considéré longtemps cette opinion comme exacte ; mais nous ne l'admettons plus aujourd'hui. L'atrésie, en effet, le moindre polype muqueux peuvent déterminer une augmentation de capacité de la cavité de la matrice sans infiltration fibreuse ainsi que nous l'avons constaté deux fois à l'autopsie. D'autre part, un fibrôme développé à la périphérie de l'utérus ne change quelquefois rien aux dimensions de l'organe, tout en atteignant des dimensions considérables.

Mais le fait clinique n'en demeure pas moins vrai pour

la plupart des cas. Les dimensions de l'utérus peuvent même devenir considérables et atteindre 30 centimètres, sinon plus. C'est ce que l'on observe dans ces énormes fibrômes qui remplissént tout le bassin et une partie de l'abdomen.

Les hémorragies sont fréquentes chez les femmes atteintes de corps fibreux et ce sont elles généralement qui font diagnostiquer la maladie. Elles peuvent être déterminées par une simple exagération des règles (ménorrhagie); mais on les voit souvent aussi se produire, en dehors de l'époque menstruelle (métrorrhagie), et dans certains cas elles peuvent épuiser la malade au point de mettre sa vie en danger.

Depuis longtemps M. Péan nous a appris que ces hémorragies sont déterminées par les fongosités inflammatoires de l'endomètre. Encore une découverte signalée comme nouvelle à l'Étranger et même en France, et cependant depuis longtemps connue et démontrée pour les élèves qui suivent les cliniques de Saint-Louis.

Ces hémorragies peuvent s'accompagner de douleurs extrêmement pénibles. On admet que dans ces cas le corps fibreux se pédiculise et tend à former un polype intra-utérin. Ce fait est souvent vrai. Cependant nous avons observé parfois de la dysménorrhée très douloureuse sans la moindre tendance à la pédiculisation.

Nous ne décrivons pas les écoulements sanieux, purulents, les douleurs salpingiennes et ovariennes que l'on peut encore observer dans les corps fibreux et qui sont toujours sous l'influence de la métrite.

Qu'il nous suffise d'avoir montré par cette courte énumération que la plupart des symptômes du fibrôme utérin relèvent de l'inflammation de la matrice et qu'il est, par conséquent, impossible de séparer cliniquement le corps fibreux de la métrite au point de vue symptomatologique, partant, au point de vue thérapeutique.

Et ce que nous venons de dire pour les fibrômes, nous pourrions le répéter avec beaucoup plus de raison, pour les flexions et pour les versions de la matrice.

Cette idée, que nous avons précédemment exprimée, nous la retrouverons dans notre *Mémoire* à la Société obstétricale et gynécologique et dans toutes les circonstances où nous aurons à parler de ces lésions de statique.

Dans la flexion aussi bien que dans la version utérines, en effet, l'anomalie n'est rien, l'inflammation est tout.

Supprimez celle-ci, et l'infirmité est ignorée de la femme qui ne nous consulte alors que par hasard et est généralement, dans ces cas, très étonnée d'apprendre qu'elle porte une lésion de la matrice.

Malheureusement, nous devons ajouter, pour être complet, que, si la flexion et la version ne déterminent point par elles-mêmes de symptômes subjectifs appréciables, elles prédisposent évidemment la matrice à l'inflammation, laquelle dans ces cas acquiert rapidement une acuité et une ténacité désespérantes ; c'est dire que ces anomalies, en définitive, présentent avec les métrites, dont elles favorisent le développement et entravent la guérison, des rapports extrêmement importants à connaître. Particularité très intéressante pour le gynécologiste, qui sera souvent aux prises avec ces difficultés de pratique. Nous dirons dans un autre chapitre comment il faut procéder dans les cas de ce genre, dont la ténacité parfois justifie et même nécessite les opérations les plus radicales.

L'abaissement de l'utérus également, dans la plupart des cas du moins, n'acquiert de l'importance et ne détermine de symptômes pénibles que lorsqu'il s'accompagne d'inflammation.

Très souvent d'ailleurs on désigne sous le nom d'abaissements des lésions qui doivent être séparées de cet état pathologique, l'allongement hypertrophique du col par exemple, ou bien encore une simple augmentation de poids de l'utérus, qui, mal soutenu par un périnée insuffisant, attiré en bas en vertu de sa pesanteur, descend de quelques centimètres dans le vagin et se tient à une petite distance de l'anneau vulvaire.

Cet état est pour ainsi dire physiologique après l'accouchement. Il devient rapidement pathologique si l'on n'y prend garde et si l'on ne sait pas favoriser, par le repos au lit, par des injections et des moyens topiques simples l'involution utérine. Mais la preuve que cette hypertrophie congestive n'est pas ce que l'on peut appeler, à proprement dire, l'abaissement de l'utérus, c'est qu'elle cède très bien à la guérison de la métrite, et à la périnéorrhaphie qui reconstitue la périnée, rend au corps utérin son soutien naturel, et qu'elle peut même disparaître spontanément par le fait de l'involution normale.

C'est ce que l'on observe principalement chez les femmes qui allaitent, la succion des mamelons déterminant la contraction des fibres musculaires de l'utérus et favorisant le dégorgement de son parenchyme et son retour au poids et au volume primitifs.

Nous voulons enfin parler des rapports de l'inflammation de l'utérus avec deux états pathologiques peu décrits, mais cependant bien connus des spécialistes, qui les rencontrent assez souvent chez les femmes stériles : la conicité du col et l'infantilisme de l'utérus.

C'est à Sims que nous devons la connaissance du col conique. Hugier l'avait, il est vrai, observé avant l'auteur étranger ; mais il n'y avait vu que cette particularité clinique : la femme atteinte d'utérus à col conoïde est

condamnée à avoir plus tard de l'allongement hypertrophique. La conicité du col représente en effet le premier
degré de la maladie de Hugier ; mais pour arriver au second
degré, pour présenter le véritable allongement, il faut que
l'utérus subisse l'action prolongée de l'inflammation cervicale. Il est vrai que cette inflammation conduit presque
fatalement à l'hypertrophie. Il importe donc de reconnaître et l'anomalie et le processus inflammatoire, et
de savoir diriger contre les deux une thérapeutique
appropriée.

Le diagnostic de l'inflammation ne présente rien de particulier. Quant à l'anomalie, on la reconnaîtra à la forme
du col qui est petit, conique et percé d'un trou très étroit
à son extrémité. Les fausses routes génitales sont fréquentes
dans ces cas ; c'est-à-dire que l'organe mâle pénétrant
dans un des culs-de-sac le dilate et y dépose le sperme
qui est ainsi perdu pour la fécondation. Ajoutons que
ces fausses routes, en favorisant le traumatisme utérin,
entretiennent et exagèrent la métrite.

Sims a conseillé contre l'utérus à col conoïde une
opération que nous décrirons au chapitre de la stérilité.
Nous préférons, quant à nous, traiter d'abord la métrite
par nos moyens ordinaires, ainsi que nous l'exposerons,
et, si besoin, recourir à la fécondation artificielle.

Voyons maintenant les rapports de l'inflammation avec
ce que nous appelons l'*infantilisme utérin*.

Si la matrice, chez une personne d'âge moyen, régulièrement menstruée, présente à l'hystérométrie des dimensions
inférieures à 6 centimètres ; si ses dimensions par exemple
égalent 4 centimètres, 4 centimètres et demi, voire même
5 centimètres, la femme est atteinte d'un arrêt de développement, elle a un utérus infantile. Nous croyons cette
anomalie, pour l'avoir assez souvent observée, infiniment

plus fréquente que ne le disent les auteurs. L'utérus
fœtal, c'est-à-dire de 2 centimètres et demi à 4 centimètres, dont le corps demeure atrophié et dont le col
seul existe est rare. Pour notre part, nous n'en avons
jamais vu. Par contre, nous avons souvent trouvé, en
explorant des malades, un arrêt dans le développement
de la matrice dont la hauteur ne dépassait pas 4 centimètres et demi, 5 centimètres, c'est-à-dire, en définitive,
l'utérus infantile que nous séparons par conséquent nettement de l'utérus fœtal.

La matrice, dans le premier cas, demeure semblable à
celle d'une jeune fille de neuf à dix ans, tandis, que dans
le second elle n'égale même pas les dimensions observées
au moment de la naissance.

Détail caractéristique et qui justifie bien notre dénomi-
nation d'utérus infantile, le col demeure dans ces cas,
comme chez les enfants, plus long que le corps ; c'est
donc bien à une anomalie d'évolution que nous avons
affaire.

Voici les symptômes qui permettent de soupçonner
l'utérus infantile. Jeune fille, la malade, bien que réglée et
présentant tous les attributs d'une excellente santé,
éprouve des douleurs intolérables au moment de ses
époques, surtout pendant la première journée. Au début
du mariage, les rapports génitaux lui sont particulièrement
pénibles.

Elle accuse même presque toujours un vaginisme plus
ou moins intermittent, plus ou moins prononcé. Bien
entendu, l'inflammation de l'organe augmente encore tous
ces symptômes, et c'est à ce point de vue que nous
croyons devoir parler ici de l'anomalie. Ajoutons que
cette inflammation, commune avant le mariage, est pour
ainsi dire habituelle après les premiers rapports. Pour

toutes ces raisons, l'infantilisme ne saurait donc être laissé de côté dans un travail sur les métrites.

La stérilité est la conséquence ordinaire de cette malheureuse disposition de l'utérus. Cependant on voit quelquefois le développement de l'organe se terminer sous l'influence des rapports sexuels et surtout de fausses couches nombreuses et répétées.

Alors, bien entendu, la femme guérie cesse de souffrir et devient féconde.

Ainsi que nous l'exposons dans les autres chapitres, on peut également, quand la malade est jeune, obtenir la guérison par un traitement rationnel (le traitement ordinaire des métrites), et qu'il est toujours indiqué de conseiller.

Ce qu'il nous importe d'indiquer ici, c'est que l'utérus fœtal prédispose à l'inflammation et lui communique une symptomatologie particulière caractérisée surtout par des troubles dysménorrhéïques et par des désordres dans l'accomplissement des fonctions sexuelles.

Nous venons de passer en revue tous les symptômes de la métrite, de montrer les modifications que la nature du processus inflammatoire, les anomalies de forme et de statique de l'utérus, enfin l'existence d'autres lésions et particulièrement de corps fibreux dans son parenchyme peuvent apporter à la symptomatologie et au pronostic de l'inflammation.

Nous allons maintenant indiquer comment nous comprenons, pour notre part, le traitement de cette inflammation, à quels moyens nous avons recours, quelles sont les méthodes que nous préconisons contre elle.

Nous aurions voulu, dans les chapitres qui vont suivre, respecter l'ordre que nous avons suivi dans notre description pathologique. Nous aurions surtout aimé à ne pas revenir deux fois sur les questions thérapeutiques que nous allons maintenant aborder. Malheureusement, et pour les raisons exposées déjà dans notre Introduction, nous sommes obligé de procéder d'une façon différente.

Nous allons donc donner le *Mémoire* exclusivement thérapeutique que nous avons présenté à la Société obstétricale et gynécologique, ce mémoire demeurant pour nous le canevas du volume. Nous en compléterons les idées en revenant dans une série de chapitres supplémentaires sur les différents paragraphes qu'il comprend.

Enfin, nous terminons cette partie de notre travail en présentant une description complète des opérations que l'on peut être amené à pratiquer dans le cours des métrites, c'est-à-dire, en définitive, en exposant leur thérapeutique chirurgicale.

Les trois études que nous avons annoncées sur les rapports des métrites avec l'albuminurie et la stérilité, enfin sur l'hygiène de la femme, compléteront notre travail dont elles sont, on le verra, le couronnement indispensable.

Mais d'abord reproduisons *in extenso* le *Mémoire* que nous avons eu l'honneur de soumettre au jugement des membres de la Société dont nous nous honorons aujourd'hui d'être le secrétaire annuel.

DEUXIÈME PARTIE

THÉRAPEUTIQUE

DE L'INFLAMMATION DE L'UTÉRUS

CONSIDÉRÉE DANS TOUTES SES MANIFESTATIONS

DES BATONNETS MÉDICAMENTEUX EN THÉRAPEUTIQUE UTÉRINE

Mémoire lu à la Société d'obstétrique et de gynécologie
dans la séance du 23 juillet 1887

INTRODUCTION

Au mois d'avril 1883, je fus appelé à donner mes soins à une malade qui présentait une atrésie de l'orifice externe du col tellement considérable que l'introduction du plus petit stylet était à peine possible. Déterminée par des cautérisations intempestives, cette atrésie causait au moment de la menstruation de violentes coliques : les règles duraient dix à treize jours, irrégulières dans leur quantité, plus ou moins douloureuses, mais toujours pénibles ; l'utérus était considérablement hypertrophié.

Sur le conseil d'un de mes maîtres, M. Péan, qui vit cette femme en consultation, je pratiquai la dilatation avec des tiges de laminaire. Mais, instruit dans cette idée scientifique que l'utérus est un organe d'une sensibilité excessive, qu'il convient de ne le traiter chirurgicalement qu'avec les précautions les plus grandes, avec une extrême réserve, je communiquai mes craintes au chirurgien de l'hôpital Saint-Louis qui, tout en m'affirmant la complète innocuité de cette petite opération, me conseilla pour éviter toute cause d'irritation de mettre dans le trajet dilaté, en retirant la tige de laminaire, un bâtonnet d'iodoforme.

Je fis la dilatation, et l'utérus largement ouvert me laissa voir facilement sa muqueuse cervicale tuméfiée, érodée et saignante sur plusieurs points, couverte de sécrétions dont la suppression de l'atrésie permettait l'écoulement immédiat. Le bâtonnet d'iodoforme est introduit et fixé au moyen d'un tampon d'ouate. Le lendemain, lorsque je procédai à un grand lavage de l'utérus et des culs-de-sac, je fus surpris de trouver sa muqueuse plus lisse, moins anfractueuse. Les sécrétions purement glaireuses n'étaient plus striées de sang, la surface de l'endomètre, tout en demeurant enflammée, avait perdu beaucoup de son irritation. En un mot, j'avais non seulement évité la fièvre et les phénomènes de résorption qui, à l'état le plus ordinairement léger, il est vrai, s'observaient autrefois à la suite de la dilatation, j'avais non seulement retiré de l'introduction du crayon médicamenteux tous les bénéfices d'un bon pansement antiseptique ; mais j'avais aussi modifié l'état pathologique de la muqueuse, j'avais agi sur l'endométrite, j'avais, en un mot, trouvé — ou, pour être plus exact, retrouvé — un moyen d'agir topiquement en toute sécurité sur la muqueuse du col et du corps de l'utérus.

Ce fait me frappa d'autant plus que, très soulagée dès la première séance de dilatation, la malade s'améliora, puis guérit après l'introduction de quelques autres bâtonnets, avec une rapidité que je n'avais jamais observée jusque-là.

Les vieilles méthodes de pansement, de badigeonnage et de cautérisation du col étaient évidemment inférieures à cette médication topique rationnelle, et les notions nouvelles sur l'antisepsie me permettaient d'affirmer qu'elles étaient aussi dangereuses.

Je signale en passant le retrait rapide subi par l'utérus, dont la cavité, primitivement de 10 centimètres, descendit à 9, puis à 8 et à 7 centimètres et demi. De l'observation que j'en fis devaient surgir mes recherches sur l'emploi de la méthode dans le traitement de certains fibrômes, des flexions légères et surtout récentes de l'utérus et de la métrite à localisation parenchymateuse.

En effet, j'attribuai à la contraction des muscles de l'organe cette rapide diminution de la hauteur de la cavité, et je le fis avec d'autant plus de certitude que la chose se passait pour ainsi dire sous mes yeux, le bâtonnet étant rejeté violemment dehors, à la façon d'un noyau de cerise comprimé entre deux doigts, tant que je ne l'avais pas fixé et immobilisé à l'aide d'un tampon d'ouate. J'obtenais avec plus de sécurité, me semblait-il, et dans des conditions d'application infiniment plus simples et plus pratiques, ce que recherchent les gynécologistes électriciens avec l'application de leurs courants intra-utérins.

En faisant contracter les muscles sur un bâtonnet, j'en amenais le redressement et j'agissais certainement sur les flexions légères.

Enfin je possédais un moyen pratique de cautériser directement la muqueuse, de la modifier, et par conséquent de faire cesser l'action que ses fongosités, que son inflammation simple déterminent sur le système lymphatique péri-utérin.

Je possédais donc une méthode capable d'agir :

1° Sur l'endométrite et sur la métrite parenchymateuse, qui l'accompagne toujours plus ou moins, ainsi que sur les inflammations lymphatiques qui en sont la conséquence,

2° Sur les flexions utérines ;

3° Sur certaines formes de fibrômes interstitiels, en comprimant le tissu pathologique et en modifiant directement la muqueuse dont les fongosités sont le point de départ ordinaire des accidents hémorragiques.

Bien entendu, je n'étais pas arrivé d'emblée et *a priori* à ces différentes conclusions. Il me fallut du temps, des tâtonnements. Longuement je méditai et j'observai les différentes méthodes préconisées dans la science et qui pouvaient présenter avec la mienne quelques analogies. Les recherches bibliographiques auxquelles je me livrai me montrèrent que d'autres, avant moi, avaient préconisé et employé une thérapeutique à peu près semblable. Néanmoins je crus devoir poursuivre mes recherches personnelles ; je modifiai la composition de mes bâtonnets, je m'efforçai de les perfectionner et de bien déterminer les conditions physiques et chimiques dans lesquelles ils doivent se présenter.

A ce dernier point de vue, bien que depuis quatre ans j'aie consacré un temps considérable à mes recherches, je sais qu'il me reste beaucoup à faire. Je compte même prochainement me livrer, avec un de mes amis, chimiste très distingué, à des travaux complets sur les différentes substances topiques qu'il y aurait lieu d'employer dans les différents états utérins.

En attendant, j'ai l'honneur de soumettre à la Société d'obstétrique et de gynécologie le résultat de mes premières recherches, et de lui exposer ce que je sais de ce traitement intra-utérin et comment j'en comprends l'action.

HISTORIQUE

En tant qu'application locale de topiques intra-utérins, la méthode des bâtonnets n'est assurément pas nouvelle. C'est en 1832 que Mélier, à l'Académie de médecine, parle le premier de modificateurs portés directement sur la muqueuse utérine. Mais il ne se servait que de liquides et les poussait par voie d'injection.

Après Mélier, Vidal de Cassis, en 1840, publie sur ce sujet un travail complet, expériences cadavériques à l'appui, démontrant la non-perméabilité des trompes, et faisant connaître les résultats qu'il a obtenus avec la solution iodurée, avec le nitrate d'argent liquide et la liqueur de Van Swieten.

Puis viennent: Guillemin, qui emploie le sulfate de zinc; Strohl, le nitrate d'argent; Aran, le perchlorure de fer étendu; Scanzoni, Gantillon, enfin Barnes et Gallard, le dernier vulgarisateur des injections intra-utérines en France.

Tous ces gynécologistes ont défendu la médication topique avec la plus grande énergie, s'insurgeant ainsi contre l'enseignement de l'école et de l'Académie où nous voyons en 1868 Gosselin proclamer les injections utérines une « mauvaise méthode qui expose à des dangers sérieux »; Ricord, qui les a vantées autrefois, « déclarer que l'expérience a modifié son opinion et qu'il les a depuis longtemps abandonnées »; enfin Depaul, qui « a expérimenté, dit-il, les injections intra-utérines et a dû y renoncer ».

Mais je n'ai pas à faire ici l'historique des topiques

liquides dont les rapports avec la méthode des bâtonnets médicamenteux sont en réalité assez éloignés.

A ma connaissance, Becquerel est le premier qui se soit servi de topiques solides intra-utérins. Mais ses crayons résineux ne ressemblent également que très relativement avec les bâtonnets que je préconise. D'abord ils ne sont pas solubles et conservent leur consistance, ce qui en rend le séjour un tant soit peu prolongé dans l'utérus impossible. Ensuite leurs dimensions et le manuel opératoire recommandé prouvent que ces crayons résineux étaient seulement intra-cervicaux et ne pénétraient pas dans le corps utérin, si bien que l'auteur ne cherchait aucunement dans leur emploi la contraction du muscle utérin, à laquelle j'attribue au contraire une si grande importance.

Enfin dans aucun cas il ne pratiquait la dilatation de l'utérus. Ces deux derniers points d'ailleurs, dilatation de l'utérus et provocation de ses contractions, séparent, je crois, nettement la méthode des bâtonnets de celles qui s'en rapprochent le plus.

Par exemple, Courty, qui ne craint pas de mettre dans la cavité utérine un crayon de nitrate d'argent ordinaire, ne veut qu'en modifier la muqueuse. Aussi considère-t-il le volume du crayon comme un point secondaire, se contentant d'introduire des copeaux de nitrate d'argent si le passage du bâtonnet est difficile.

De même le Dr Tripier, qui consacre dans ses *Leçons cliniques sur les maladies des femmes* un chapitre à la médication topique intra-utérine, ne recherche qu'une chose : porter sur le point malade le médicament qui convient le mieux à sa thérapeutique. Il dépose de l'iodure de potassium sur les fibrômes intra-utérins, et pour ce faire se sert successivement de glycérolés, de pâtes, de pommades et de savons. Mais ces topiques toujours mous ne peuvent être introduits qu'avec une sonde autour de laquelle ils descendent si leur pénétration dans l'utérus est impossible. De plus, en aucun point de son travail, cet auteur, qui cependant fait jouer un si grand rôle thérapeutique à la contractilité utérine, ne suppose d'action à ses savons sur cette contractilité.

J'ai souvent entendu parler d'un médecin de Gand, le D[r] van Cawerbeghe, qui se serait fait une grande réputation locale de gynécologiste en guérissant les femmes à l'aide de petits bâtonnets intra-utérins. Mais, d'après son *Manuel opératoire*, que je tiens d'une de ses clientes, je crois que ce médecin use purement et simplement des injections pâteuses du Dr Tripier. Je me suis adressé directement à lui pour être fixé sur la façon dont il procède. Je n'ai pas reçu de réponse [1].

En résumé, je ne suis pas novateur quand j'applique localement des topiques intra-utérins. Egalement je n'ai pas la prétention d'avoir inventé la dilatation pour arriver avec plus de sécurité et de précision sur la muqueuse, en la modifiant déjà par le fait seul de cette dilatation. Enfin, je reconnais que c'est à la lecture des travaux des gynécologistes électriciens que j'ai compris l'importance du réveil de la contractilité utérine, du drainage parenchymateux pour me servir de leur expression, qui en est la conséquence. C'est en combinant plus ou moins complètement ces trois actions : modification directe, dilatation, provocation de la contractilité, que je suis arrivé à faire une méthode d'ensemble, méthode rationnelle, sinon très ingénieuse, et qui a du moins pour elle, à défaut de qualités plus brillantes, le mérite d'une complète innocuité.

---

[1] La réponse est arrivée quelques jours après la présentation du *Mémoire*. Voir à l'appendice.

BATONNETS MÉDICAMENTEUX

Je crois à la diversité non seulement des états pathologiques qui peuvent atteindre l'utérus, mais aussi des
formes anatomiques et morbides de ces différents états.
C'est pourquoi j'estime qu'une seule substance, quelle
qu'elle soit, ne saurait répondre à toutes les indications
thérapeutiques de l'endomètre altéré et qu'il y a lieu de
poursuivre les travaux et recherches commencés dans
cette voie et de déterminer aussi exactement que possible
quels sont les modificateurs topiques que l'on pourrait
utiliser cliniquement, tout en demeurant dans les conditions
physiques et d'antisepsie que je considère comme indispensables au succès de la méthode.

QUALITÉS PHYSIQUES DU BATONNET INTRA-UTÉRIN

Il doit être suffisamment résistant pour permettre son
introduction dans l'intérieur de l'utérus. Trop mou, il serait
arrêté à l'isthme contre lequel il se briserait, distribuant
irrégulièrement sa substance médicamenteuse sur les différentes parties de l'endomètre. Trop dur, de consistance
pierreuse, il pourrait déterminer des érosions de la
muqueuse, érosions sans grande importance, il est vrai,
mais qu'il faut cependant mieux éviter. Et puis encore,
trop rigide, il se prêterait mal aux courbures pathologiques
du canal, ce qui rendrait son introduction douloureuse et
délicate. Heureusement il est assez facile d'obtenir ces
deux conditions de résistance.

Au moment où il vient d'être fait suivant les procédés
que nous allons exposer, le bâtonnet est souvent trop mou.

Cette mollesse peut même persister quelques jours si le temps est chaud. Mais rapidement elle disparaît ; les molécules se tassent et, devenu plus ferme, le bâtonnet, au bout de quelques semaines et à plus forte raison de quelques mois, prend cette consistance pierreuse dont nous parlions et qui en rendrait l'usage impossible si l'on ne pouvait, par une précaution très simple, le ramener à son état primitif. Il suffit pour cela de le tremper quelques instants dans de l'eau tiède et de le déposer ensuite sur une feuille de papier où on le laisse sécher.

L'eau, qui a pénétré et dissocié les couches superficielles, arrive par capillarité au centre du bâtonnet. Au bout de trois heures il redevient flexible, plus cassant peut-être que primitivement, mais de très bonne consistance et d'un facile emploi.

Seconde qualité physique du bâtonnet intra-utérin, plus importante peut-être encore que la précédente et d'autant plus difficile à obtenir qu'on n'y peut arriver qu'empiri-quement: il doit au contact de l'endomètre, c'est-à-dire placé dans certaines conditions de température (38°) et d'humidité, se transformer progressivement en pâte de plus en plus molle et finalement en bouillie sans résistance. Grâce à cette propriété, la substance médicamenteuse est mise en contact long et prolongé avec toutes les parties de l'endomètre. Ce n'est plus l'injection liquide qui agit trop fortement sur les points rétrécis et passe au contraire sans les atteindre sur les régions où l'organe est dilaté. Grâce également à ce ramollissement rapide du bâtonnet, la contractilité utérine, très éveillée dans les moments qui suivent son introduction, n'est pas poussée trop loin et fatigue d'autant moins la patiente que chaque minute, en exagérant le ramollissement, diminue la raison de cette contractilité et en atténue l'intensité.

Au point de vue des effets que l'on cherche à obtenir par l'emploi des bâtonnets, il y a donc lieu de prêter à leur ramollissement la plus grande attention. Aussi est-ce principalement sur ce point que portent toutes mes recherches : c'est devant cet écueil que le plus ordinairement j'échoue, quand j'expérimente avec des substances qui d'ailleurs présentent toutes les qualités chimiques et d'antisepsie désirables.

Heureusement, mes bâtonnets d'iodoforme et de résorcine peuvent être considérés comme parfaits au point de vue que je viens de développer. Si l'on en place un dans de l'eau chaude à 38°, c'est-à-dire dans des conditions de chaleur et d'humidité à peu près analogues à celles de l'endomètre, on le voit, au bout d'un quart d'heure, perdre sa résistance et devenir franchement mou tout en conservant encore sa forme et sa qualité de bâtonnet.

Après une demi-heure de séjour dans l'eau chaude, il commence à s'effriter et à prendre dans ses couches superficielles l'aspect et la consistance d'une pâte. Mais la transformation en pâte molle, en bouillie, n'a lieu qu'au bout d'une heure au plus.

Combien au point de vue de l'excitation de la contractilité utérine, cette transformation progressive doit être supérieure aux autres agents, à l'électricité par exemple, dont on ne saurait doser aussi parfaitement l'action décroissante sur le muscle utérin.

J'ajoute que les bâtonnets de résorcine se ramollissent un peu plus rapidement que ceux d'iodoforme et qu'il leur suffit de quarante à quarante-cinq minutes pour arriver à la consistance de glycérolé. La chose s'explique par ce fait que la résorcine est soluble dans l'eau et que l'iodoforme ne l'est pas.

J'ajoute également qu'ayant emprisonné mes petits

bâtonnets dans des gaines contractiles en caoutchouc, les ayant mis par conséquent dans des conditions plus voisines encore de celles où ils se trouvent dans l'utérus, je n'ai pas observé de transformation plus rapide.

Pour en finir avec les qualités physiques que je demande à mes bâtonnets, je dois dire que je leur donne en général de 5 centimètres et demi à 6 centimètres et demi ; mais que, pour modifier les utérus atteints de fibrômes par exemple, j'en possède également de dimensions plus considérables, et qui arrivent à 8, 9 et même 10 centimètres. Comme volume également, je possède différents types, variant des dimensions d'une plume de corbeau à celles d'un crayon ordinaire, ces derniers pour les cas où j'ai été amené à faire une dilatation assez considérable. Mais c'est généralement à un volume intermédiaire que je donne la préférence et qui correspond exactement au n° 11 de la filière Charrière.

QUALITÉS D'ANTISEPSIE DES BATONNETS

Ce sont, je me hâte de le dire, les plus importantes. En dehors d'elles, la méthode serait imprudente et perdrait l'innocuité absolue qui fait aujourd'hui sa supériorité.

La science est loin d'être définitivement fixée sur tout ce qui concerne la question des antiseptiques. C'est ainsi que l'on observe qu'ayant une action radicalement différente, ils demandent à être employés avec sélection, suivant la modification que l'on veut obtenir, suivant aussi la région sur laquelle on agit. Bien entendu, je n'entreprendrai pas ici l'étude de cette grosse question de thérapeutique générale.

Dans son introduction au livre du Dr A. Brissay, M. Doléris divise les antiseptiques utérins en *topiques coagulants* et en *topiques diffusibles*. Les premiers, dit-il (acides, cautère actuel, etc.), agissent par destruction simultanée du tissu et des agents morbides. L'action des seconds ne nuit que modérément, ou ne nuit pas du tout à l'intégrité des albuminoïdes des tissus, à la faculté dyalisante des cellules, à la fonction absorbante des capillaires. A ce groupe appartiennent les essences ou huiles essentielles, les composés iodiques faibles, les térébenthines, certaines substances aromatiques, certains acides de même ordre employés en solutions très étendues. La créosote, l'acide phénique, l'iodoforme, la térébenthine, les huiles essentielles de genièvre, d'œillet et de girofle, etc., représentent pour l'auteur les meilleurs des topiques parmi ceux qu'il a expérimentés.

Dans mon esprit, je divisais également les antiseptiques en antiseptiques microbicides simples et en antiseptiques caustiques. Aussi ai-je été heureux de trouver cette idée présentée sous un jour plus scientifique.

Les bâtonnets doivent avant tout être antiseptiques, disais-je au commencement de ce paragraphe. Doivent-ils être antiseptiques *coagulants* ou antiseptiques *diffusibles?*

C'est par les seconds que le hasard m'a fait commencer, et j'en ai obtenu les meilleurs résultats; mais je déclare que je suis loin de renoncer aux premiers. J'ajoute même que, dans certains cas, j'ai cru devoir user successivement des deux presque simultanément, cautérisant l'endomètre pendant quelque temps avec des crayons au nitrate d'argent, puis enlevant ces derniers et les remplaçant immédiatement par des bâtonnets d'iodoforme. Il y a donc lieu de faire des distinctions importantes sur cette question de l'antisepsie des bâtonnets.

a) Si l'on demande seulement à cette thérapeutique de

provoquer la contractilité de l'utérus, l'iodoforme est un agent de choix et absolument supérieur. Il suffit d'en employer 1 gramme, c'est-à-dire une dose nullement toxique; encore ne le fait-on qu'à des intervalles éloignés. Il est parfaitement antiseptique et donne toute sécurité de ce côté. Enfin nous avons vu qu'il se prête admirablement aux conditions physiques recherchées.

b) Si l'on veut, au contraire, avoir une action topique active sur l'endomètre, il faut recourir à des antiseptiques coagulants.

A ce point de vue je possède déjà la résorcine dont je suis très satisfait, et que j'ai été amené à employer précisément parce que j'avais pu constater ses merveilleux effets à l'hôpital Saint-Louis sur les plaies fongueuses, sur les vieux ulcères calleux.

c) Enfin si l'on veut employer des substances d'un effet spécial, opïum, belladone, sulfate de quinine, perchlorure de fer, il faut arriver à trouver un véhicule antiseptique pour ces substances, véhicule demeurant dans les conditions physiques que nous venons d'énumérer.

. Mais — et c'est l'absolue conclusion de ce paragraphe — le bâtonnet, quoi qu'il porte, quelle que soit la substance active qu'il mette en contact avec l'utérus, doit être antiseptique, et cette qualité à aucun prix ne saurait être *sacrifiée* à d'autres considérations.

QUALITÉS CHIMIQUES DES BATONNETS UTÉRINS

Une seule substance thérapeutique, disais-je, ne saurait répondre à toutes les indications de l'endomètre altéré. Aussi devons-nous, possédant la méthode, nous attacher: 1° à déterminer la nature des lésions dans les différents états pathologiques de la muqueuse utérine ; 2° à trouver une combinaison chimique qui nous permette de porter sur cette muqueuse les topiques convenables tout en laissant aux bâtonnets les qualités physiques et d'antisepsie que nous venons d'exposer.

Aujourd'hui, certains gynécologistes nous disent que l'endométrite est presque toujours de nature microbienne. Le crayon d'iodoforme microbicide et antiseptique au premier chef doit donc être placé en première ligne. Il constitue d'ailleurs la base de nos travaux dont il a été le point de départ et dont il demeure assurément la pierre angulaire.

Mais ces auteurs reconnaissent eux-mêmes que, microbienne dans le principe, l'inflammation finit par s'organiser, déterminant les fongosités, les productions villeuses macroscopiquement décrites dans tous les ouvrages classiques, et que les pansements simples ne suffiraient plus à guérir. C'est par analogie avec ce qui se passe pour les vieux ulcères calleux, ainsi que nous le disions, que nous avons été amené à nous servir de crayons de résorcine. Ils réussissent en effet dans les cas où l'endomètre, altéré depuis longtemps, laisse suinter des mucosités sanieuses et montre sa surface bourgeonnante et irrégulière.

Dans les mêmes cas nous nous servirions volontiers de crayons de nitrate d'argent mitigé, c'est-à-dire au 1/15 ou au 1/10 seulement.

Malheureusement ce sel ne se combine volontiers qu'au nitrate de potasse, et de l'ensemble (formule de Desmarres père) résulte un corps dur soluble, mais ne se ramollissant pas, et qui ne saurait nous convenir en aucune façon.

Volontiers également nous ferions sur la muqueuse utérine dans les inflammations à forme hémorragique, par exemple, des applications de perchlorure de fer. Mais jusqu'à présent nous n'avons pu l'obtenir en bâtonnets complètement satisfaisants au point de vue pratique. De même pour le chlorure de zinc et le chloral, qui nous paraîtraient répondre également à certaines indications.

L'opium et la belladone, il est vrai, peuvent s'unir à l'iodoforme, mais ce sont à peu près les seuls agents thérapeutiques.

L'iodoforme, en effet, est un corps qui se décompose partiellement à la seule chaleur, que la potasse alcoolique change en formiates, ce qui rend sa combinaison impossible avec tous les corps alcalins.

Je suis donc obligé de m'adresser à un autre véhicule, antiseptique pour les autres substances. Un de mes camarades d'études, M. Félix Boulard, pharmacien à Alençon, chimiste distingué et très au courant de toutes les manipulations thérapeutiques, a bien voulu commencer pour moi une série de recherches dans cette voie. Il a même trouvé des crayons antiseptiques et qui renferment de la créosote et de l'acide phénique en conditions déterminées, tout en demeurant dans mon *desideratum* physique et antiseptique. Mais ces travaux, pour être efficaces, demandent à la fois le jugement du clinicien et les connaissances du chimiste. Aussi ne peuvent-ils se faire que lentement et en collaboration incessante. J'espère prochainement consacrer quelques jours à mes recherches et en dégager enfin des formules définitives.

En attendant, quand je veux agir sur la muqueuse utérine avec du perchlorure de fer ou du nitrate d'argent, tout en faisant usage de mes bâtonnets, je dilate d'abord l'organe; puis j'applique avec un petit pinceau la substance médicamenteuse ; enfin j'introduis le bâtonnet d'iodoforme que je laisse en place, ajoutant seulement un petit temps de plus à l'opération.

Pour les bâtonnets dont je me sers, voici la façon bien simple dont on les fabrique.

Dans le principe, j'avais pris la vieille formule des crayons du Codex :

Iodoforme pulvérisé	10 grammes ;
Gomme pulvérisée	0 à 50 grammes ;
Eau distillée . . . . }	S. Q. le moins possible.
Glycérine officinale . . . . }	

Mais ces crayons deviennent durs et cassants très rapidement et ne sont d'un emploi facile que le lendemain de leur fabrication, ce qui n'est pas pratique.

Sur le conseil de M. Cazin, mon pharmacien, je remplaçai donc la gomme par la poudre de guimauve.

Je l'associe par parties égales à l'iodoforme ou à la résorcine, et j'ajoute de l'eau en quantité suffisante pour déterminer l'adhérence des molécules préalablement mêlées très intimement.

Il ne me reste plus qu'à diviser le tout en petites masses de 2 grammes que je roule en leur donnant la forme d'un bâtonnet de 6 centimètres et demi (n° 11 de la filière Charrière).

Cette façon de procéder, un peu primitive, m'a cependant suffi jusqu'à présent. Mais, encore une fois, des recherches auxquelles je compte me livrer très prochainement, j'espère arriver à dégager des types plus parfaits et répondant mieux encore aux trois qualités que je viens d'énumérer et qui se trouvent cependant réunies dans mes deux principaux crayons d'iodoforme et de résorcine.

MANUEL OPÉRATOIRE

Les tâtonnements par lesquels j'ai dû passer avant d'arriver à la précision avec laquelle j'opère aujourd'hui prouvent que, sans présenter de difficultés sérieuses, le manuel opératoire demande cependant certaines précautions sur lesquelles je crois devoir m'arrêter un instant.

J'ai dit que ma première application de bâtonnets d'iodoforme fut faite après une dilatation de l'utérus au laminaire, à titre de pansement simple par conséquent.

Dans les temps qui suivirent, estimant que la dilatation n'était pour rien dans les résultats obtenus et ne recherchant que l'action des topiques, j'évitai — aussi souvent que possible — la dilatation, et me contentai de l'introduction pure et simple du bâtonnet. L'idée sur laquelle je m'appuyais était juste et je pus enregistrer un nombre de succès assez considérable à l'appui de cette façon de concevoir la méthode. Mais, sachant la dilatation anodine, la voyant pratiquer un peu partout sans grands inconvénients, éprouvant de plus des difficultés très grandes dans certains cas à introduire mes bâtonnets, je pris bientôt l'habitude de faire précéder au moins leur première introduction de l'application pendant quelques heures d'une tige de laminaire. Je le fis en observant fidèlement les recommandations de Gaillard Thomas — qui relate, on le sait, un certain nombre d'accidents à la suite de cette petite manœuvre, — c'est-à-dire en laissant les malades au lit. De plus, je mis tremper mes tiges quelques minutes dans une solution de sublimé au 1/500 avant de les introduire dans le tissu utérin.

C'était déjà un perfectionnement et je n'eus qu'à m'en féliciter — puisque, malgré le nombre déjà très respectable de mes observations, je n'ai jamais observé un seul accident. — En deux circonstances des coliques utérines violentes m'ont obligé à retirer les tiges, une fois au bout d'une heure, l'autre après deux heures et demie d'application. Mais dans tous les autres cas elles sont demeurées de cinq à sept heures dans l'utérus sans le moindre inconvénient.

Plus tard, voulant supprimer un temps dans mon opération et n'arrivant pas toujours à dilater dans une première séance le col et le corps — l'isthme opposant parfois au passage de la tige de laminaire un obstacle infranchissable, — j'eus recours aux bougies de Hégar introduites après lavage antiseptique et bien enduites de vaseline boriquée. C'est une bonne méthode, mais qui cependant ne convient pas encore à tous les cas et détermine chez les malades atteintes de corps fibreux, par exemple, des coliques et des douleurs intolérables. De plus, elle ne mène souvent non plus l'opérateur qu'à l'orifice supérieur.

A ce point de vue, j'ouvre une parenthèse pour dire que, voulant éviter toute violence, je me garde d'insister quand l'isthme résiste. Je passe successivement les numéros inférieurs de la série et je m'efforce d'arriver aux numéros 6 ou 7, sans franchir l'orifice interne. Je procède de plus avec une extrême lenteur. Soit que l'orifice se dilate par l'effet de la pression excentrique exercée dans le col, soit que le ramollissement, qui est la conséquence de cette pression, le rende perméable, il arrive généralement que les numéros inférieurs finissent par le franchir et pénètrent enfin dans le corps. Alors je continue comme si je commençais seulement l'opération.

Mais, depuis quelque temps, je me sers d'un nouveau procédé qui me donne toute satisfaction et me permet presque constamment de franchir l'isthme sans violence et sans difficultés. Je dilate à l'aide de bougies uréthrales

coniques. Celles-ci, plus souples, plus malléables que les
bougies de Hégar, s'insinuent sans peine dans les sinuo-
sités du canal. En les introduisant successivement, avec
les précautions antiseptiques que je viens d'indiquer pour
les bougies à tiges rigides, j'arrive très vite aux plus forts
numéros de la série (22 à 24 de la filière Charrière). J'ai
ainsi une entrée plus que suffisante pour le passage de
mes bâtonnets. J'insiste sur cette petite modification de la
méthode de Hégar, qui me permet d'entrer même dans les
utérus infiltrés de fibrômes. Je tiens du Dr Malécot une
observation dans laquelle, après avoir vainement cherché
à dilater l'utérus avec des tiges de laminaire, ce praticien
arriva très facilement à son but avec les bougies uréthrales
que je lui avais conseillé d'essayer.

Quoi qu'il en soit, je ne voudrais pas attacher trop
d'importance à ces différents points.

La dilatation par les bougies uréthrales est excellente.

Je me sers encore assez souvent, quand les choses
veulent bien aller sans difficulté, du jeu de Hégar.

Enfin, la dilatation par le laminaire est tellement anodine, surtout si l'on veut bien soumettre les tiges à la préparation indiquée par mon maître M. Porack, et qui a été
l'objet d'un court, mais très intéressant *Mémoire* de cet
auteur dans le numéro de juin des *Nouvelles Archives
d'obstétrique et de gynécologie*, c'est-à-dire si l'on prend
la précaution de les rendre antiseptiques en les laissant
tremper dans une solution d'éther iodoformé, je ne vois
aucune raison d'exclure cette méthode qui a le seul inconvénient d'imposer à la malade deux examens et au médecin deux visites ; car, pour ma part, je ne pratique jamais
cette opération qu'au lit de la malade qui y demeure au
moins vingt-quatre heures à chaque application du bâtonnet. Je ne touche, en effet, un utérus malade qu'avec le

plus grand respect, et j'aime mieux exagérer les précautions que de n'en pas prendre assez. De même, pour ces dilatations, je m'abstiens d'abaisser l'utérus, non pas que je condamne cette façon de faire dont j'ai pu apprécier *de visu* l'innocuité, mais par précaution, ne serait-ce que pour éviter les conséquences d'une erreur de diagnostic, l'inflammation d'adhérences rétro-utérines, par exemple.

Enfin, si je ne crains aucune des trois méthodes de dilatation que je viens d'exposer, je m'abstiens cependant de dilater la matrice dans trois cas : lorsque je soupçonne des adhérences ; quand le périmètre, sans être franchement enflammé, auquel cas je m'abstiens complètement de toute intervention directe, offre cependant un empâtement suspect avec ou sans douleur dans le ventre ; enfin je ne dilate pas l'utérus quand il se présente à moi, comme la chose est encore assez fréquente dans certaines formes de métrite, largement béant et laissant passer facilement un écoulement glaireux, plus ou moins sanieux, plus ou moins purulent.

Bien entendu, je n'opère qu'à quatre jours au moins des règles, renvoyant à la période intermenstruelle suivante quand j'ai des raisons de croire à une grossesse.

Le vagin a été nettoyé antiseptiquement pendant deux jours au moyen de trois injections de sublimé au 5/1000. Au moment même de la dilatation, une nouvelle injection antiseptique est pratiquée. Enfin le col découvert est lavé directement toujours avec le même liquide.

Je pratique la dilatation soit en deux temps avec la tige de laminaire, soit en un seul avec les bougies ; je mouche et lave le col aussi complètement que possible et j'introduis franchement dans sa cavité le bâtonnet médicamenteux préalablement enduit de vaseline boriquée pour éviter tout frottement dur.

Celui-ci peut se comporter de deux façons différentes :
il demeure en place, auquel cas je n'ai plus qu'à le fixer
avec un tampon d'ouate hydrophile; ou il est repoussé par
les contractions de l'utérus qui le rejette, ainsi que je le
disais plus haut, à la façon d'un noyau de cerise. Ce cas,
qui est de beaucoup le plus fréquent, nécessite une petite
manœuvre assez délicate, mais que l'on arrive cependant
très bien à saisir avec un peu d'habitude. Le bâtonnet
étant maintenu en place à l'aide d'une pince tenue de la main
droite, on porte de la main gauche avec une autre pince
le tampon d'ouate au fond du spéculum ; la pince de droite
est rapidement dégagée ; le tampon appliqué sur le bâtonnet le fixe définitivement en place, le spéculum est retiré
de la main droite, la gauche tenant toujours le tampon
d'ouate assez volumineux qui retient le bâtonnet, et l'opération est terminée. J'ai dit que la malade doit demeurer
dans son lit, je prescris de plus dans ce cas un cata-
plasme légèrement laudanisé, et si des coliques assez
violentes se manifestent, je fais prendre des lavements
également au laudanum. Au besoin même on pourrait retirer
le tampon, ce qui déterminerait l'expulsion immédiate du
bâtonnet dans le vagin. Mais je n'ai jamais eu à le faire
qu'une seule fois, dans une observation que je vais relater
à l'instant même à cause de son grand intérêt. Au bout de
douze heures on retire le tampon, on donne une injection
chaude antiseptique : un repos relatif est conseillé à la
malade encore pendant vingt-quatre heures et l'opération
peut être considérée comme terminée.

Tels sont les temps différents de cette petite manœuvre,
manœuvre absolument anodine, sans douleur, et dont je
signalerai dans les chapitres suivants les bienfaisants
effets.

Elle ne présente aucun inconvénient lorsque le périmètre est sain, lorsque l'utérus n'offre pas d'adhérences pathologiques.

Mais dans ces cas même elle peut être pratiquée avec plus de précaution, il est vrai, et dans certaines conditions que je veux déterminer.

Quand un utérus, enclavé au milieu d'adhérences anciennes, est de plus atteint d'une endométrite considérable avec accidents hémorragiques, avec sécrétions puru lentes même, on peut très bien sans inconvénient chercher à modifier sa muqueuse à l'aide de bâtonnets que l'on a seulement le soin de prendre plus petits et moins consistants que d'ordinaire. Je l'ai fait récemment dans un cas où M. Porack, appelé en consultation, avait diagnostiqué des adhérences postérieures et déclaré dangereuse toute méthode violente. La malade en a retiré un grand bénéfice immédiat.

Pour les inflammations péri-utérines, elles ne sauraient empêcher l'usage des bâtonnets que lorsqu'elles sont à l'état aigu et que l'on a lieu de craindre la suppuration. Dans ces cas, il faut savoir attendre, pratiquer des révulsions sur le ventre, conseiller les lavements et les injections d'eau chaude, prescrire les opiacés. Bientôt il sera possible de modifier la muqueuse utérine, point de départ de ces poussées inflammatoires. Mais, lorsqu'il s'agit d'adénites anciennes, de lymphangites chroniques, l'emploi du bâtonnet ne présente aucun inconvénient; au contraire, il modifie à la fois l'utérus et le périmètre, et l'on voit l'organe perdre de son volume, offrir moins de sécrétions et simultanément retrouver ses mouvements de latéralité dans le bassin. Souvent j'ai pu suivre la marche rétrograde de certaines adénites, de ces états pathologiques si bien décrits par M. Martineau, pendant que je soumettais la malade au traitement par les bâtonnets.

La méthode est donc absolument anodine. Une seule

fois elle ma donné un accident très léger d'ailleurs, et qui est peut-être plus concluant encore en sa faveur qu'un grand nombre d'observations heureuses. Voici le cas :

Mme X..., femme de chambre, trente et un ans, mère de deux enfants, me vient consulter en avril 1883 pour une endométrite catarrhale intense avec inflammation du parenchyme utérin qui est considérablement hypertrophié, lymphangite et adénite péri-utérines. Après quelques semaines de repos et de révulsifs abdominaux, je commence le traitement par les bâtonnets que j'introduisais alors sans dilatation préalable.

Je fais en deux mois sept applications d'iodoforme ; la malade se trouvait beaucoup mieux, les flueurs blanches étaient complètement disparues, l'utérus diminuait tous les jours de volume et retrouvait sa mobilité latérale. Bref, je me félicitais de mon succès, quand au troisième espace intermenstruel je trouve l'utérus plus volumineux, plus congestionné.

J'introduis un huitième bâtonnet que je fixe comme d'ordinaire et je me retire. Deux heures après la malade atteinte de coliques épouvantables me faisait chercher en toute hâte. J'arrive et je la trouve dans de véritables douleurs d'accouchement. Vite je retire le tampon qui entraîne le bâtonnet, je donne un bain, des injections d'eau chaude, je prescris des opiacés et je me retire un peu confus et très contrarié de cet insuccès, isolé, il est vrai, mais que j'observais chez une de mes premières opérées.

Je reviens après quelques heures. La malade était courbaturée, lasse, un peu fiévreuse ; mais les coliques avaient disparu. Pas de trace d'œuf dans le liquide injecté. De plus la malade, à laquelle j'avais fait au point de vue des fonctions génitales les recommandations les plus sérieuses, m'affirme qu'elle ne peut certainement être enceinte.

J'attendis néanmoins les règles avant de toucher de nouveau à son utérus. Elles ne revinrent pas. J'avais mis un bâtonnet dans l'utérus d'une femme enceinte.

Et, contre toute prévision, l'avortement ne fut pas la conséquence de cette manœuvre malheureuse. Huit mois et sept jours après cette application, ma cliente accouchait d'un enfant à terme et bien constitué. Depuis, sa santé ne présente rien de particulier à signaler au point de vue utérin.

Cette observation, dans laquelle je fus trompé, comme cela arrive si souvent, par les renseignements toujours sujets à caution de l'intéressée, me paraît très concluante au point de vue de l'innocuité de la méthode.

Maintenant que nous avons fait connaître le manuel opératoire, passons aux chapitres des lésions qui sont susceptibles d'être modifiées par le traitement utérin que je préconise.

DE L'EMPLOI DES BATONNETS MÉDICAMENTEUX INTRA-UTÉRINS DANS LE TRAITEMENT DE L'ENDOMÉTRITE, DE LA MÉTRITE MUQUEUSE, DE LA MÉTRITE PARENCHYMATEUSE.

C'est à dessein que sont réunies dans ce même chapitre trois affections dont la ligne de démarcation ne saurait être ni cliniquement ni anatomo-pathologiquement établie.

Que l'on admette en effet, avec un certain nombre d'auteurs modernes, que la métrite est un ensemble symptomatique déterminé d'abord par l'inflammation septique de la muqueuse, ensuite par la propagation de cette inflammation au tissu utérin et même à la région péri-utérine : 1° par les lymphatiques, 2° par les veines, 3° par la continuité même des tissus, par l'intermédiaire des éléments connectifs, 4° par la continuité de la muqueuse utérine avec les trompes et le péritoine (Doléris) ; et, pour notre part, nous considérons cette conception comme vraie dans beaucoup de cas.

Que l'on fasse jouer au contraire un rôle plus grand à l'inflammation du parenchyme, que l'on admette la possibilité de son invasion primitive, antérieure à celle de l'endomètre.

Que l'on attribue même dans certains cas l'inflammation observée à la constitution générale, à des poussées de congestion trop intense, et trop répétées, à la propagation d'une inflammation du voisinage.

Quelle que soit en un mot l'opinion que l'on professe sur la pathologie des métrites, il est un fait que tous les auteurs admettent aujourd'hui, à savoir : la grande difficulté d'isoler complètement leurs différentes formes, cliniquement et même anatomiquement.

Quand la muqueuse est enflammée, le corps est toujours plus ou moins pris, et, réciproquement, on ne voit jamais de métrite parenchymateuse sans lésions de l'endomètre, sans lymphangite et adénite, sans engorgement vasculaire péri-utérin.

Toute thérapeutique pour être rationnelle doit donc s'attaquer :

1° A l'inflammation de la muqueuse en la modifiant, en supprimant ses altérations ;

2° A l'inflammation du parenchyme, en déterminant la compression de la lymphe épanchée et plus ou moins organisée ;

3° A la péri-métrite, quelle que soit son intensité, quel que soit son siège lymphatique, ganglionaire ou cellulaire.

Or, nous trouvons précisement dans notre thérapeutique intra-utérine les trois conditions recherchées et nous les trouvons associées de la façon la plus heureuse.

En modifiant la muqueuse directement, topiquement, elle s'adresse à ses altérations quelles qu'elles soient, septiques ou fongueuses.

En faisant contracter méthodiquement le muscle utérin, elle l'anémie, amène la résorption des exsudats, diminue le poids, le volume de l'organe, c'est-à-dire ses principaux symptômes physiques, ceux qui déterminent en grande partie les symptômes fonctionnels de douleur, d'abaissement, de renversement plus ou moins considérable.

Enfin, en fermant les bouches lymphatiques au passage des produits septiques, en mettant la muqueuse irritée dans de bonnes conditions d'asepsie, elle arrête le développement de la lymphangite et des adénites, que l'on voit spontanément disparaître au bout de quelques temps, ou qui du moins se montrent infiniment plus sensibles aux révulsifs et à la thérapeutique générale ordinairement dirigée contre ces complications.

Reste à déterminer dans quelles conditions on peut appliquer la méthode des bâtonnets au traitement de la métrite.

Au début de la lésion elle est souveraine. Pas n'est besoin alors de pratiquer la dilatation : quelques bâtonnets d'iodoforme introduits, à cinq ou six jours de distance, suffisent parfaitement pour amener la guérison.

Plus tard, quand la lésion a déterminé des villosités, des altérations anatomiques de la muqueuse, quand l'utérus est volumineux, quand, enclavé dans les tissus peri-utérins, il est pour ainsi dire plongé dans une zone d'inflammation chronique, il faut pratiquer la dilatation au moins une fois par mois et prolonger le traitement deux, trois mois, et quelquefois davantage. Mais l'amélioration, sensible dès le premier mois, permet aux malades de prendre patience, d'autant plus que l'on peut voir les cas les plus difficiles céder à deux mois de cette thérapeutique.

Je pourrais rapporter beaucoup de faits. Qu'il me suffise de citer celui d'une femme de Suresnes que je vis avec le Dr Ricoux, son médecin ordinaire, et dont le pronostic était grave, quant à la terminaison possible, et surtout très réservé quant à la durée de la maladie.

Utérus volumineux, muqueuse sanieuse et couverte de fongosités, péri-métrite gauche non suppurée, fièvre, état déplorable. Cette femme que je trouvai alitée se levait au bout de quelques jours de traitement et reprenait après deux mois son métier assez pénible de teinturière. Depuis, la guérison ne s'est pas démentie.

Pour les cas encore plus graves avec métrite très ancienne, endomètre tellement altéré que ses lésions résistent à l'action de la résorcine à laquelle je donne le pas sur l'iodoforme pour les processus de ce genre, j'ai recours à une thérapeutique mixte : je laisse quelque temps (de 10 minutes à un quart d'heure), dans la cavité utérine, un crayon de nitrate d'argent pur. Puis, le retirant, je le remplace par un bâtonnet d'iodoforme. Ou bien encore je fais précéder l'application du bâtonnet d'un curage utérin. Deux fois seulement, je dois le dire, j'ai eu recours à cette opération. L'une de mes opérées va bien, l'autre est depuis longtemps guérie.

Mais je pense que, si je puis trouver les crayons à la fois caustiques et malléables que je cherche, ma méthode me permettra de faire face à tous les cas. De même j'obtiendrai, je l'espère, de son application seule, des effets qui me permettront de répondre à toutes les indications d'un cas donné, en incorporant par exemple dans le bâtonnet de l'opium et de la belladone pour les utérus très irritables et douloureux, de l'iodure de potassium pour les grosses métrites dites parenchymateuses à résorption lente et difficile, du sulfate de quinine pour ces formes à poussées fébriles si communément observées, etc. etc.

C'est le moment de rapprocher la méthode par les bâtonnets du curage utérin.

Assurément mes résultats s'obtiennent plus lentement, mais ils s'obtiennent avec plus de sécurité. Non pas que je considère le curage comme dangereux dans les cas où il est indiqué ; mais parce que j'estime que ceux qui n'ont pas une certaine habitude de la gynécologie, et même les gynécologistes expérimentés, peuvent faire une erreur de diagnostic, et que dans certains cas, lorsqu'il existe des adhérences par exemple, cette erreur pourrait amener des accidents redoutables.

Et puis, la méthode des bâtonnets n'est pas opératoire. Par conséquent, elle sera plus volontiers acceptée par la malade. Enfin elle ne réclame pas une grande habileté de main et se trouve par conséquent plus à la portée de tous les praticiens que le curage qui exige une certaine habitude pour être fait à la fois d'une façon suffisante et sans danger pour la malade.

Maintenant, nous nous plaisons à reconnaître les avantages du curage, dans certains cas rebelles à tout autre traitement.

Mais nous pensons que la méthode des bâtonnets mérite une bonne place dans la thérapeutique locale de l'endométrite. Nos cas sont très nombreux. Plus des deux tiers des malades suivies jusqu'à la fin du traitement sont parties complètement guéries. Un certain nombre se sont découragées et, se contentant d'un demi-résultat, nous ont obligé à interrompre le traitement, ce qui a déterminé une récidive. Nous n'avons eu que quelques insuccès complets, sans accidents bien entendu, mais tous sont relevés chez des femmes qui n'ont pu ou voulu se soumettre que quelques jours à la thérapeutique ordonnée.

DE L'EMPLOI DES BATONNETS MÉDICAMENTEUX INTRA-UTÉRINS DANS LE TRAITEMENT DES CORPS FIBREUX

Lorsque, pour la première fois, j'appliquai la méthode que je préconise aujourd'hui à la thérapeutique des fibrômes, j'étais guidé par deux idées théoriques : 1° attaquer les hémorragies en modifiant la muqueuse et ses fongosités, que la plupart des auteurs considèrent comme la principale cause de l'écoulement du sang ; 2° déterminer une contraction musculaire sérieuse ; partant, amener autant que possible la compression et consécutivement l'atrophie des éléments pathologiques.

A la vérité, je ne comptais que bien peu sur le second résultat ; mais l'expérience que j'avais des métrites hémorragiques me permettait d'espérer que mon premier but serait au moins partiellement atteint.

J'avoue que le succès dépassa de beaucoup mes espérances et que dans aucune autre série de faits je n'obtins des résultats si rapides et si complets. Non pas que je prétende avoir trouvé le moyen de guérir les corps fibreux ; mais je crois fermement qu'appliquée à temps la méthode topique intra-utérine permet d'en atténuer consirablement les symptômes et de rendre la vie des malades possible jusqu'au moment de la ménopause, qui généralement en arrête l'évolution.

Mes observations peuvent être classées en plusieurs catégories.

Dans la première, je range ces corps fibreux au début de leur évolution, infiltrés dans le parenchyme utérin, si fréquents et, il faut le dire, si souvent méconnus. Les hémorragies profuses qu'ils déterminent, surtout au moment des règles, les douleurs plus ou moins intenses de la menstruation, enfin et surtout l'augmentation notable de l'utérus en constituent les principaux symptômes. C'est à l'hystérométrie qu'il faut en demander le diagnostic, non pas à l'hystérométrie pratiquée avec un instrument métallique dont l'introduction presque toujours impossible ne peut qu'obscurcir le diagnostic, mais à l'hystérométrie faite avec une bougie uréthrale de très petit volume, plutôt flexible que résistante, et guidée dans le vagin au moyen d'une longue pince. En insistant un peu, on finit toujours par arriver au fond de l'organe, sans danger pour la malade, et l'on constate que les dimensions en sont augmentées au point d'atteindre 10, 15, 20 centimètres et même davantage. Ce symptôme, rapproché des hémorragies menstruelles et des douleurs au moment des règles, permet d'affirmer sûrement les corps fibreux.

Les cas de ce genre, sans mettre immédiatement la vie en danger, sont cependant graves. Ils ont en effet sur le système nerveux une influence des plus pénibles en rendant la malade impressionnable et névropathe. De plus, ils l'anémient considérablement par les hémorragies, la prédisposent à la tuberculose et à toutes les maladies dépressives, et peuvent même, par le fait seul de leur existence, amener la mort.

Et qu'avons-nous à opposer de pratique à ces accidents redoutables dans notre arsenal thérapeutique ? Rien que des palliatifs légers. Je ne parle pas en effet des courants électriques sur lesquels la science est loin d'être fixée.

Heureusement la médication topique intra-utérine, à la

portée de tous, permet d'obtenir une amélioration aussi rapide que l'électricité, si je compare mes observations à celles des auteurs qui ont eu recours à cet agent.

Bien appliquée d'une époque menstruelle à l'autre, elle peut déterminer déjà une diminution considérable dans la durée et la quantité des règles. Un second mois de traitement permet de ramener celles-ci à l'état normal. Cependant je conseille d'insister au-delà de deux mois et de faire pendant chacun des quatre mois qui suivent au moins une dilatation avec application de bâtonnet et une application de bâtonnet sans dilatation.

A partir du sixième mois, on se contentera de surveiller la malade et de revenir deux ou trois fois par an à cette manœuvre quand les règles se montreront en quantité exagérée.

Je pourrais donner à l'appui de ma façon de procéder de nombreuses observations. Chez une cliente du Dr Michaux (d'Aubervilliers), j'ai pu obtenir avec une seule dilatation et une douzaine d'applications de bâtonnets de résorcine et d'iodoforme non seulement la suppression de l'hémorragie, mais une modification sérieuse des dimensions de l'utérus, qui sont descendues de 13 centimètres à 8 centimètres et demi. Je n'ai pas revu cette malade depuis plus de six mois ; mais je sais par son médecin qu'elle continue à se très bien porter.

De même, chez une femme de la clientèle du Dr Détis (de Suresnes), j'ai vu les dimensions de l'utérus descendre de 14 centimètres à 10 centimètres (à ce point de vue, le résultat n'est peut-être pas aussi satisfaisant que possible), et l'hémorragie disparaître presque complètement.

J'ajoute que cette malade, assez irrégulière dans son traitement et obligée de venir se faire soigner à Paris, ne suit mes prescriptions que d'une façon très incomplète.

J'ai actuellement en traitement cinq autres femmes chez lesquelles j'assiste à l'atrophie de l'organe si je puis m'exprimer ainsi, et qui ont vu disparaître les hémorragies pour lesquelles elles me venaient surtout consulter.

Enfin mes observations de ce genre atteignent au moins aujourd'hui le chiffre de vingt-cinq, et dans tous les cas j'ai obtenu constamment non pas la guérison mais une amélioration plus ou moins grande. Comme je ne compte pas un seul insuccès complet, je ne saurais trop insister sur l'importance de la méthode.

Certes, les corps fibreux peuvent présenter des phénomènes de régression spontanée. Bayle, dans son article du *Dictionnaire des sciences médicales*, insiste déjà sur ce point, et l'on en trouve par exemple plusieurs observations probantes dans la thèse de concours de M. Guyon et dans un mémoire de M. Guéniot; mais ces observations sont trop rares et mes résultats sont trop constants pour que je ne conserve pas le droit de maintenir mes conclusions.

Dans les cas de ce genre, il faut d'abord commencer par une ou deux séances de dilatation. En raison des dimensions exagérées de l'utérus je donne la préférence à la dilatation par les bougies uréthrales, d'autant plus que l'introduction des tiges de laminaire et même des bougies de Hégar est loin d'être toujours facile. Partant de cette idée que les fongosités sont la cause principale de l'hémorragie, j'ai plutôt appliqué la résorcine. Je dois ajouter cependant que les bâtonnets d'iodoforme employés exclusivement dans deux cas m'ont donné des résultats presque aussi rapides. Mais je conseillerais plutôt la résorcine et même le crayon de nitrate d'argent mitigé, surtout dans les cas d'hémorragie grave, quand on doit agir rapidement et quand la maladie est déjà ancienne.

Dans la seconde catégorie de corps fibreux je range les

fibrômes isolés de petit volume, avec plus ou moins de tendance à se péduculiser (soit en dehors, soit en dedans). Ce qui caractérise surtout ces fibrômes, en même temps que l'allongement utérin dont certains auteurs nient la fréquence, mais que pour ma part j'ai toujours constaté, c'est principalement l'intensité des coliques menstruelles.

Ces coliques, absolument semblables à celles de l'accouchement et qui durent parfois plusieurs jours par mois, jettent les malades dans un état d'énervement contre lequel la piqûre de morphine seule se montre efficace. Mais on sait qu'il ne faut en user dans ces cas qu'avec prudence. Il y a bien aussi des hémorragies. Enfin l'exploration des culs-de-sac permet assez souvent de trouver la tumeur qui dans ces cas siège volontiers au niveau de l'isthme et même du col.

Quelle est la marche de cette forme de corps fibreux? Soit que la tumeur se pédiculise en dedans constituant un polype, soit qu'elle se pédiculise en dehors formant une sorte de grosse verrue utérine, à symptômes plus ou moins douloureux, plus ou moins pénibles, suivant la région qu'elle occupe, il est ordinaire de voir ces tumeurs quitter le parenchyme utérin et s'en isoler. A ce travail correspond même une détente très appréciée dans la santé de la malade. Le fibrôme est entré dans la seconde phase de son évolution, du ressort exclusif, celle-ci, de l'intervention chirurgicale et dont nous n'avons pas à nous occuper ici.

Maintenant a-t-on intérêt à hâter sa marche vers cette seconde phase, à en provoquer la sortie du tissu utérin ? La chose ne nous paraît pas douteuse, d'abord parce que les débuts du mal sont infiniment plus douloureux, plus pénibles que les phénomènes consécutifs, ensuite parce que l'on peut, par la dilatation combinée avec l'application des bâtonnets : 1° diminuer considérablement la douleur ; 2° appeler pour ainsi dire le polype dans l'utérus, lui indiquer la voie à suivre, la pression utérine étant diminuée et le fibrôme rencontrant moins d'obstacles pour se pédiculiser.

J'ai suivi cinq malades atteintes de cette forme de fibrômes ; deux fois j'ai eu la satisfaction de voir mes interventions rapidement suivies de la formation d'un polype.

Chez une autre, le fibrôme est allé se loger entre l'utérus et la vessie où il ne détermine, quant à présent, qu'un peu de micrurie, ce qui ne paraît pas suffisant pour justifier une intervention opératoire.

Chez les deux autres, les dimensions de l'utérus ont notablement diminué, les hémorragies ont disparu, les douleurs sont devenues tolérables sans que la tumeur ait sensiblement changé de place.

Quoi qu'il en soit, ces cinq cas paraissent suffisants pour justifier l'introduction des bâtonnets et surtout la dilatation de l'utérus dans la thérapeutique de cette forme clinique de fibrômes.

Je comprends enfin dans la troisième catégorie de corps fibreux ces énormes fibrômes plus ou moins kystiques, plus ou moins nombreux, et qui transforment l'utérus en une véritable tumeur. L'organe atteint dans ces cas facilement le volume d'un utérus gravide de six, sept et même neuf mois. Il y a des hémorragies irrégulières dans le moment de leur apparition comme dans leur quantité. On observe des écoulements plus ou moins fétides, des pertes blanches profuses, des phénomènes nerveux de compression, etc.

Ce sont des cas graves et pour lesquels on est souvent amené à pratiquer l'ablation de la tumeur et de l'utérus, par l'abdomen, quand la maladie se montre nettement progressive. Mais cette opération, on le sait, est absolument redoutable et demande une expérience et une habileté que peu de chirurgiens possèdent. Aussi devons-nous chercher tous les moyens de temporiser d'abord — du moment où la malade conserve un bon état général, — ensuite d'éviter l'opération autant que possible. On peut voir en effet chez les malades de cette catégorie plusieurs polypes volumineux se former à quelques mois, quelquefois même à quelques années les uns des autres, et l'ablation de chaque polype déterminer une détente considérable. Il n'est même pas rare que ces malheureuses arrivent ainsi tant bien que mal à la ménopause, et guérissent complètement à ce moment de la vie. — Le fait est loin, bien loin d'être constant. Je n'ai pu suivre beaucoup de malades de ce genre ; cependant chez trois qu'il m'a été donné de traiter quelques mois seulement, il est vrai, j'ai pu constater que la dilatation utérine suivie de l'introduction de bâtonnets déterminait nettement : 1° une modification heureuse de l'écoulement utérin ; 2° une diminution appréciable du volume de la tumeur.

Chez l'une d'elles, même, un polype s'est constitué à la suite de la seconde dilatation, et son ablation très facile a été suivie d'une grande amélioration. Je ne voudrais pas tirer une conclusion de ces trois faits. Je crois devoir pourtant les donner dans ce travail.

En résumé, très favorable évidemment dans l'infiltration fibreuse au début, la méthode des bâtonnets médicamenteux paraît également efficace dans les deux dernières formes cliniques de fibrômes que nous venons d'exposer.

DE L'EMPLOI DES BATONNETS MÉDICAMENTEUX DANS LE TRAITEMENT DES FLEXIONS DE L'UTÉRUS

Quelle que soit l'idée que l'on se fasse de la pathogénie des flexions utérines, qu'on admette avec Lisfranc et Récamier qu'elles sont toujours l'effet d'une inflammation antérieure, ou que l'on considère, au contraire, que, déterminées surtout par une insuffisance dans la musculature de l'utérus, les causes déterminantes — inflammatoires ou autres — doivent être réputées très secondaires ; qu'on soit partisan des théories françaises ou qu'on tienne pour les théories mécaniques défendues surtout en Angleterre et en Amérique, il est un fait positif que nous devons admettre quand même, c'est que toute flexion *pour laquelle la malade demande le secours du médecin* s'accompagne constamment d'un certain degré d'inflammation et de l'endomètre et du muscle utérin lui-même, et que la guérison ne saurait être complète si l'on ne supprime, en même temps que la flexion, ces processus inflammatoires.

C'est à cette première et très positive indication que répond l'emploi méthodique de nos bâtonnets. En modifiant l'endomètre, en supprimant ses altérations, ils permettent aux pessaires et aux différents procédés de redressement, quels qu'ils soient, d'agir avec une efficacité bien plus grande. De plus, ils procurent déjà une amélioration très appréciée en faisant disparaître un des facteurs les plus douloureux de l'ensemble pathologique.

En drainant le muscle, en le décongestionnant, en atténuant en un mot la métrite parenchymateuse concomitante, ils modifient également avec avantage le complexus pathologique.

Mais ce n'est pas tout, je possède un certain nombre d'observations dans lesquelles l'application méthodique des bâtonnets n'a pas seulement modifié la métrite de la flexion, mais guéri également cette flexion elle-même. Et de fait, on s'explique très facilement ce résultat, non seulement si l'on admet avec Lisfranc que la flexion n'est jamais qu'un symptôme dans l'évolution de la métrite, mais également si on la considère comme une maladie, une infirmité du seul système musculaire utérin. En se contractant, les fibres musculaires, comme dans le travail de l'accouchement, ramènent l'axe de l'organe dans sa direction normale ; par conséquent elles redressent cet organe. Si l'endomètre est sain, si l'hyperplasie est encore susceptible de se résorber, il n'y a pas de raison pour que ces redressements ne deviennent permanents déterminant la guérison définitive.

Je divise mes faits de flexions utérines traitées par les bâtonnets médicamenteux en trois catégories. Dans une première, je place les cas où j'ai obtenu un succès complet. Ils constituent environ le tiers de mes flexions traitées (vingt-six sur quatre-vingts). J'ajoute que dans tous ces cas la lésion était légère et de date relativement récente. J'ai remarqué aussi que sur ces vingt-six malades guéries, dix-sept sont nullipares, c'est-à-dire que la proportion des nullipares y est considérable, surtout si l'on songe à la rareté relative des flexions chez les femmes qui n'ont pas eu d'enfants.

Enfin j'ai nettement observé la marche suivante dans l'évolution du processus morbide vers la guérison. C'est d'abord l'endométrite qui s'atténue, ensuite l'inflammation parenchymateuse. Et les dimensions de la cavité utérine devenant de moins en moins considérables, l'organe lui-même perdant son volume pathologique, la tumeur formée dans le cul-de-sac par la flexion s'atténue et disparaît enfin. L'hystéromètre nous montre en dernier lieu que la cavité a repris sa direction normale. Il nous a fallu en moyenne deux mois et demi pour arriver à ce résultat. Dans un cas, quatre séances ont suffi et la guérison a été obtenue dans un seul espace intermenstruel. Dans un autre, au contraire, nous avons dû traiter la malade pendant sept mois avant de la guérir. C'était une multipare qui avait essayé sans résultat de tous les moyens préconisés dans les cas de ce genre. Son antéflexion, considérable, se compliquait d'une métrite intense, ou plutôt compliquait cette métrite. Cette malade rapidement améliorée suivit courageusement le traitement, jusqu'au moment où je le déclarai moi-même terminé. Depuis deux ans, le succès complet ne s'est pas dementi.

Mais généralement il faut deux ou trois espaces intermenstruels, soit deux ou trois mois, pour arriver à la guérison de la flexion utérine. On pratique pendant chaque espace deux dilatations avec application de bâtonnets et deux ou trois applications sans dilatation.

Dans ma seconde catégorie d'observations de flexions utérines traitées par la méthode des bâtonnets, je place les cas où je n'ai franchement obtenu aucun résultat. Ils sont au nombre de deux. L'une des femmes est multipare; la seconde n'a jamais eu d'enfants. Chez toutes les deux il s'agissait d'une rétroflexion avec élargissement considérable du fond de l'utérus et dilatation de sa cavité qui contenait des matières glaireuses et des produits inflammatoires considérables. La première malade, très impressionnable, ne me laissa faire qu'une dilatation légère grâce à laquelle je pus placer mes bâtonnets. Quant à la seconde, non seulement je la dilatai, mais je fis un grattage sérieux de la cavité avec introduction consécutive de gros bâtonnets d'iodoforme. J'eus une amélioration, mais seulement de quelques semaines. Détail important à noter : ces deux femmes sont sujettes à des hémorragies assez intenses et surtout très prolongées. C'est pour les cas de ce genre surtout que je regrette de ne pas avoir de bâtonnets avec du perchlorure de fer : je suis convaincu que leur usage pourrait me servir très utilement. J'ai, comme trop souvent dans les cas malheureux, perdu de vue ces deux malades. Si j'étais appelé à leur donner encore des soins, je leur conseillerais un nouveau grattage utérin, suivi, celui-ci, de l'opération d'Alexander.

Dans ma troisième catégorie d'observations, la plus nombreuse, j'ai obtenu la guérison de l'endométrite, l'atténuation de la métrite et l'amélioration seulement de la flexion.

Trois des malades portent des pessaires et s'en trouvent bien. Quant aux autres, n'éprouvant aucune souffrance, elles se contentent de se faire, matin et soir, des irrigations d'eau très chaude autour de l'utérus. En somme, chez ces malades j'attends une récidive. Je les soumettrai de nouveau, si elles me reviennent, à la méthode des bâtonnets. Ensuite, je verrai à quel moyen mécanique donner la préférence pour le redressement.

Dans tous ces cas, il faut faire la dilatation et la faire aussi complète que possible. A défaut de bâtonnets de perchlorure de fer, je me sers de résorcine et d'iodoforme.

J'ai mis jusqu'à 3 grammes de cette substance (soit un bâtonnet de 6 grammes) dans l'utérus, quand la rétroflexion l'avait dilaté considérablement. Ce n'est qu'à ce prix qu'on peut avoir un sérieux redressement.

Je ne parle pas en ce *Mémoire* de l'application de la méthode des bâtonnets à la dysménorrhée pseudo-membraneuse, n'ayant pas encore dans mes notes un nombre de cas suffisant pour établir des conclusions positives. Mais je suis convaincu néanmoins de son efficacité et je pense pouvoir, avant longtemps, appuyer cette conviction sur des faits nombreux et concluants.

Qu'il me suffise aujourd'hui d'avoir exposé mes opinions faites et solidement appuyées sur la seule donnée que l'on ne discute pas en médecine, sur l'expérience.

APPENDICE

A NOTRE MÉMOIRE SUR L'EMPLOI DES BATONNETS MÉDICAMENTEUX
DANS LA THÉRAPEUTIQUE DES AFFECTIONS DE L'UTÉRUS

CHAPITRE PREMIER

AVANT-PROPOS. — HISTORIQUE. COMPOSITION CHIMIQUE DES BATONNETS. FORMULES. — MANUEL OPÉRATOIRE.

SOMMAIRE. — La science évolue et il faut savoir la suivre dans cette évolution. — Un dernier mot sur le plan adopté en ce volume. — Historique. — Travaux parallèles du Dr van Cauwenberghe. — Modifications et perfectionnements apportés dans la fabrication de nos bâtonnets. — Nouvelles formules de M. F. Boulard. — Pour le manuel opératoire il ne faut pas craindre d'user de la dilatation par les tiges de laminaire antiseptique.

AVANT-PROPOS

La science marche, disions-nous au commencement de ce volume. Aussi nul ne saurait affirmer qu'il ne modifiera pas radicalement demain des opinions qu'il considère aujourd'hui comme bien arrêtées, comme absolument indiscutables.

Et ce qui est vrai pour toutes les branches de l'arbre scientifique, l'est particulièrement pour la médecine qui, sous l'influence de Pasteur et de ses élèves, subit de nos jours une transformation dont nous ne retrouvons pas d'exemple dans son histoire.

Aussi, bien insensé serait le présomptueux qui entendrait avoir dit le dernier mot sur un point quelconque de l'art de guérir ; bien léger le praticien qui déclarerait s'en tenir irrévocablement à une méthode quelconque aussi bonne, aussi indiscutée qu'on la pût supposer. Il faut savoir suivre la science, acquérir ses découvertes, se les assimiler, les adapter à ce trésor de connaissances que nous possédons déjà, en un mot, vivre individuellement comme l'humanité, en continuel perfectionnement, en perpétuel « devenir ».

Conséquent avec cette idée, nous aurions dû modifier considérablement le *Mémoire* que nous venons de reproduire, le mettre au point, le transformer ; mais, ainsi que nous l'exposons dans notre Introduction, nous avons pensé qu'en agissant ainsi nous n'aurions plus le droit de le considérer comme le travail présenté par nous à la *Société d'obstérique et de gynécologie,* analysé dans cette savante Société, pris par conséquent jusqu'à un certain point sous son haut patronage. Et nous tenons, par-dessus tout, à lui conserver ce caractère.

D'autre part, nous avons compris qu'en montrant ce qu'il y avait à maintenir dans la méthode nous donnerions plus de poids à nos conclusions premières ; qu'en exposant ce qu'il était scientifique d'y ajouter, nous mettrions mieux en évidence l'avenir d'un procédé qui, en cinq années, a déjà pu se modifier si heureusement, donner à la gynécologie des agents thérapeutiques si puissants.

Et nous avons pris la décision d'ajouter au *Mémoire,* sous forme d'appendice, quelques chapitres nouveaux dans lesquels nous exposerions franchement et loyalement ce que nous considérons comme trop absolu dans notre premier travail, ce qu'il renferme d'incomplet, en même temps que nous montrerions la solidité de ses assises, la valeur réelle de la méthode qu'il préconise.

Cette décision a, nous le répétons, l'inconvénient de faire passer le lecteur deux fois par les mêmes idées ; mais elle offre l'avantage de mieux mettre en relief les notions qui se dégagent aujourd'hui nettement de nos travaux, de nos expériences et de nos recherches sur différents points très intéressants de la gynécologie. C'est pour cela, et pour les raisons que nous avons déjà exposées que nous nous y sommes arrêté.

HISTORIQUE

Et d'abord, au point de vue de l'historique de la question, nous sommes heureux de reconnaître qu'avant nous, un médecin très distingué, le professeur van Cauwenberghe, de Gand, a employé et compris la méthode des bâtonnets, à peu près exactement de la même façon que nous-même.

Ainsi que nous le disons dans le cours de notre *Mémoire*, nous avions entendu une de nos clientes parler de la pratique qui avait conquis à ce praticien une grande réputation locale de gynécologiste. Et nous nous étions empressé de lui écrire pour lui demander quelques explications.

Le 9 août 1887, c'est-à-dire quelques jours après la présentation de notre travail, qui n'avait par conséquent pu être influencé par les idées du professeur van Cauwenberghe, nous recevions une lettre dont voici les principaux passages et pour laquelle nous sommes heureux d'adresser encore une fois à notre savant confrère l'expression de toute notre reconnaissance.

Après s'être excusé gracieusement du retard apporté

dans sa réponse, par suite de circonstances indépendantes de sa volonté, le professeur de Gand écrit :

« Quant à l'objet de votre lettre, il me paraît du plus haut intérêt. Depuis plusieurs années, en effet, j'ai fait usage de bâtonnets médicamenteux d'iodoforme; je les ai employés avec beaucoup de succès dans un grand nombre d'endométrites coexistant avec un état d'involution défectueuse, telles qu'on les rencontre si fréquemment chez les femmes lymphatiques et scrofuleuses. Je m'en suis servi aussi dans quelques cas d'endométrite exfoliatrice, mais alors en alternant leur emploi avec celui du chlorure de zinc, et toujours avec un rare bonheur.

« Dans les périmétrites simples, d'origine traumatique ou virulente (non gonorrhéique), où l'endométrium offrait une certaine tolérance, j'ai trouvé l'emploi des bâtonnets d'iodoforme fort utile.

« Je regrette infiniment de ne pas disposer du temps nécessaire pour exposer et développer le résultat de mon expérience en cette matière. Je n'ai jusqu'ici rien publié sur cette intéressante question de la thérapeutique gynécologique, et je ne ne prévois pas trop le moment où cela me sera possible. Les questions qui concernent mon enseignement doivent nécessairement primer toutes les autres, et elles absorbent, et au delà, le temps que me laissent mes trop nombreuses occupations.

« Agréez, etc.

D^r VAN CAUWENBERGHE. »

Ce dernier paragraphe de la lettre du praticien belge, que nous avons tenu à reproduire textuellement, prouve que nous sommes arrivés, chacun de notre côté, à des

conclusions à peu près semblables sans avoir eu connaissance de notre pratique réciproque.

Quant aux précédents, ils démontrent de la façon la
plus claire que le professeur van Cauwenberghe emploie
la méthode que nous préconisons, l'emploie à peu près
de la même façon que nous, et, comme nous, lui demande
les deux effets qui la caractérisent :

1° La modification, sinon la cautérisation, de l'endomètre ;

2° La contraction et par conséquent le dégorgement du
parenchyme utérin.

Avec nous, le professeur de Gand avait trouvé que la
périmétrite n'était pas une contre-indication à l'application
des bâtonnets d'iodoforme.

Puisse-t-il dérober à ses trop nombreuses occupations
le temps d'exposer plus longuement et plus complètement
ses idées sur la question. Cette conformité dans les conclusions de deux expérimentateurs, de deux cliniciens qui
s'ignorent, constitue certainement la meilleure preuve que
l'on puisse donner de l'efficacité de la méthode.

COMPOSITION DES BATONNETS

Depuis l'année 1887 nous avons, ainsi que nous l'annon-
cions, poursuivi nos recherches et modifié heureusement
nos formules primitives.

D'autre part, le Dr Dumontpallier a employé avec grand
succès, nous apprend-il, le chlorure de zinc en bâtonnets.
Nous sommes très heureux de connaître et de faire connaître
la pratique du médecin de l'Hôtel-Dieu, qui paraît être
aussi, d'après la lettre que nous venons de citer, celle
du Dr Cauwenberghe, attendu que, dans notre *Mémoire* à
la Société de gynécologie, dont M. Dumontpallier était alors

le trésorier, nous citions, parmi les agents à essayer, « le chlorure de zinc et le chloral »[1].

Plusieurs pharmaciens ont bien voulu nous aider dans nos travaux chimiques, et nous tenons à remercier tout particulièrement ici M. Cazin, M. Vigier et le pharmacien de l'Administration du Creusot qui a fait, sur les indications de notre confrère et ami le Dr Defontaine, chirurgien en chef des usines, des bâtonnets d'iodoforme et de nitrate d'argent d'une perfection indiscutable ; mais nous devons exprimer tout particulièrement notre reconnaissance à M. Félix Boulard, notre collaborateur de la première heure dans les recherches scientifiques dont nous exposons ici le résultat. Grâce à lui, la fabrication du bâtonnet intra-utérin a atteint une perfection remarquable, et nous pouvons considérer que, si la méthode aujourd'hui peut encore se modifier (nous croyons au progrès indéfini), elle présente du moins des éléments suffisants pour s'attaquer avec succès à une quantité de processus pathologiques.

Et d'abord disons que nous avons changé depuis long-temps la formule des bâtonnets d'iodoforme à laquelle nous nous étions arrêté en 1887.

Dans celle-ci, on s'en souvient, l'iodoforme était purement et simplement mélangé à de la poudre de guimauve. Nous ne voulons certes pas critiquer cette façon de pro-céder, que nous considérons même comme recommandable à cause de sa grande simplicité.

En l'employant lui-même, le praticien pourra toujours obtenir des crayons intra-utérins sinon parfaits, du moins possibles, suffisants pour le traitement que nous préconisons, surtout s'il les emploie à quelques jours de leur fabrication.

Cependant, à cause de l'irrégularité dans la consistance

---

[1]. Voir page 141.

des bâtonnets ainsi obtenus, à cause surtout de leur grande
sensibilité aux influences hygrométriques, qui les rendent,
à certains moments, durs comme de la pierre, à d'autres
d'une mollesse désespérante, nous fûmes amené à chercher
mieux. En nous rapprochant de la vieille formule du Codex
et d'une autre à peu près semblable du *Formulaire* Bou-
chardat, nous trouvâmes d'abord des bâtonnets plus homo-
gènes, moins hygrométriques que les bâtonnets à la poudre
de guimauve, moins durs que les crayons obtenus avec la
formule du Codex.

Voici d'ailleurs exactement la proportion des subtances
employées dans cette seconde manière de notre préparation :

Iodoforme finement pulvérisé. .	10 grammes ;
Gomme arabique pulvérisée. . .	0 à 50 grammes;
Glycérine	5 gouttes;
Eau.	Quantité minimum à mettre par gouttes.

Avec cette formule, on peut obtenir des crayons médicamenteux à peu près parfaits. Elle demande toutefois un
tour de main que tout pharmacien, intelligent, il est vrai,
saisira rapidement. Ces crayons n'ont qu'un tort, ils
s'effritent à l'air, et, d'une bonne cohésion les premiers
jours, ils deviennent rapidement cassants.

Heureusement nous devons aux expériences et aux
recherches de M. F. Boulard une troisième formule qui ne
présente aucun des inconvénients que nous venons de
signaler, et à laquelle nous nous sommes en définitive
arrêté, à l'exclusion de toutes les autres. La voici :

Iodoforme.	10 grammes ;
Savon médicinal	4 grammes;
Gomme	0,20 centigrammes ;
Glycérine	3 gouttes.

Avec les précautions d'antisepsie que nous allons exposer tout à l'heure, les crayons iodoformés obtenus de cette façon pourront se conserver indéfiniment en bonne consistance, suffisamment résistants, dans une intégrité parfaite.

Passons maintenant aux bâtonnets de résorcine. Nous avons également tenté de les modifier; mais nous avons éprouvé à manipuler cette substance des difficultés infiniment plus grandes qu'avec l'iodoforme.

Nous avons d'abord essayé de faire nos bâtonnets avec le savon médicinal et la gomme, substituant purement et simplement la résorcine à l'iodoforme dans la formule à laquelle nous nous arrêtons définitivement pour cette dernière substance. Le crayon ainsi obtenu est parfait de consistance et de cohésion. Malheureusement, la résorcine s'y trouve en quantité trop considérable, et l'effet demandé par la méthode pourrait être dépassé au grand préjudice des patientes.

M. Boulard, auquel nous présentâmes cette objection, institua de nouvelles recherches et nous adressa des crayons de résorcine en apparence absolument parfaits. Les proportions de substances actives et de substances inertes étaient bien celles que nous avions indiquées : la consistance, la cohésion du bâtonnet ne laissaient absolument rien à désirer. Aussi nous empressâmes-nous d'en appliquer à nos malades.

A notre grande surprise, elles accusèrent une douleur excessive, et nous fûmes obligé d'enlever le crayon après quelques heures d'introduction. Le Dr Michaux (d'Aubervilliers), qui, sur notre conseil, avait également demandé à ces crayons de résorcine la guérison de deux malades de sa clientèle, dut, comme nous, retirer presque immédiatement ses bâtonnets devant les douleurs excessives accusées par les patientes. Quelle était la cause de ces douleurs que rien dans la constitution physique des bâtonnets ne pouvait expliquer ?

Nous voulûmes nous en rendre compte.

La formule employée par M. Boulard paraissait relativement simple. La résorcine y avait été enrobée dans du savon animal. Et c'était à cette substance que le bâtonnet devait ses qualités physiques incontestables. Nous faisons donc faire un crayon composé exclusivement de savon animal que nous introduisons avec la permission d'une de nos clientes dans un utérus à peu près normal, après nous être entouré, bien entendu, des précautions antiseptiques les plus minutieuses. Immédiatement une douleur excessive est accusée par la patiente. Nous pratiquons une piqûre de morphine qui donne un peu de répit ; mais la douleur revient en même temps que du météorisme et qu'un petit mouvement de fièvre se produit.

Il n'y avait plus à se demander la cause du phénomène : la douleur accusée par nos malades ne venait évidemment pas de la résorcine, mais du corps employé pour enrober la substance active.

Nous fîmes des recherches sur cette susceptibilité spéciale de l'endomètre. Elles ne nous apprirent que peu de choses.

Chaque muqueuse du corps humain, on le sait, a une sensibilité toujours très particulière. La muqueuse gastrique et la muqueuse vésicale par exemple ne se comportent pas de la même façon au contact d'un corps étranger. On peut piquer la muqueuse utérine sans que la patiente en ait la moindre conscience ; on ne saurait, sans provoquer de vives douleurs, effleurer seulement avec une barbe de plumes la muqueuse conjonctivale. La sensibilité du larynx enfin est absolument différente de celle de la bouche. De même, au point de vue chimique, telle solution injectée dans l'urèthre y détermine de violentes douleurs, que l'on pourra appliquer sans qu'elle soit perçue sur la muqueuse du pharynx ou du rectum.

Il est donc bien certain que les muqueuses ont toutes, physiquement et chimiquement, une sensibilité propre, élective. Il est non moins certain que nous ne connaissons pas à ce point de vue la sensibilité de la muqueuse utérine. Cette muqueuse n'admet pas le contact du savon animal. Voilà ce que nous pouvions conclure de notre personnelle expérience.

Un travail du Dʳ Tripier nons apprit que tous les corps gras d'origine animale déterminent à son contact le même phénomène de répulsion.

Cet auteur, voulant faire de la médication intra-utérine à l'aide des pommades, expose ainsi le résultat de ses expériences [1].

« Deux fois j'injectai une pommade iodée, une fois une pommade au tannin, au 1/10, une fois enfin, dans un cas où existaient des complications inflammatoires, une pommade à l'extrait de digitale au 1/5. Dans tous ces cas l'injection fut suivie de douleurs très vives qui durèrent de vingt-quatre à quarante-huit heures, s'accompagnant d'un peu de fièvre et de météorisme. »

Et plus loin : « Les phénomènes observés à la suite des injections de pommade ne devaient-ils pas être attribués à l'axonge ? » se demande le même auteur. « Je penchais pour l'affirmative lorsque je publiai les résultats de mes premiers essais ; depuis, j'ai eu l'occasion de faire une injection d'axonge pure : elle fut douloureuse, et la douleur persista plus de vingt-quatre heures. »

On le voit, ce n'est donc pas seulement le savon animal que l'on doit proscrire de la thérapeutique intra-utérine.

Leçons cliniques sur les maladies des femmes, page 174.

Tous les corps gras d'origine animale doivent être rejetés de la fabrication des bâtonnets. Notion importante que nous ne possédions pas au moment de la publication de notre *Mémoire*, et qui pourra guider très heureusement ceux qui voudront poursuivre des recherhes dans le sens que nous indiquons.

Mais revenons à nos crayons de résorcine. Devant les deux insuccès que nous venons de signaler, nous reprîmes purement et simplement notre première formule, celle du *Mémoire*. Seulement les mélanges sont faits aujourd'hui avec le plus grand soin, et les bâtonnets, enrobés dans une mince couche de beurre de cacao très boriqué, sont conservés à l'abri du contact de l'air, ainsi que nous l'indiquons plus loin. Avec cette double précaution ils peuvent présenter une consistance et une cohésion très suffisantes pendant tout le temps du traitement d'un cas de métrite.

Nous possédons depuis longtemps des bâtonnets de nitrate d'argent mitigé, ces crayons, dont nous considérions dans notre *Mémoire* la découverte comme si importante. Il nous a suffi pour les obtenir d'ajouter de la glycérine au nitrate de potasse de la formule de Desmarres.

On les préparera donc de la façon suivante:

Le nitrate de potasse et l'azotate de potasse seront intimement mêlés ensemble dans des proportions que l'on variera suivant que l'on voudra obtenir un effet plus ou moins caustique. Pour six crayons environ, on ajoutera trois gouttes de glycérine. Enfin par gouttes on versera de l'eau distillée, le moins possible, jusqu'à ce que la consistance paraisse parfaite. Il ne restera plus qu'à diviser la préparation en petits bols et à transformer ces bols en autant de crayons que l'on soumettra à la dessiccation et que l'on enrobera de beurre de cacao et d'acide borique. Bien entendu, ces crayons seront tenus autant que possible à l'abri de la lumière qui les noircirait et leur ferait perdre leur belle couleur ardoisée.

Avec ces trois crayons d'iodoforme, de résorcine et de nitrate d'argent, nous avons des agents thérapeutiques certainement suffisants pour modifier la plupart des processus pathologiques de l'endomètre. Pour notre part, nous nous en tenons jusqu'à présent à leur emploi, du moins en général.

Voici cependant d'autres formules que nous devons aux patientes recherches de M. Félix Boulard, et qui nous ont fourni des bâtonnets dont nous sommes absolument satisfait.

Savon médicinal . . . . 10 grammes;
Gomme adragante . . . . . . 2 grammes;
Créosote. . . . . **** gouttes.
Pour 10 crayons.

Nous nous proposons d'expérimenter ces crayons de créosote chez la prochaine malade atteinte d'endométrite tuberculeuse que nous aurons à traiter, exclusivement ou concurremment avec les bâtonnets d'iodoforme. Théoriquement, nous croyons même devoir les recommander comme spécifiques de cette affection chez les patientes dont l'estomac ne pourrait digérer des préparations créosotées.

Voici maintenant une formule de bâtonnet à l'acide phénique :

Savon médicinal . . . . 8 grammes;
Gomme adragante . . . . . . 4 grammes;
Acide phénique concentré. . 50 gouttes.

Peut-être se trouverait-on bien de l'usage de ces crayons phéniqués dans certains cas d'endométrite blennorrha-

gique rebelle aux autres agents thérapeutiques. Nous
devons à la vérité d'ajouter que nous n'en avons pas fait
l'expérience.

Le Dr Tripier recommande vivement l'application dans
l'endomètre de pommades au sulfate de quinine et à la
digitale dans le traitement des affections de l'utérus. Elles
lui auraient donné, dit-il, les meilleurs résultats, décongestionnant l'organe avec une rapidité que ne permet
d'obtenir aucun médicament local ou général. Nous avons
cru devoir expérimenter les deux médicaments en bâtonnets. Comme nous n'avons pas observé les effets signalés
par notre confrère, nous avons renoncé complètement à
ces substances. De même nous n'employons plus les
crayons opiacés et belladonés qui nous avaient été pré-
parés dans des conditions très satisfaisantes cependant.
C'est en effet compliquer inutilement la thérapeutique,
puisque ces deux substances peuvent être employées en
pommades vaginales ou en lavements.

Nous ne mentionnerons ici que pour montrer notre
désir de perfectionner encore la méthode et d'en tirer tout
ce qu'elle peut donner nos recherches sur le perchlorure de fer, sur le chlorure de zinc, le chloral, etc. Nous
avons essayé du tube gélatineux pour porter ces agents
au contact de l'endomètre ; mais au moment où les tubes
cèdent, la substance est très irrégulièrement distribuée.
De plus, la contraction utérine chasse cette substance de
l'utérus. Nous ne saurions donc recommander les bâtonnets constitués par un tube. Nous avons tenté encore de
diluer les médicaments dans des poudres inertes, dans de
la poudre de lycopode par exemple, et d'enrober cette
poudre composée dans des capsules de gélatine ; mais
nous n'avons pas été satisfait de cette façon de procéder
qui présente presque tous les inconvénients des solutions

liquides, et offre le grand danger de laisser des corps étrangers au contact de l'endomètre.

Et cependant, pour l'usage externe, dans les dermatoses par exemple, ces solutions solides, si nous pouvons nous exprimer ainsi, dans de la poudre de lycopode nous ont toujours donné les résultats les plus satisfaisants.

Et nous pouvions compter que sur l'endomètre nous obtiendrions les mêmes résultats. Malheureusement rien n'est rare, en réalité, comme de voir la pratique répondre à la théorie. Les plus beaux raisonnements, les combinaisons les plus ingénieuses, les plus savantes, échouent irréparablement devant un fait sans importance et que l'on n'avait pas prévu. Tous ceux qui ont l'habitude des recherches scientifiques nous comprendront.

Et après celles que nous avons pratiquées pour notre part, nous devons nous estimer heureux et nous nous déclarons très satisfait d'être arrivé à en mener quelques-unes à bien, oubliant devant ces résultats nos déconvenues et nos déceptions, cependant nombreuses.

En résumé, nous possédons des crayons microbicides (iodoforme et créosote), des crayons à la fois microbicides et modificateurs de la vitalité de la muqueuse (résorcine et acide phénique) ; enfin des crayons caustiques (la série des bâtonnets au nitrate d'argent mitigé). C'est plus que nous n'espérions au commencement de nos travaux.

Maintenant; quelle que soit la composition de notre bâtonnet, nous avons pensé que l'on ne saurait trop prendre de précautions contre les souillures extérieures.

Nous avions songé d'abord à l'enrober dans une mince couche de cacao pour isoler la substance médicamenteuse et faciliter l'introduction dans l'utérus. Mais cette couche de cacao n'est pas antiseptique.

M. Charlart-Vigier préoccupé des dangers qui en pourraient résulter, nous conseilla de rouler le crayon dans de la poudre d'acide borique. Mais, après réflexion, nous crûmes devoir combiner les deux procédés. Nos bâtonnets fabriqués sont donc enduits d'une mince couche de cacao et roulés dans de l'acide borique très finement pulvérisé.

Ce n'est pas tout. Depuis un an, environ, notre préparateur ordinaire, M. Boulard (d'Alençon), a encore apporté à leur fabrication une innovation que nous ne pouvons qu'approuver complètement. Il les enferme dans un tube de verre dont les extrémités sont fermées avec de petites calottes de caoutchouc. Dans ce tube, le bâtonnet demeure parfaitement aseptique.

De plus, il échappe jusqu'à un certain point aux influences hygrométriques ambiantes, ce qui est loin d'être à dédaigner.

Grâce à ces perfectionnements, nos bâtonnets, au point de vue physique et chimique, tout aussi bien que pour leur parfaite asepsie, ne laissent rien à désirer, et peuvent être employés en toute sécurité.

Voici les principaux types qui, sur notre conseil, ont été confectionnés.

Et d'abord nous possédons des crayons de dimensions physiologiques si nous pouvons nous exprimer ainsi, c'est-à-dire qui entreraient à frottement doux dans un utérus normal et le rempliraient complètement.

Ils ont 6 centimètres et demi de longueur et correspondent par leur volume à la sonde n° 11 de la filière Charrière.

Nous leur préférons pour les cas de métrite parenchymateuse avec hypertrophie de l'utérus des crayons de 8 centimètres (n° 11 de la filière Charrière).

Nous avons de plus des crayons de 8 centimètres de

longueur (n° 15 de la filière Charrière) que nous utilisons contre les fibrômes au début.

Mais on peut modifier ces types principaux à l'infini. Il suffit pour cela d'indiquer au pharmacien, pour le volume du crayon désiré, le numéro de la filière et pour sa longueur les dimensions en centimètres que l'on désire.

C'est ainsi que depuis deux ans, dans certains cas de fibrômes et de métrites avec rétroversion, nous avons été amené, après dilatation de l'utérus, à nous servir des types suivants dont nous retrouvons l'indication sur nos notes :

N° 20 de la filière.	9 centimètres de longueur.		
N° 24	—	9	—	—
N° 30	—	11	—	—
N° 32	—	12	—	—

Pour les derniers crayons, il s'agissait d'une malade avec rétroflexion, dilatation considérable de l'utérus et hémorragies fréquentes. Nous avons pu, grâce à ces volumineux bâtonnets, réveiller la contractilité de l'organe, en amener le retrait et finalement obtenir une complète guérison.

MANUEL OPÉRATOIRE

Nous ajouterons peu de choses à ce que nous exposions en 1887 devant la Société d'obstétrique et de gynécologie, sur la façon d'introduire et de maintenir nos bâtonnets médicamenteux. Leur application est tellement facile qu'il n'y a pas lieu d'insister sur ces points.

Disons simplement que nous faisons aujourd'hui, beaucoup plus volontiers qu'alors, la dilatation préalable de l'utérus, et que nous ne craignons pas de la pratiquer largement et plusieurs fois de suite alors même que nous constatons de la périmétrite et de la dilatation des trompes. Nous estimons, en effet, qu'en ouvrant la matrice nous favorisons grandement l'écoulement des produits pathologiques qu'elle contient, et que nous permettons également aux trompes de se vider, dans le corps utérin, de leur contenu morbide.

Ajoutons que, pour obtenir une dilatation très complète, on doit recourir de préférence à la méthode de Porack, c'est-à-dire à l'emploi de tiges de laminaires ou d'éponges préparées, préalablement trempées pendant douze heures dans de l'éther iodoformé.

Non pas que nous renoncions complètement aux sondes de Hégar, ni même aux bougies uréthrales appliquées comme nous l'indiquons dans notre *Mémoire*. Dans bien des cas, cette façon de procéder permet d'introduire le bâtonnet en une séance, et elle peut être indispensable pour préparer les voies à la laminaire et à l'éponge. Mais nous voulons dire que ces derniers agents permettent mieux que la dilatation immédiate de bien ouvrir la matrice, d'étaler sa muqueuse, et d'en écraser les fongosités. Grâce à leur action, les trompes s'ouvrent largement dans l'utérus, et l'écoulement de leurs produits n'y rencontre plus d'obstacle, le tissu musculaire se contracte et se dégorge de ses exsudats récents, les glandes de l'endomètre sont exprimées et vidées de leurs produits pathologiques, l'utérus, en un mot, est mis dans des conditions bien meilleures pour subir l'action de nos bâtonnets. Ajoutons que, contrairement aux craintes exprimées dans notre premier travail, cette dilatation ne présente aucun inconvénient quand elle est faite bien antiseptiquement, alors même que le périmètre et le paramétrium sont pris et que nous n'en avons pour notre part jamais éprouvé que des bienfaits.

Il est vrai que nous la pratiquons en fixant l'utérus, mais sans l'abaisser. Il est vrai également que nous laissons toujours la femme couchée pendant le travail de la dilatation.

En résumé, nous considérons aujourd'hui la dilatation par les tiges de laminaire ou l'éponge préparée comme une excellente préparation à l'introduction de nos bâtonnets; nous la pratiquons donc beaucoup plus volontiers qu'au début de nos recherches sur cette thérapeutique particulière. C'est ce que nous tenions surtout à dire dans ce chapitre supplémentaire.

CHAPITRE II

TRAITEMENT DES MÉTRITES PAR LA MÉTHODE DES BATONNETS

Sommaire. — La métrite est une inflammation de l'endomètre, du muscle utérin, du périmètre et du paramétrium. — Nos bâtonnets la poursuivent dans ces trois localisations. — Les découvertes modernes ne sauraient donc rien changer à nos conclusions premières. — Contradictions apparentes. — Nous admettons l'intervention de la chirurgie dans la métrite cervicale et dans les lésions suppurées péri-utérines ; mais pour la plupart des cas notre méthode demeure souveraine. — Comment nous l'appliquons aujourd'hui. — Traitement adjuvant. — Parallèle de toutes les méthodes intra-utérines préconisées dans le traitement des métrites. — Conclusions.

Nous avons, dans les premiers chapitres de ce volume, exposé longuement l'idée que nous devons nous faire de la métrite, affection presque toujours multiple dans ses localisations et qui atteint à la fois l'endomètre, le muscle utérin, le périmètre et le paramétrium.

D'autre part, dans notre *Mémoire* de 1887, nous indiquons déjà nettement cette opinion qui est pour ainsi dire le corollaire de nos études sur les métrites : la supériorité de la méthode des bâtonnets tient de ce qu'elle s'attaque à la fois à l'endomètre dont elle modifie la structure, au muscle utérin qu'elle dégorge, au périmètre et au paramétrium dont elle entrave le ravitaillement pathologique.

Nous n'avons rien à changer à cette appréciation d'il y

a quatre ans, et, si nous consacrons un nouveau chapitre au traitement des métrites par la méthode des bâtonnets, ce n'est assurément pas pour renier nos travaux antérieurs, pour les modifier ; mais au contraire, pour compléter ces travaux, pour montrer que les recherches et les découvertes nombreuses signalées depuis ce moment à l'Etranger, et surtout en France, ne font que les confirmer.

Et d'abord nos propres études sur les différents processus (blennorrhagiques, tuberculeux, etc.) susceptibles de déterminer la métrite ne sauraient rien changer, on le conçoit, à notre opinion sur le traitement de cette affection. Au contraire, elles donnent plus de précision à notre méthode en nous permettant de chercher et de trouver la médication spécifique, pour ainsi dire, qui convient à chaque cas. C'est ainsi que la métrite tuberculeuse sera surtout, sinon exclusivement, justiciable des bâtonnets à l'iodoforme et à la créosote, ces puissants modificateurs du bacille de Koch, que la métrite blennorrhagique se trouvera mieux de l'emploi simultané de bâtonnets au nitrate d'argent et de crayons à l'iodoforme.

L'analyse des localisations anatomiques de la métrite dans les vaisseaux, dans les glandes, dans le tissu cellulaire, ne saurait non plus infirmer nos conclusions. Tout au plus nous indique-t-elle la ténacité de certaines formes d'inflammation, nous incitant, devant la durée probable de ces formes, ainsi que nous l'avons dit en parlant des indications thérapeutiques des métrites, à recourir plus facilement à la curette.

Il est deux points cependant sur lesquels nous avons acquis depuis 1887 des données qui pourraient paraître en opposition avec ce que nous écrivions à ce moment :

1° Nous croyons à l'utilité, sinon à la nécessité, de l'intervention du bistouri dans un grand nombre de métrites à localisation cervicale ;

2° Les communications et les travaux de M. Péan nous ont montré que la castration utérine vaginale, opération relativement bénigne, doit prendre une place sérieuse dans la thérapeutique des métrites arrivées à leur troisième période (c'est-à-dire s'accompagnant de périmétrite et de paramétrite avec hecticité et foyers multiples de suppuration).

Examinons successivement ces deux points :

1° La métrite cervicale, avons-nous dit aux chapitres des métrites, est remarquable par sa bénignité, l'inflammation n'ayant que peu de tendance à gagner le corps de l'utérus ; mais aussi par sa ténacité, les caustiques les plus violents demeurant parfois impuissants contre ses manifestations.

D'autre part, les déchirures, si fréquentes après les accouchements trop rapides, ou consécutives à des applications de forceps, appellent pour ainsi dire l'inflammation dans le col, l'y entretiennent et constituent une cause extrêmement fréquente de récidive de la métrite cervicale, alors même qu'un traitement approprié en a déterminé la guérison.

Il est dès lors rationnel, dans les cas d'inflammation du col, de ne pas trop insister sur les moyens médicaux et de savoir attaquer rapidement le mal au bistouri. C'est ce que nous montrait M. Péan dès 1881, alors que nous étions son interne, ce que conseillèrent également Schrœder qui a donné son nom à l'ablation de la muqueuse cervicale, et Emmet qui reste et restera vraisemblablement le parrain de l'opération anaplastique des déchirures de la partie vaginale de l'utérus. En réalité, ces interventions sont défendables d'autant plus qu'elles ne présentent absolument aucun danger, et nous ne pouvons que nous rallier sans réserves aux gynécologistes qui les pratiquent aujourd'hui. Nous avons guéri bien souvent des métrites cervicales, avec ou sans déchirures, par la méthode de nos bâtonnets. Dans certains cas les malades sont devenues enceintes, et la grossesse modifiant la vitalité de tous les tissus utérins a pu rendre la guérison définitive ; mais le plus souvent l'inflammation a récidivé, et, principalement dans les cas de déchirures étendues, nous avons eu le regret d'avoir à recommencer le traitement.

On évitera cet ennui en restaurant le col immédiatement, et en pratiquant l'extirpation de sa muqueuse, ou bien simplement en enlevant cette muqueuse quand la métrite ne s'accompagne pas de déchirure cervicale.

Bien entendu, l'on renoncera dans ces cas à la méthode des bâtonnets, et, puisque la malade devra subir l'anesthésie chloroformique, on traitera la métrite du corps, qui accompagne toujours plus ou moins la métrite cervicale, par le curettage, de façon à en finir en une seule séance. Nous faisons plus, et comme le périnée a presque toujours eu à souffrir des causes qui ont amené la dilacération du col, comme ses déchirures, en favorisant l'abaissement de l'utérus, exagèrent ses prédispositions à l'inflammation, nous en pratiquons la restauration dans les cas de ce genre.

Ces différentes opérations : curettage, opération de Schrœder, opération d'Emmet, périnéorraphie, à la portée de tous les praticiens, donnent des résultats si complets, si merveilleux qu'elles méritent d'entrer dans la pratique.

Aussi en conseillons-nous l'emploi et voulons-nous leur consacrer un chapitre spécial dans ce volume.

2° De même nous abandonnons à la chirurgie la métrite arrivée à la troisième période, c'est-à-dire aux accidents de périmétrite et de paramétrite et s'accompagnant de suppurations multiples et d'hecticité. C'est compromettre une méthode que de lui demander ce qu'elle ne saurait rationnellement fournir. Or, il est bien évident que du moment où du pus s'est collecté en dehors de l'utérus, ce pus constitue un foyer qui évoluera pour son propre compte et deviendra un nouveau centre de ravitaillement, quelque modification que l'on apporte à la surface endométrique et au tissu utérin. On peut, il est vrai, le voir se résorber, auquel cas la guérison survient spontanément après le traitement de la métrite. Mais on ne doit guère compter sur cette issue favorable quand des adhérences multiples se sont développées, créant des causes nouvelles d'irritation de la région.

Aussi n'insistons-nous plus dans les cas de ce genre et conseillons-nous rapidement l'hystérectomie vaginale suivant les règles magistralement exposées par M. Péan au Congrès de Berlin, et développées depuis lors par M. Segond à la Société de chirurgie de Paris.

Maintenant, si nous admettons, si nous recommandons, à titre complémentaire, l'intervention du bistouri dans le traitement des métrites du col, si le curettage de l'utérus nous paraît indiqué dans les manifestations hémorragiques graves de la métrite, dans certaines formes à lésions fibro-plastiques, s'il nous paraît, en raison de son absolue bénignité, préférable à notre méthode des bâtonnets chez les femmes qui n'ont pas le temps de se soigner par cette thérapeutique lente, qui ne disposent, pour une raison ou pour une autre, que de quelques jours ; si la castration utérine vaginale de M. Péan nous semble devoir être proposée sinon d'emblée, du moins très rapidement, alors que les méthodes conservatrices deviennent évidemment impuissantes, aux femmes atteintes de suppurations pelviennes et dont l'état génital est prochainement menaçant, il n'en est pas moins vrai que notre méthode de traitement de la métrite par les bâtonnets médicamenteux conserve toute sa valeur *pour le plus grand nombre des cas*, qu'elle rendra des services considérables au médecin mal outillé pour pratiquer le curettage, enfin qu'elle permettra de guérir par un procédé de douceur les femmes si nombreuses qui se refusent absolument à toute intervention chirurgicale.

Et cela d'autant mieux que nous avons pu la perfectionner depuis 1887 et que nous possédons aujourd'hui, ainsi que nous l'avons exposé dans le précédent chapitre, toute une série de crayons nouveaux et susceptibles de s'attaquer aux différents processus pathologiques.

Voici d'ailleurs à quelles règles générales nous nous sommes arrêté pour le traitement d'une métrite d'intensité moyenne, c'est-à-dire une somme des cas qu'il est le plus souvent donné au praticien d'observer, car on sait la répugnance des femmes pour les examens génitaux et l'on conçoit que très peu viennent nous consulter dès le début.

Commencer par faire une dilatation avec une petite tige de laminaire trempée deux heures dans de l'éther iodoformé. Introduire, en retirant cette tige, un bâtonnet d'iodoforme. Ainsi que nous l'avons dit dans le précédent chapitre, la femme est laissée au lit pendant toute la durée de la dilatation. Elle y demeure deux heures encore après l'application du bâton médicamenteux.

Huit jours après la première séance, dilatation avec une tige un peu plus volumineuse, introduction d'un second bâtonnet d'iodoforme.

Après huit autres jours, dilatation avec une tige de laminaire grosse comme une bonne plume de corbeau, troisième bâtonnet d'iodoforme.

Ces différentes manœuvres ont pris environ un espace intermenstruel. La femme est déjà très améliorée. Elle peut être même guérie si les lésions ne portent que sur l'endomètre. Nous laissons passer les règles qui sont toujours heureusement modifiées après ces premières manœuvres. Nous attendons quatre jours et nous commençons alors une série d'applications de crayons argentiques et de crayons à l'iodoforme alternativement employés de la façon suivante :

Première application : bâtonnet de nitrate d'argent au 1/4, c'est-à-dire composé d'une partie de substance active et de quatre parties d'excipient.

Deuxième application : après trois jours de repos, bâtonnet d'iodoforme.

Troisième application : toujours après le même laps de temps, bâtonnet de nitrate d'argent au 1/3.

Quatrième application : encore après trois jours de repos, bâtonnet d'iodoforme.

Cinquième application, trois jours également après la précédente : bâtonnet de nitrate d'argent au 1/2.

Sixième application, celle-ci avant le retour des règles : bâtonnet d'iodoforme.

Il s'est écoulé vingt jours, un second espace intermenstruel. Nous faisons ces applications autant que possible dans la soirée, laissant la femme sinon au lit, du moins au repos, et mieux dans la position horizontale pour deux heures, et la priant de garder la chambre le lendemain, sans attacher cependant trop d'importance à cette seconde recommandation.

Les règles se passent. La malade est examinée soigneusement, et, s'il reste quelque chose, nous insistons avec d'autant plus d'énergie qu'à ce moment la patiente se croit guérie et commence à ne plus vouloir accepter une théra- peutique qu'elle considère comme inutile.

Elle peut être, en effet, délivrée de son mal après ces deux mois de traitement; nous pensons même que c'est la règle. Il est cependant prudent de ne pas l'exposer à une récidive et de continuer encore le traitement pendant un espace intermenstruel.

Voici ce que l'on fera au cours de ce dernier mois :

On appliquera quatre jours après les règles un bâtonnet de résorcine.

Un second sera introduit après trois autres jours.

Alors on mettra un bâtonnet d'iodoforme.

Ces trois opérations auront pris neuf jours.

Repos de quatre jours après lesquels on fera une nou- velle série de trois bâtonnets semblables (deux de résorcine et un d'iodoforme.

Menstruation.

Celle-ci finie, on recommence, si besoin, une série d'ap- plications de bâtonnets d'iodoforme; mais les cas qui résistent à trois mois et même à deux mois de traitement sont excessivement rares. En tout cas, après quatre mois, il faudrait laisser reposer la malade pendant quelque temps avant de reprendre le traitement.

Que si l'introduction du bâtonnet présente, à un moment donné, quelque difficulté, l'on doit faire une nouvelle application de laminaire antiseptique. Cette dilatation ne présente aucun inconvénient, au contraire. En ouvrant la cavité utérine, en déplissant la muqueuse, en supprimant ses anfractuosités, elle favorise singulièrement, ainsi que nous l'avons dit, l'action du crayon médicamenteux.

Nous avons tenu à exposer en détail la façon dont nous procédons généralement aujourd'hui. Avons-nous besoin d'ajouter que ces données n'ont rien de cabalistique et que les femmes guériront quand même si les applications sont plus éloignées et si les intervalles entre chaque application ne sont pas égaux ?

Pour le choix des crayons, que l'on se souvienne surtout de leurs indications respectives. Le nitrate d'argent fauche les fongosités. La résorcine les cautérise et rend la surface de l'endomètre plus uniforme, moins anfractueuse. L'iodoforme panse et désinfecte. Tous ces agents déterminent la contraction et le dégorgement du muscle utérin. Avec un peu de tact médical et d'habitude, il ne sera donc pas difficile de faire son choix pour un cas donné ; mais en général l'on se trouvera très bien de l'ordre que nous venons d'indiquer et qui convient à la majorité des malades.

Ce n'est pas, bien entendu, par cette façon de procéder que nous avons débuté dans nos observations personnelles. Nous avons tâtonné longtemps. Nous sommes demeuré des années sans nous servir de nitrate d'argent. Enfin nous faisions autrefois plus difficilement qu'aujourd'hui la dilatation. Et cependant, dès le début de nos recherches, nous avons eu des succès merveilleux et qui depuis ne se sont jamais démentis. On peut donc avoir toute confiance dans l'idée générale, alors même qu'on l'applique imparfaitement.

Rapidement la femme se trouve améliorée. Elle marche, ne souffre plus. Et quand on songe aux lenteurs désespérantes des procédés anciens, on doit s'estimer heureux de posséder une méthode qui fasse sentir immédiatement ses bienfaisants effets, et, d'une façon relativement rapide, rende aux femmes toute leur vigueur, toute leur activité physique et fonctionnelle (voir le chapitre de la stérilité).

Bien entendu, nous ne sommes pas exclusif, et tout en appliquant nos bâtonnets nous conseillons les autres modificateurs locaux et généraux susceptibles de nous aider à obtenir plus vite la guérison. C'est ainsi que nous prescrivons les injections antiseptiques chaudes, les bains sulfureux, les toniques, etc. etc. Nous ne saurions insister ici sur cette partie du traitement des métrites. Nous avons en effet longuement exposé leurs indications thérapeutiques dans les premiers chapitres de ce volume. Nous y reviendrons, d'ailleurs, à propos de l'hygiène de la femme.

Maintenant nous voulons montrer que notre méthode est la seule en dehors de l'électricité qui puisse guérir radicalement les métrites.

Nous ne saurions trop le répéter, il y a trois groupes de tissus qui sont atteints par l'inflammation de l'utérus : la muqueuse de l'organe, son muscle, ses parties ambiantes.

Comme nous, les électriciens s'attaquent directement aux deux premiers groupes, puisqu'ils modifient la surface de l'endomètre et dégorgent le muscle utérin en le faisant contracter. Nous avons seulement la prétention de mieux obtenir ce second effet, puisque la contraction qu'ils déterminent cesse avec le passage du courant, tandis que la nôtre se prolonge pendant plusieurs heures.

Il est vrai que notre action sur le périmètre et sur le paramétrium est moins évidente. Nous le savons si bien que, concurremment avec nos bâtonnets, dans les cas de périmétrite et de paramétrite, nous appliquons des révulsifs énergiques sur la région du bas-ventre (vésicatoires, pointes de feu, ceinture en caoutchouc laminé, cautère, etc.).

Mais les autres méthodes réputées plus radicales, le curettage et le crayon au chlorure de zinc, ne s'attaquent qu'à l'endomètre. Aussi exposent-elles beaucoup plus à la récidive que la nôtre, si l'on se contente, ainsi que c'est l'ordinaire, de pratiquer l'opération.

L'endomètre nettoyé, guéri, l'on doit donc agir sur le

muscle, le dégorger, le drainer, pour employer l'expression d'Apostoli, et pour cela appliquer dans l'utérus des crayons d'iodoforme ou des courants électriques.

Nous nous sommes fait une règle de cette façon de procéder et nous nous en sommes toujours très bien trouvé. Plusieurs fois, après avoir curetté des malades, nous avons prié leur médecin ordinaire de leur appliquer des crayons d'iodoforme pendant six semaines, un crayon par semaine, et nous avons pu constater, après cette application, que, plus libre, dégagé de ses adhérences, dégorgé, l'utérus n'était revenu complètement à l'état normal qu'avec cette précaution.

Nous avons donc raison de considérer notre méthode comme supérieure au curettage pour la plupart des cas, et comme bonne à appliquer, même après cette opération, si l'on en veut retirer tout le bénéfice possible.

En électrisant l'utérus enflammé, je fais, dit Apostoli, un curettage électrique et je draine le muscle utérin. En introduisant nos bâtonnets dans l'organe, nous faisons, nous, un curettage chimique et nous dégorgeons également ment le parenchyme.

Ces deux méthodes (électricité et bâtonnets) sont donc *théoriquement* supérieures aux autres si l'on se contente de les appliquer *d'une façon exclusive*.

Nous les croyons supérieures au curettage simple.

Nous les conseillerions également de préférence au chlorure de zinc, préconisé, on le sait, par le Dr Dumont-pallier.

Cet agent, en effet, appliqué comme le conseille le savant gynécologiste de l'Hôtel-Dieu, agit exclusivement en cautérisant la muqueuse. Il expose, par conséquent, à des rétractions et à une atrésie qui pourrait devenir plus redoutable que le mal lui-même.

Nous ne mettons pas en doute l'affirmation de M. Dumont-pallier lorsqu'il dit n'avoir jamais rencontré cette atrésie, ayant toujours eu soin de la prévenir par l'introduction de tiges de laminaire. Mais certaines malades lui échappent. De plus, ses élèves, ses partisans n'apportent peut-être pas, dans l'application de sa méthode, la même habileté que lui.

Quoi qu'il en soit, des faits nombreux ont été produits un peu partout : à Bordeaux (Le Four), à Paris (Le Bec, Pozzi, etc. etc.), à Reims, qui montrent que l'atrésie est à redouter à la suite de cette application caustique. Aussi, n'oserions-nous, malgré notre grand respect pour la personnalité du promoteur de la méthode, l'appliquer dans notre clientèle. D'autant plus que nous avons une peur, exagérée peut-être, de l'atrésie utérine, et que nous lui attribuons un rôle considérable dans la pathogénie des affections de l'utérus.

Pour toutes ces raisons, nous croyons devoir nous en tenir aux opinions que nous venons d'émettre sur la supériorité de notre méthode dans le traitement de l'inflammation de l'utérus, opinion, comme on le voit, déjà formellement exprimée devant la Société d'obstétrique et de gynécologie en 1887, alors que le traitement intra-utérin était loin d'avoir la vogue dont il jouit aujourd'hui, et pouvait même être considéré comme une audace par les auditeurs auxquels nous ne craignions cependant pas de soumettre notre travail.

CHAPITRE III

THÉRAPEUTIQUE DES FIBRÔMES DE L'UTÉRUS (avec ou sans inflammation de l'organe) PAR LA MÉTHODE DES BATONNETS MÉDICAMENTEUX.

Sommaire. — Nous avons exposé les rapports de la métrite et des corps fibreux. — Utilité d'un chapitre sur la thérapeutique des fibrômes dans un traité complet des métrites. — Modifications apportées à cette thérapeutique depuis 1887. — Opinions en cours aujourd'hui : 1° abstentionisme ; 2° thérapeutique purement médicale ; 3° électricité; 4° chirurgie (curettage, opération de Battey, extraction vaginale, extraction par laparotomie, hystérectomie vaginale, hystérectomie abdominale). — Il faut être éclectique. — Nos bâtonnets dans la thérapeutique des fibrômes. — Résultats. — Conclusions.

Dans le chapitre viii de la première partie de ce volume, nous avons dit et prouvé que, cliniquement, les corps fibreux ne peuvent être séparés de l'inflammation de l'utérus, aussi bien au point de vue symptomatique que thérapeutique.

Aussi croyons-nous devoir consacrer un chapitre spécial au traitement de ces affections, non seulement pour compléter les données exposées dans notre *Mémoire* à la Société obstétricale et gynécologique; mais aussi et surtout pour ne rien omettre de tout ce qui a trait à la question des métrites dont nous avons entrepris l'étude clinique et complète,

Nous ne revenons pas sur les raisons qui nous font penser que la plupart des corps fibreux ne déterminent de symptômes que lorsque l'utérus est enflammé. Qu'il nous suffise d'ajouter que, dans la plupart des cas, on rendra la tumeur anodine si l'on supprime le processus inflammatoire qui la complique.

Et maintenant arrivons à l'objet de ce chapitre qui sort, il est vrai, du plan général de notre livre puisqu'il a trait à la thérapeutique d'une lésion que l'on peut observer en dehors des métrites, mais qui rentre dans ce plan général si l'on considère les rapports intimes et réciproques qui unissent les corps fibreux à l'inflammation.

Depuis 1887, la question de la thérapeutique des fibrômes s'est considérablement modifiée. A ce moment, en effet, pour quelques hommes qui croyaient à la possibilité d'une intervention heureuse et préconisaient, trop systématiquement, il est vrai, pour rallier tous les suffrages, les uns l'ablation directe des fibrômes par le vagin, les autres l'opération de Battey, ceux-ci l'électricité, ceux-là le curage utérin, la plus grande partie des praticiens abandonnaient à la nature le soin de guérir les fibrômes, comptant sur l'influence salutaire de la ménopause, et s'en tenant exclusivement à la thérapeutique des symptômes. Et ces praticiens étaient d'autant plus convaincus de la sagesse de leur opinion, que l'École entière la proclamait la plus rationnelle, la seule vraiment soutenable.

Aujourd'hui, les faits ont parlé avec leur éloquence ordinaire. L'électricité, longtemps méconnue, a eu l'honneur de plusieurs discussions à la Société de chirurgie. Et si les praticiens ne sont pas encore d'accord sur les modes d'intervention qu'il faut surtout préconiser, la plupart aujourd'hui s'entendent pour admettre que l'on n'a pas le droit de laisser évoluer et grossir un fibrôme, chez une femme encore jeune, sans chercher à en entraver l'évolution. Aussi pensons-nous devoir, avant de revenir sur l'efficacité de notre méthode dans les cas de ce genre, exposer brièvement les opinions différentes soutenues actuellement par les hommes les plus en vue.

1° En première ligne nous devons citer les abstentionnistes. Ils sont encore nombreux, hélas ! et professent, comme il y a dix ans, que l'intervention est plutôt nuisible qu'utile aux femmes atteintes de fibrômes ;

2° En seconde ligne viennent les médecins qui par principe s'en tiennent pour la thérapeutique des corps fibreux à des moyens médicamenteux : seigle ergoté, quinine, sabine, eaux minérales, etc. etc. ;

3° Puis nous avons la grande Église des Électriciens qui compte déjà beaucoup de schismes ;

4° Enfin des chirurgiens de tous les pays affirment leur croyance à la nécessité d'une intervention et se déclarent partisans, les uns de l'ablation des fibrômes par le vagin, les autres de leur extirpation de l'utérus découvert par une laparotomie préalable, les troisièmes de l'opération de Battey, les quatrièmes de l'hystérectomie abdominale.

Examinons les idées émises par ces quatre groupes si différents, et voyons s'il en est une qui doive être adoptée d'une façon exclusive, et considérée comme absolument supérieure aux autres.

1° La plus dangereuse suivant nous, la plus blâmable par conséquent, est incontestablement la première. Dire que certains fibrômes se développant à un âge avancé, ne déterminant pas de réaction, doivent être abandonnés à eux-mêmes et qu'ils peuvent guérir spontanément puisqu'on les retrouve à l'autopsie longtemps après la ménopause et chez des femmes mortes de toute autre maladie, c'est énoncer une vérité qui n'est contestée par personne ;

que dis-je ? c'est exprimer une naïveté. Les méthodes actives ne sauraient nuire aux malades affectées de ces corps fibreux pour la raison bien simple que les femmes ne consultent pas, ou que, si elles vont voir le médecin, elles ne lui permettent jamais de se livrer sur elles à des manœuvres dangereuses, voire même à une thérapeutique douloureuse et même simplement désagréable quand elles n'éprouvent rien.

Mais comparer à des cas bénins et fréquents, nous devons le reconnaître, puisque pour certains auteurs un cinquième des femmes en seraient atteintes, les fibrômes qui déterminent des hémorragies parfois mortelles, des douleurs mensuelles absolument intolérables, le développement de l'abdomen avec entraves à la circulation, anémie, état cachectique, etc. etc., c'est rapprocher des faits cliniques qui ne sauraient être considérés comme semblables. Et conclure de l'innocuité des premiers à la nécessité de respecter les seconds, c'est commettre une grosse faute de logique. Non seulement, ces corps fibreux, abandonnés à eux-mêmes, rendent la vie insupportable, ils l'abrègent très fréquemment, et bon nombre de femmes mortes d'accidents dits de retour d'âge ont certainement succombé à des fibrômes qu'une thérapeutique rationnelle eût probablement supprimés.

Il est difficile d'établir des statistiques à ce point de vue. Mais l'interrogatoire des malades ne saurait laisser aucun doute dans l'esprit des praticiens non prévenus. Que de femmes mouraient autrefois d'accidents que nous n'observons pas aujourd'hui si nous voulons nous donner la peine de les conjurer !

2° Nous n'entendons pas condamner d'une façon aussi radicale l'opinion des praticiens qui prétendent que l'on peut parer aux principaux dangers des fibrômes par une thérapeutique exclusivement médicale. Certainement le repos au lit, les injections d'eau chaude ou d'eau glacée, l'ergot de seigle, l'ergotine et le quinine, l'hydrastis canadensis, etc. etc., ont pu dans certains cas arracher à la mort des femmes arrivées au moment de la ménopause. Nous proclamons même que ces différents agents ont parfois, rarement nous devons nous empresser de l'ajouter, enrayé la marche de corps fibreux relativement bénins, et permis aux femmes d'atteindre l'âge critique, qui, dans les cas légers, amène avec l'atrophie de l'utérus la disparition de tous les accidents.

De même nous voulons bien reconnaître une certaine efficacité à Salies-de-Béarn, aux eaux chlorurées iodiques et à quelques sources sulfureuses. Mais les cas qui relèvent exclusivement de cette médication sont rares. Et puis, il nous paraît certain que les malades qui leur doivent la santé auraient couru infiniment moins de dangers en demandant la guérison à une thérapeutique plus active. Donc, sans combattre d'une façon trop exclusive la thérapeutique médicale, exclusivement médicale, des fibrômes, nous devons proclamer qu'elle ne saurait convenir qu'à certains cas exceptionnels, qu'il importe de reconnaître, et contre lesquels nous n'avons pas le droit de nous en tenir à cette thérapeutique si le résultat n'est pas rapidement, sinon immédiatement satisfaisant.

3° Nous arrivons à la grosse question du traitement des fibrômes par l'électricité.

Devinée, indiquée par Tripier dans ses écrits et dans ses leçons, édifiée par son élève, le Dr Apostoli, en 1882, qui l'a successivement élargie et perfectionnée elle repose sur plusieurs principes que nous voulons maintenant exposer et critiquer.

a) Apostoli conseille et emploie des intensités qui

oscillent entre 120 et 150 milli-ampères, c'est-à-dire, en définitive, de hautes intensités, puisque l'on admet que tout courant qui dépasse 50 milli-ampères est un courant fort (au point de vue médical proprement dit). Voici les raisons qu'il donne de cette façon de procéder :

« C'est l'empirisme qui nous a permis de découvrir la plupart des agents thérapeutiques. C'est à lui que nous devons d'en connaître la dose efficace. Or l'empirisme nous enseigne que, toutes choses égales d'ailleurs, il y a généralement rapport intime entre la dose administrée et l'effet obtenu. De plus il nous montre que beaucoup de médicaments ne produisent réellement un succès efficace que lorsqu'ils sont donnés à dose voisine de l'état toxique ou de la saturation. Enfin il nous apprend que ces médicaments n'agissent souvent que lorsqu'ils sont donnés avec une *vitesse* suffisante. »

« Le sulfate de quinine, le mercure, l'iodure de potassium à doses fractionnées, peuvent demeurer impuissants contre des états qu'amélioreraient rapidement des doses intenses. Une température de 40° appliquée à un récipient d'eau n'arrivera jamais à la faire bouillir, et pour rendre l'image plus vivante encore, vous pouvez supposer une forêt et un dé plein d'eau, vous pouvez, si vous le voulez, faire brûler la forêt *entière* sous le vase d'eau sans arriver à l'ébullition. Il suffit pour cela d'en découper le bois en allumettes et de les enflammer successivement ; elles seront ainsi impuissantes à élever suffisamment la température de l'eau, qu'un seul fagot consumé rapidement porterait bien vite à 100°. »(Apostoli.—Congrès médical international de Berlin.)

Aussi l'auteur conseille-t-il d'aller aussi haut que le tolèrera la malade et que le réclament les indications cliniques.

b) Il trouve de plus une justification de ses hautes intensités dans ce fait expérimental et qu'il a mis en lumière,

que le courant n'est microbicide, à son pôle positif, qu'au-
delà de 50 milli-ampères.

c) Le créateur de la méthode du traitement des fibrômes
par l'électricité estime enfin que le pôle actif doit être
appliqué soit dans l'intérieur de l'utérus, soit dans le
parenchyme, à l'aide d'une ponction pratiquée directement
dans le tissu des fibrômes. De cette façon de procéder il
donne quatre raisons :

1° Il utilise toute, ou presque toute, la puissance du
courant débité se rapprochant le plus possible du centre
du néoplasme ;

2° Il profite de l'action antiseptique du pôle positif ;

3° Il emploie, dans certains cas, l'action caustique intra-
utérine, pratiquant un véritable curage chimique des fongosités de l'endomètre que, depuis longtemps, nous savons
exister chez les malades atteintes de corps fibreux ;

4° Il active l'action calorique du courant et le drainage
circulatoire consécutif. Il atténue, de plus, la douleur des
applications galvaniques : en effet, la sensibilité du corps
de l'utérus est beaucoup moins grande que celle du col, et
cette sensibilité des organes génitaux grandit progressive-
vement jusqu'à la vulve.

Nous n'entendons pas contester ici les affirmations
du Dr Apostoli. Nous n'avons pas de sa méthode une expérience suffisante pour en parler d'après notre propre pratique. Nous nous plaisons à reconnaître, avec beaucoup
de membres de la Société de chirurgie, qu'un certain
nombre de ses clientes, qu'il nous a été donné d'observer,
en ont retiré les plus grands bénéfices. Et nous ne mettons
pas en doute sa bonne foi quand il nous dit que sur neuf
cent douze malades il n'a eu à déplorer que trois décès.

Mais une statistique est difficilement concluante dans
les faits de ce genre. Beaucoup de patientes, en effet, se

dérobent après un certain nombre de séances (nous en pourrions citer des cas); quelques-unes même peuvent mourir d'accidents éloignés, mais réellement imputables aux applications électriques qui ont déterminé chez elles des poussées d'hémato-salpingite, de salpingite suppurée, d'hématocèle, etc. etc.

Voici d'ailleurs les principales objections qui ont été faites à la méthode Apostoli, non seulement par les gynécologistes, mais aussi par les électriciens dissidents.

a) Les hautes intensités sont dangereuses, ainsi que le démontrent les accidents plus ou moins graves observés soit immédiatement, soit quelque temps après leur application. A ce point de vue il existe de par le monde un nombre considérable de malades chez lesquels l'électricité a déterminé des poussées congestives extrêmement intenses, et qui ont dû renoncer immédiatement à continuer ce mode de traitement. Elles sont inutiles, puisque l'on peut obtenir la disparition des principaux accidents et la diminution des fibrômes avec de petites intensités et par la seule application du tampon vaginal.

Apostoli n'admet pas cette affirmation de l'école adverse :

« Avec votre tampon vaginal et vos petites intensités, vous n'avez, dit-il, qu'une amélioration insignifiante et de courte durée. »

Nous n'entendons pas certes trancher la question en litige ; mais nous devons reconnaître, pour être juste, que la plupart des clientes qui nous sont venues, parce que l'électricité ne leur procurait aucun soulagement, avaient été traitées par de petites intensités, c'est-à-dire contrairement aux règles d'Apostoli.

Mais revenons aux objections pratiques exprimées contre la méthode classique du traitement électrique des fibrômes.

b) Il est inutile d'appliquer le pôle utérin, disent les adversaires d'Apostoli, dans l'intérieur de la matrice. L'expérience a en effet démontré à M. Danion que, si l'on place les électrodes à l'extrémité d'un des diamètres d'une grande cuve circulaire remplie d'*eau*, on constate que la différence entre les intensités médianes, c'est-à-dire recueillies sur une ligne droite reliant les électrodes, et les intensités recueillies sur des points correspondants de la périphérie, est environ de 1/6, c'est-à-dire presque négligeable dans la pratique » (Thèse de Gieseler, Paris 1890). Par conséquent, le fibrôme serait tout aussi bien influencé à distance que par une application directe.

Mais peut-on comparer le corps à une cuve remplie d'eau? Assurément non. Il ne faut pas confondre, dit avec raison Apostoli, la distance géométrique avec la distance électrique; le courant parti du vagin contournera les fibrômes et choisira de préférence une voie périphérique plus longue, mais plus conductrice.

Quant au danger, pour notre part nous ne le nions pas; mais si, pour l'éviter, on n'obtient pas le résultat cherché, si l'on ne vise pas le fibrôme, la méthode devient inutile;

c) L'action caustique du courant, disent les contradicteurs d'Apostoli, est inutile et dangereuse. Également les ponctions dans le parenchyme utérin ne sauraient être pratiquées sans péril.

Le créateur de la thérapeutique électrique des fibrômes proteste contre cette double affirmation en y opposant sa statistique. Nous n'avons rien à dire. Mais nous avouons ne pas très bien comprendre l'éloge qu'il fait de sa cautérisation pour obtenir des atrésies efficaces contre les hémorragies consécutives.

En général, une malade traitée par une méthode thérapeutique et qui éprouve des accidents nouveaux qu'elle croit pouvoir imputer à cette thérapeutique ne revient pas

volontiers aux praticiens qui ont modifié, à plus forte raison
aggravé son état primitif. C'est pour cela certainement que
l'auteur, dont nous nous plaisons à reconnaître la valeur
scientifique et la bonne foi, ne voit pas chez ses opérées
les inconvénients de l'atrésie utérine qu'il considère même
comme une conséquence heureuse de sa thérapeutique.

En réalité, l'occlusion de l'utérus est toujours un accident sérieux qui détermine non seulement la stérilité et
l'engorgement, par suite de la difficulté des évacuations,
mais qui peut devenir le point de départ d'accidents
absolument redoutables (hématocèle, pyo-salpingite, ovarite, etc.).

Pour notre part, nous avons fréquemment observé des
désordres de ce genre, et loin de considérer comme ano-
dines les lésions dont nous parlons, nous croyons devoir
leur faire jouer un rôle considérable dans la pathologie de
la matrice.

Combien de faits possédons-nous dans nos notes où nous
vîmes des désordres multiples, sérieux, disparaître par le
fait seul d'une dilatation bien faite. Malheureusement cette
dilatation n'est plus facile à obtenir quand l'endomètre
est devenu fibreux. On ouvre l'utérus, il est vrai, très vite ;
mais il se referme aussitôt. Et si la malade n'a plus d'hémorragies, elle souffre d'accidents, qui pour être moins
bruyants n'en sont pas moins pénibles et redoutables.

Mais encore une fois, nous dit Apostoli, et il a l'autorité
suffisante pour produire cette affirmation, hors de ma façon
de procéder, vous n'obtiendrez que des résultats incomplets.
Vous vous exposez presque fatalement à des récidives.

Nous sommes donc obligé de conclure, tout en rendant
hommage à la science de son auteur, que la cure électro-
thérapeutique des fibrômes est loin de constituer une
méthode absolument parfaite.

Et nous ne parlons pas des dangers reconnus et indiqués par les électriciens eux-mêmes, d'appliquer des courants à des femmes affectées de lésions des annexes, lésions qu'il n'est pas toujours facile de diagnostiquer avant de commencer le traitement.

Certes, Apostoli nous dit bien que, procédant avec précaution, il reconnaît ces lésions à temps et peut alors recourir au bistouri ; mais ce qu'un homme de grande expérience fera, d'autres ne le pratiqueront peut-être pas. Nous avons tous vu que nombre d'électriciens appliquent leurs courants sans même se donner la peine d'établir le diagnostic ; que, véritables empiriques, ils demandent au hasard plus qu'à des raisons scientifiques l'indication du pôle à appliquer dans le vagin, de l'intensité à administrer, etc. etc.

Et puis nous revenons et nous reviendrons encore sur ce point : l'électricité n'est pas une force absolument dominée. Influencée par l'état de l'atmosphère, de la température, elle est obtenue avec des instruments toujours plus ou moins défectueux. Tout le monde le sait, et le savent mieux que personne ceux qui en usent dans ses nombreuses applications quotidiennes. Nous ne pouvons, disent-ils, quand on les presse un peu, être absolument sûrs de nos machines. Nos piles cessent de fonctionner ou présentent à certains moments une activité extraordinaire sans que nous en puissions trouver la raison.

Comment, dans ces conditions, vouloir appliquer cette force toujours et sans modération à la thérapeutique humaine ?

Apostoli a fait beaucoup pour la science.

Il nous a montré, un des premiers, l'efficacité d'une thérapeutique intra-utérine.

Il nous a expliqué très bien la nécessité du drainage

(pour employer son expression) du parenchyme utérin et de la région utérine, et à ce point de vue l'action interpolaire de ses courants nous paraît constituer le résultat le plus intéressant de ses travaux et de ses recherches.

C'est à ces deux notions que nous avons emprunté pour notre part l'idée de traiter les fibrômes par notre méthode des bâtonnets.

Son nom restera dans la science et dans l'histoire de la gynécologie française.

Mais, à mesure que son expérience augmentera, il reconnaîtra les inconvénients de sa méthode appliquée, sinon par lui, du moins par tout le monde, suivant les règles qu'il recommande. Et nous pensons qu'un jour il laissera, comme nous, une place plus grande aux autres thérapeutiques, à la thérapeutique médicale que nous avons analysée, et à la thérapeutique chirurgicale que nous allons maintenant exposer, avant de parler de notre propre pratique.

4° Les chirurgiens, avons-nous dit, ont attaqué les corps fibreux par différentes méthodes qu'il nous reste à exposer.

a) Partant de cette idée, que la lésion principale est dans certains cas déterminée par les fongosités de l'endomètre, on a naturellement songé à en pratiquer le curettage.

Ce n'est pas une opération mauvaise : bien faite elle peut être considérée comme sans danger ; aussi ne la rejetons-nous pas chez les malades où l'hémorragie devient rapidement inquiétante et constitue le principal symptôme du corps fibreux utérin.

Il faut, bien entendu, que ce corps fibreux soit peu développé et ne détermine pas d'ailleurs d'autres désordres pour que l'on songe à l'attaquer à la curette. Il est bon aussi que la femme ait atteint un certain âge et puisse compter sur l'influence prochaine de la ménopause qui achèvera de la guérir. Enfin, il faut la prévenir que, même dans ces deux conditions, l'ablation des fongosités ne donnera peut-être pas un succès radical. La récidive est la règle en effet, et l'amélioration obtenue n'est généralement que très éphémère, les fongosités se reconstituant avec une invraisemblable rapidité, ainsi que nous avons pu le constater chez une malade de province qui, menacée de mourir d'hémorragie et ne voulant pas admettre d'autre intervention chirurgicale, nous est venue demander deux fois, à six mois d'intervalle, de pratiquer cette opération.

Ne l'ayant que quelques jours à Paris et ne pouvant par conséquent appliquer ni l'électricité ni notre méthode de bâtonnets, nous avons cru devoir nous rendre à son désir. A chaque séance, la curette a ramené des fongosités fibroplastiques considérables. Nous avons curetté l'endomètre avec le plus grand soin, revenant jusqu'à trois ou quatre fois sur ses différents points, l'écouvillonnant, le grattant, et n'abandonnant la partie qu'après un nettoyage des plus complets. Mais nous devons dire que, six mois après la première intervention, le tissu fongueux était tout aussi abondant qu'avant notre opération, et que l'année suivante, les hémorragies, diminuées certainement comme quantité et comme durée pendant quatre ou cinq mois, avaient retrouvé leur intensité première.

Cette femme a quarante-six ans. Si la ménopause survient prochainement, on pourra dire que le curettage lui aura sauvé la vie, certainement menacée au moment où nous fûmes appelé près d'elle pour la première fois. Mais nous devons ajouter qu'elle eût couru moins de dangers en acceptant l'opération de Battey dont nous voulons maintenant parler.

b) Devant ce fait clinique, que la ménopause guérit ordinairement les fibrômes, on devait nécessairement penser à en avancer l'époque en supprimant purement et simplement la fonction ovarienne. C'est ce que conseillèrent Battey en Amérique et Hégar en Allemagne. L'opération, la première en date, dirigée contre les fibrômes utérins, eut un moment toute la faveur du monde chirurgical. Et de fait, dans les cas de petits corps fibreux avec symptômes hémorragiques violents, ou bien encore chez les malades dont les culs-de-sac et les annexes sont sains, qui ne présentent pas de désordres de compression, l'opération de Battey donne des résultats merveilleux. Mais il ne faut pas oublier que, s'il y a compression des nerfs et des viscères pelviens, si le corps fibreux est considérable et gêne par le fait seul de son volume, la ménopause et, à plus forte raison, la castration peuvent demeurer absolument impuissantes.

c) C'est contre ces cas que notre maître, M. Péan, a inventé sa méthode d'extraction par les voies naturelles. Le chirurgien de l'hôpital Saint-Louis ouvre largement le canal au moyen de quatre valves tenues par des aides exercés, incise le col jusqu'au cul-de-sac, dilate rapidement l'orifice interne et, procédant par morcellement, enlève successivement tous les fibrômes qui se présentent au regard.

Cette méthode chirurgicale est infiniment plus sûre que les deux précédentes, puisqu'elle s'attaque directement à la lésion. Entre les mains de M. Péan, elle ne donne pour ainsi dire aucune mortalité. Mais combien elle est difficile à appliquer pour les praticiens ordinaires ! Quelle habileté de main elle réclame, quelle habitude des opérations si délicates qui se pratiquent dans les régions profondes.

Nous avons eu l'honneur d'assister plusieurs fois M. Péan comme aide dans cette extraction vaginale de corps fibreux. Toutes les malades, que nous avons consciencieusement suivies, sont aujourd'hui en excellente santé. Mais au prix de quelles fatigues, de quels dangers !

d) Quoi qu'il en soit, cette ablation des fibrômes par morcellement nous paraît infiniment supérieure à leur extirpation de l'utérus après laparotomie, cette opération pouvant être trop facilement incomplète et l'organe de la gestation gardant presque fatalement, après l'opération, des fibrômes interstitiels de petit volume, mais qui ne demandent qu'à se développer. Elle nous paraît supérieure aussi à l'hystérectomie vaginale et à l'hystérectomie abdominale.

e) Nous avouons ne pas comprendre très bien, théoriquement, l'hystérectomie vaginale, pour corps fibreux s'entend, qui compte cependant dans le monde chirurgical français un grand nombre de partisans. Si l'utérus malade peut être extrait par la voie vaginale, c'est que les fibrômes ne présentent qu'un volume insignifiant. Pourquoi dans ces cas ne pas les enlever par morcellement, sinon les attaquer plus simplement par les méthodes conservatrices. Pour notre part, nous estimons que toute hystérectomie vaginale pour corps fibreux est une mauvaise opération et qui eût pu être facilement évitée.

f) Il n'en est pas de même de l'hystérectomie abdominale qui, dans certains cas, s'impose au chirurgien et ne lui laisse pas la faculté de choisir une autre méthode.

Dans un petit volume, récemment édité chez Lecrosnier, notre maître, M. L. Richelot, montre bien les indications de cette hystérectomie qu'il ne considère pas comme beaucoup plus dangereuse que l'ovariotomie. Et depuis longtemps, M. Péan enseigne dans ses cliniques cette ablation par l'abdomen des grandes tumeurs du ventre. Nous avons

assisté plusieurs fois ce dernier, et une fois M. Richelot
dans des opérations de ce genre. Elles sont évidemment
radicales et doivent être considérées comme de belles con-
quêtes chirurgicales, car elles constituent, dans les cas où
on les applique, l'*ultima ratio* de la thérapeutique, la seule
chance de salut que puissent espérer les malades.

Nous ne discuterons pas ici les nombreuses questions
qu'elles soulèvent, celle du traitement du pédicule par
exemple, malgré son grand intérêt. Ce serait sortir de
notre cadre. Qu'il nous suffise de dire que cette hystérectomie abdominale doit demeurer l'exception, l'infinie
exception, et que l'on n'est véritablement autorisé à y
recourir que dans les cas heureusement rares où les autres
thérapeutiques ont complètement échoué et où la vie de
la malade est certainement, sinon prochainement, menacée.

Telles sont les différentes méthodes, en dehors de celle
qui nous est personnelle, préconisées aujourd'hui dans la
thérapeutique des corps fibreux. A laquelle devons-nous
donner la préférence ?

On a pu le voir déjà à notre énumération, nous ne
sommes pas exclusif et nous reconnaissons volontiers que
dans tel cas la plus infidèle peut donner les meilleurs
résultats. Aussi, en mettant en dehors de la question notre
traitement par les bâtonnets, conseillerions-nous volontiers de suivre un ordre progressif commençant par les
moyens médicaux, continuant par l'électricité à petites
doses, à laquelle, il est vrai, nous ne croyons guère, pour
arriver aux hautes intensités dont nous admettons certes
l'efficacité, mais dont nous redoutons grandement les effets.
Que si l'électricité ne réussissait pas, nous tenterions
l'opération de Battey dans les cas à diagnostic douteux,
c'est-à-dire chez les malades où nous ne serions pas certains de l'intégrité de la trompe et des ovaires. Si les

fibrômes, tout en étant interstitiels, avaient de la tendance à faire saillie à l'intérieur de l'utérus, à constituer de véritables polypes, nous lui préférerions la méthode de M. Péan. Enfin nous réserverions à l'hystérectomie abdominale les corps fibreux gigantesques que l'on observe quelquefois.

Mais nous avons nos bâtonnets et nous estimons, comme en 1887, qu'ils peuvent rendre au praticien des services inappréciables dans la thérapeutique des corps fibreux. Essayons, maintenant que nous avons bien exposé toutes les opinions en présence, de développer notre proposition.

Les accidents observés chez les personnes atteintes de corps fibreux soit par le fait de l'évolution spontanée de la maladie, soit consécutivement à la thérapeutique instituée, tiennent, on a pu le voir, aux trois causes suivantes:

1° Les *fongosités* endométriques déterminent l'hémorragie.

Le *développement* de l'organe de la gestation amène la compression des nerfs et des régions voisines, et devient le point de départ de douleurs extrêmement pénibles.

Le *processus inflammatoire* qui accompagne toujours l'évolution d'un corps fibreux agit à la façon des métrites sur les trompes et l'ovaire qu'il congestionne et dont il peut déterminer même la suppuration, surtout si l'on attaque le fibrôme à l'électricité en se servant de hautes intensités.

Mais nous trouvons dans notre méthode des bâtonnets le moyen d'obvier à ces différents inconvénients.

L'iodoforme, infiniment plus microbicide que le pôle positif du Dr Apostoli, modifie lentement les fongosités que la résorcine et le nitrate d'argent peuvent détruire encore bien plus vite. D'où, suppression rapide de l'hémorragie, et cela sans danger, car nous n'observons jamais la transformation du tissu de l'endomètre en tissu de cicatrice, et nous n'avons pas à redouter les atrésies que nous considérons, nous l'avons dit, comme si redoutables.

Nous agissons, comme l'électricité, sur le *développement* de l'organe en provoquant sa rétraction, en amenant l'atrophie des éléments interstitiels, fibreux ou autres, par le fait de la contraction de ses muscles, en le drainant pour nous servir de l'expression d'Apostoli. Cette excitation de la contractilité utérine, certainement supérieure à celle du seigle ergoté, bien dosée, sans accidents possibles, est, suivant nous, au moins égale à l'action interpolaire des électriciens. Toutefois, elle présente sur cette action l'avantage d'être appliquée bien plus longuement, puisqu'elle dure tout le temps que le bâtonnet reste dans l'utérus, et d'une façon décroissante, l'excitation musculaire diminuant à mesure que le corps étranger perd de sa consistance.

Aussi demeurons-nous convaincu que notre méthode vaut celle des électriciens, qu'elle est infiniment plus simple à appliquer, et que pour la plupart des praticiens qui n'ont pas l'habitude des manipulations électriques elle demeure beaucoup moins dangereuse.

Enfin nous ne craignons pas, en agissant dans l'intérieur de l'utérus, de déterminer des processus inflammatoires du côté des trompes ou des ovaires. Nous avons vu au chapitre des métrites que nos applications topiques locales non seulement n'ont pas de retentissement sur les lésions des annexes, mais qu'elles les améliorent même souvent.

Simplicité, innocuité complète, efficacité : telles sont les qualités que l'on reconnaîtra à notre méthode dans le traitement des corps fibreux, quand on voudra bien se donner la peine de l'appliquer comme nous l'indiquons.

Nous avons continué à lui demander depuis 1887 la guérison de la plupart de nos malades et nous pouvons déclarer qu'elle ne nous a jamais complètement fait défaut.

Une cliente dont l'utérus avait 17 centimètres de hauteur au début du traitement et était descendu à 10, a suivi les conseils d'un autre chirurgien et subi l'hystérectomie vaginale.

Ce cas, le seul qu'il ne nous a pas été possible de diriger à notre gré, ne saurait, bien entendu, modifier notre opinion sur la question, d'autant plus que la femme arrivait à sa quarante-sixième année et commençait à n'être plus très régulièrement menstruée.

D'autres malades, nombreuses, nous sont venues consulter pour des corps fibreux. Nous pouvons dire, après les trois années écoulées depuis la publication de notre *Mémoire*, que les conclusions exposées à la Société de gynécologie ne doivent pas être sensiblement modifiées.

Nous avons presque constamment guéri les femmes atteintes de corps fibreux infiltrés avec douleurs et hémorragies profuses, du moins celles qui ont bien voulu nous donner le temps d'arriver à ce résultat. Sous l'action de nos bâtonnets, nous avons vu l'utérus descendre de 18, 15, 12 centimètres aux environs de 8 centimètres, c'est-à-dire en définitive à son type normal. Nos crayons de nitrate d'argent, sans déterminer cette transformation fibreuse de l'endomètre qui paraît favorable à Apostoli et que, pour notre part, nous redoutons si grandement, ont fauché rapiment les fongosités hémorragiques et permis aux malades de refaire leur constitution épuisée par les pertes trop abondantes.

Enfin, non seulement nous n'avons jamais, à notre connaissance, déterminé d'inflammation des annexes, mais il nous a été fréquemment donné d'observer une atténuation des phénomènes inflammatoires diagnostiqués dans les régions péri-utérines.

Également nos cas de pédiculisation des fibrômes sous l'influence de notre thérapeutique sont maintenant nombreux.

Parfois les malades se plaignent de ce phénomène et nous avons même récemment eu beaucoup à souffrir des récriminations d'une de nos clientes ; mais quand le polype a pu être enlevé, quand le retour à la santé s'est manifesté aussi complet que possible, cette femme a été la première à reconnaître et à proclamer l'efficacité de notre intervention.

Nos insuccès thérapeutiques sont peu nombreux. Nous n'avons à déplorer aucun décès. Aussi nous faisons-nous un devoir de continuer nos recherches dans le sens que nous indiquions si nettement en 1887, et pensons-nous pouvoir recommander notre pratique aux nombreux médecins que les corps fibreux de leurs malades laissent si souvent désarmés.

Il est juste d'ajouter que les tumeurs fibreuses de gros volume nous paraissent de plus en plus échapper à la médecine et rentrer dans le domaine de la chirurgie. A ce point de vue nous devons réserver quelque peu nos premières conclusions et ne pas insister autant que nous le faisions alors sur leur traitement par les bâtonnets.

Mais ces fibrômes gigantesques sont heureusement l'exception, et, si nous les abandonnons presque complètement à l'hystérectomie vaginale, nous revendiquons avec plus d'opiniâtreté que jamais les petits et les moyens pour notre procédé.

Et nous pensons, même avec ces réserves que l'observation et la clinique nous imposent, pouvoir nous féliciter de nous être engagé dans une voie si féconde en conséquences pratiques.

Résumons notre pensée.

La méthode des bâtonnets peut-elle répondre à toutes les indications ? Assurément non.

Les grosses tumeurs, les fibrômes volumineux lui échappent presque complètement et doivent être attaqués par l'hystérectomie abdominale.

De même, nous reconnaissons la supériorité de la méthode de M. Péan dans les cas où les fibrômes sont facilement accessibles par l'utérus et surtout présentent une certaine tendance à se pédiculiser.

Enfin nous n'hésiterions pas, à cause de la lenteur relative de notre procédé, à pratiquer le curettage et même l'opération de Battey, dans les cas d'hémorragies profuses et véritablement menaçantes.

Quant à l'électricité, si nous admettons son efficacité dans les mains expérimentées et dans des cas déterminés, si nous n'hésitons pas à y recourir nous-même, comme à un *adjuvant très efficace*, et qui ne peut qu'augmenter l'effet de nos bâtonnets, de même que ces bâtonnets complètent admirablement l'action des courants continus, nous devons garder une grande défiance à l'égard de cette méthode et la tenir entre les mains de la plupart des praticiens pour dangereuse, si elle est appliquée suivant les préceptes formels tracés par son créateur, le Dr Apostoli, pour infidèle si l'on s'écarte de ses préceptes.

Pour ces raisons, nous concluons qu'aucune façon de procéder ne saurait être considérée comme absolument supérieure, que toutes ont leurs indications et leur efficacité ; mais que, parmi les méthodes aujourd'hui en honneur, la nôtre est certainement la plus simple, la moins dangereuse, et pour le plus grand nombre de cas, nous ne craignons pas de l'ajouter, la plus efficace.

CHAPITRE IV

LÉSIONS AMENANT UNE MODIFICATION DANS LA STATIQUE DE L'UTÉRUS
(Flexions, versions, abaissements)
ANOMALIES DE DÉVELOPPEMENT
(Allongement hypertrophique du col, utérus à col conoïde, utérus infantile)
APPLICATION DE LA MÉTHODE DES BATONNETS MÉDICAMENTEUX A LA THÉRAPEUTIQUE DE CES AFFECTIONS

SOMMAIRE. — Flexions. — Types cliniques. — Indications des bâtonnets. — Versions. — La méthode en guérit surtout les complications inflammatoires. — Abaissement. — Diagnostic des variétés. — Leur thérapeutique. — Les bâtonnets peuvent non seulement guérir les complications de ces états pathologiques, ils modifient aussi l'anomalie.

FLEXIONS, VERSIONS

Dans notre *Mémoire* de 1887 nous insistons déjà sur ce fait clinique, que les flexions et les versions de l'utérus ne déterminent de troubles fonctionnels et n'amènent les malades chez le médecin que lorsque la matrice est enflammée. Nous consacrons à ce développement de la même idée plusieurs paragraphes du chapitre VIII de la première partie de ce volume.

L'observation sérieuse des malades en effet ne saurait laisser de doute, et aucun gynécologiste expérimenté ne rejettera cette vérité clinique : la femme ne souffre d'une flexion ou d'une version que dans le cas où ses organes génitaux sont le siège d'une inflammation.

Combien de fois avons-nous été amené à examiner des patientes dont la matrice était fléchie en *dos d'âne*, en bissac, et qui ne présentaient cependant qu'un peu de micrurie et de constipation.

Combien d'autres se promènent, montent les escaliers, voyagent en voiture, sans éprouver le moindre mal dans le ventre, et dont le toucher nous montre cependant l'utérus en antéflexion ou en rétroflexion très prononcée.

Aussi dans presque tous les faits de ce genre, sommes-nous arrivé à ne soigner que la métrite et à tenir pour peu importants les pessaires, les redresseurs, etc., que l'on a si souvent recommandés et que l'on préconise encore tous les jours contre ces anomalies de statique.

D'ailleurs l'on ne doit à aucun prix appliquer ces appareils sur une matrice enflammée sous peine de les compromettre en aggravant l'état de la malade. C'est une loi de thérapeutique, *absolue*, et que l'on ne méconnaît jamais impunément.

Il est donc rationnel, ayant à soigner une femme qui souffre de flexion ou de version, c'est-à-dire dont la métrite complique ces anomalies, de s'adresser d'abord à l'état inflammatoire. Nous avons montré, dans notre *Mémoire*, que ces bâtonnets le suppriment et permettent après sa disparition d'appliquer, si la femme le désire, des pessaires ou des redresseurs, non pas pour guérir la flexion ou la version, ni pour en atténuer les symptômes douloureux (encore une fois ces symptômes n'existent pas quand l'inflammation est supprimée), mais pour prévenir le retour de la métrite, si l'on admet que l'anomalie de statique, l'*infirmité*, prédispose aux congestions et à l'état inflammatoire, c'est-à-dire à la *maladie* de l'organe de la gestation.

Mais, ajoutions-nous dans notre *Mémoire* de 1887, les bâtonnets ne permettent pas seulement de guérir la métrite dans les cas de ce genre, grâce à eux l'on peut également obtenir la disparition de la flexion principalement quand celle-ci n'est pas très prononcée.

Nous maintenons encore aujourd'hui cette affirmation ; mais si nous admettons toujours que l'application rationnelle de nos crayons peut redresser un utérus légèrement fléchi, nous pensons aujourd'hui que ce redressement s'effectue mieux encore par l'action des tiges de laminaire qui ouvrent la porte et préparent les voies aux bâtonnets. La gymnastique déterminée par l'introduction de ces tiges amène la contraction des fibres musculaires et par conséquent le redressement de l'axe de la matrice et la résorption des produits infiltrés qui maintiennent, principalement au niveau de l'isthme, cette charnière utérine, l'organe dans sa position vicieuse.

Aussi ne saurions-nous trop en conseiller l'application avec introduction consécutive de bâtonnets d'iodoforme dans les cas de flexion légère.

Que si la flexion est très prononcée, si l'anomalie s'accompagne de modifications anatomiques profondes et très anciennes, qu'elles soient congénitales ou acquises, dans la musculature de l'utérus, c'est à de véritables opérations orthopédiques qu'il faudra demander la guérison de la flexion.

Nous ne saurions en ce chapitre, consacré surtout à l'emploi des bâtonnets médicamenteux dans les désordres statiques de l'utérus, aborder toutes les questions que soulève leur thérapeutique générale. Ce serait sortir trop complètement de notre cadre, la question étant d'ailleurs très complexe et supportant des développements nombreux.

Qu'il nous suffise de signaler ici une opération très

simple préconisée à la Société de gynécologie par un de ses membres correspondants, M. Le Four, de Bordeaux, et qui nous paraît aussi rationnelle que facile à appliquer dans la thérapeutique des flexions et des atrésies de l'utérus.

Après avoir guéri l'inflammation de la matrice, car c'est toujours par ce point qu'il faut commencer, l'on introduit dans son orifice une tige de 3 à 4 centimètres et demi, c'est-à-dire suffisamment longue pour arriver à la partie inférieure du corps, tige métallique, cannelée sur ses quatre côtés, afin de permettre l'écoulement des règles, et percée d'un trou à son extrémité inférieure. Un crin de Florence passé dans ce trou et dans les deux lèvres du col fixe à demeure le petit appareil. La menstruation ne rencontre aucun obstacle, puisque les cannelures laissent passer le sang ; la fécondation, au dire de M. Le Four, peut même se produire. Enfin et surtout, l'appareil maintenu quelques semaines, voire même quelques mois en place, ne permet pas à l'atrésie de se reconstituer, à la flexion de se reproduire, et il détermine la guérison définitive de ces anomalies.

En résumé, devant un cas de flexion avec inflammation utérine, nous commencerions par guérir l'inflammation en traitant la métrite suivant nos indications générales.

Si ce traitement ne déterminait pas simultanément un redressement sérieux de la flexion, nous appliquerions la tige métallique de Le Four.

Nous réserverions enfin pour les cas graves et rebelles les opérations d'orthopédie dont nous ne pouvons entreprendre ici la description, ne voulant pas sortir du cadre que nous nous sommes assigné.

Ajoutons d'ailleurs que les bâtonnets seuls suffiront dans la plus grande majorité des cas, ainsi que l'expérience a pu nous le démontrer.

Non seulement nous possédons aujourd'hui un nombre

considérable de faits nouveaux de guérison, mais nous pouvons ajouter que l'une des deux malades citées comme rebelles à notre thérapeutique dans le *Mémoire* de 1887, est aujourd'hui complètement guérie, et guérie par le seul traitement avec les bâtonnets et les tiges de laminaires. Nous l'avons souvent examinée depuis la disparition de ces symptômes morbides : elle conserve une légère flexion du fond de l'organe ; mais sa santé générale est parfaite et ne laisse rien à désirer. Enfin elle a pu mener à bien une grossesse et il est à supposer qu'elle aura ses enfants maintenant aussi facilement qu'une autre femme.

Quant à la seconde, qui est revenue également nous voir après une absence de quelques mois, pendant lesquels, pas plus que la première, elle n'avait revu d'autre médecin nous n'avons pas lieu d'en être satisfait.

Mais il faut dire que cette malade, qui habite le département du Cher, n'a pu suivre qu'un traitement très irrégulier, ses séjours à Paris ayant été de courte durée, si bien qu'après le curettage, la patiente se refusant d'ailleurs énergiquement à l'anesthésie et n'admettant par conséquent aucune grande opération, nous avons dû l'abandonner à peu près aux efforts de la nature.

L'année dernière, sur notre prière, le Dr Verneuil, de Saint-Amand, lui fit une application de bâtonnets de chlorure de zinc suivant la méthode de Dumontpallier. La malade demeura souffrante, mais elle fut plus de douze mois sans hémorragies. Nous nous réjouissions de ce résultat et nous comptions sur la ménopause évidemment prochaine pour amener une guérison définitive quand nous apprîmes, ces jours derniers, qu'une nouvelle hémorragie venait de se manifester. Il serait évidemment rationnel dans ce cas de pratiquer la castration ; mais il n'y a pas à proposer cette opération à la malade. Il est peut-être plus

sage de temporiser, sinon de pratiquer une nouvelle cautérisation, puisque l'âge de la patiente nous autorise à compter sur la fin prochaine des règles.

De tous ces faits et de ce que nous venons de dire tirons
cette conclusion.

La métrite qui complique la flexion est certainement
plus tenace, plus difficile à guérir que les autres par les
méthodes ordinaires ; mais, en employant systématiquement
nos bâtonnets, on en viendra néanmoins presque toujours
à bout. Ajoutons qu'il faudra les appliquer alors même que,
pressé par les accidents, par l'hémorragie, par exemple,
on aura dû recourir d'abord soit à la curette, soit au crayon
de chlorure de zinc. Dans cette métrite compliquée, en
effet, l'engorgement des muscles est toujours considérable
et l'on ne saurait se contenter de modifier l'endomètre
sous peine de s'exposer à une récidive rapide et fatale. On
emploiera donc les crayons médicamenteux avec d'autant
plus de conviction qu'ils redressent certainement plus ou
moins l'organe fléchi, et que, guérissant la maladie (métrite),
ils sont encore susceptibles de modifier heureusement l'infirmité (flexion).

Nous pourrions répéter, à propos des versions, tout ce
que nous venons de dire sur les flexions de l'utérus. Si
elles sont susceptibles de déterminer par elles seules de
la constipation, des besoins fréquents d'uriner, quelques
névralgies, il faut bien reconnaître que ces phénomènes
sont rares et que, le plus ordinairement, ils tiennent à l'inflammation concomitante.

C'est donc à cette inflammation qu'il faut surtout s'attaquer. Et il importe de le faire avec d'autant plus de
conviction, qu'en la supprimant on diminuera déjà considérablement la version elle-même. Il est bien évident, en
effet, que la métrite exagérant le poids et les dimensions

de tout l'organe, fait surtout sentir cet effet sur le fond
de l'utérus qui en constitue la masse normalement la plus
volumineuse. La matrice enflammée se trouve donc en état
d'équilibre absolument instable, puisque sa partie supérieure est plus lourde que le col et l'isthme. Donc la métrite
développée dans un utérus déjà renversé doit en exagérer
fatalement le renversement; et, ce qu'il y a de mieux à
faire pour diminuer ce renversement, c'est de guérir avant
tout l'inflammation.

A ce point de vue nous nous sommes toujours trouvé
très bien de l'application de nos bâtonnets.

Quand la métrite sera terminée, mais seulement alors,
si l'on ne veut pas s'exposer à une récidive, voire même
à des accidents plus considérables, on aura recours aux
pessaires et aux autres appareils orthopédiques.

ABAISSEMENT DE L'UTÉRUS

Le véritable abaissement pathologique simple de l'utérus
est excessivement rare. Voilà ce que l'on ne sait peut-
être pas assez, ce que nous voulons par conséquent
établir avant de commencer ce paragraphe.

Très souvent on prend pour de l'abaissement, en effet,
l'allongement hypertrophique, du col, ou maladie de
Huguier. Cette hypertrophie peut être sous et sus-vagi-
nale. Elle peut porter sur le segment moyen. Dans les
deux cas, l'hystérométrie en nous montrant un allongement exagéré de tout l'organe et en nous permettant de
constater que l'allongement est inférieur et ne porte pas
sur le corps de la matrice, établit très positivement le
diagnostic.

On croit fréquemment aussi à de l'abaissement chez la femme vierge alors que les parties sont absolument normales.

Avant la défloration physiologique, il faut le savoir pour ne pas commettre cette erreur de diagnostic, l'utérus est assez souvent à 3 ou 4 centimètres seulement de la vulve. Tant que le vagin, en effet, n'a pas été dilaté et verticalement et latéralement, il est pour ainsi dire virtuel et ne présente que des dimensions insignifiantes. On est exceptionnellement appelé à examiner des femmes vierges. Cependant il n'est pas de gynécologistes auxquels la chose n'arrive de temps en temps. Si l'on n'est pas prévenu alors de la disposition physiologique dont nous parlons. on diagnostique un abaissement et l'on peut conseiller soit un pessaire, soit même une thérapeutique plus violente, prescription malheureuse, car le confrère le plus bienveillant qui connaît ce point d'anatomie sera bien obligé de s'opposer à toute intervention et de jeter par conséquent un certain discrédit sur la première consultation donnée.

Nous avons vu, dernièrement encore, une fillette qui, pour un peu d'herpès des grandes lèvres, avait déjà été visitée par trois médecins différents. Ces trois honorables praticiens avaient diagnostiqué un abaissement et indiqué la nécessité d'un pessaire. Nous eûmes toutes les peines du monde à convaincre la mère de leur erreur. Ce n'est même qu'après une consultation de M. Péan qu'elle accepta l'idée, cependant très rassurante, de laisser son enfant tranquille. Bien entendu, la jeune fille, depuis qu'elle sait que son cas n'a rien d'extraordinaire, marche, court, saute, monte les escaliers et ne souffre aucunement du ventre.

Donc, ne diagnostiquons jamais l'abaissement chez une

vierge sans un examen particulièrement approfondi.

Enfin ne nous hâtons pas de conclure à l'existence de cet état pathologique trop tôt après l'accouchement. Car à ce moment encore il est pour ainsi dire physiologique. Les ligaments larges viennent d'être distendus considérablement par le fait de la grossesse. Tombé en quelques jours des dimensions que l'on sait au volume du poing, puis rapidement ramené à peu près à ses dimensions normales, l'utérus, physiologiquement congestionné, pesant, ne rencontrant pas d'ailleurs de résistance, descend naturellement pour ainsi dire dans le vagin à quelques centimètres de la vulve.

La chose n'est pas constante, mais elle est fréquente. Elle arrive surtout quand le périnée a été déchiré, lorsque la femme se lève trop tôt, quand elle se livre à des travaux de force, quand elle reprend immédiatement l'usage du corset, etc. etc., fautes d'hygiène qu'il ne nous est pas toujours possible d'empêcher. Nous ne voulons pas proclamer cet abaissement normal, ni même laisser la malade sans inquiétude sur son avenir. Au contraire, nous le considérons comme dangereux, estimant que c'est par ce mécanisme surtout que se produit l'abaissement congestif, lequel lui-même conduit à l'abaissement non congestif, à l'abaissement définitif vrai. Mais, à ce moment, rien n'est perdu, et même en continuant ses imprudences, à plus forte raison, en ne les continuant pas, la femme peut guérir, l'utérus reprenant spontanément sa place. Le travail de régression, en effet, se continue quand même, et du côté des ligaments larges lesquels tirent pour ainsi dire, en retrouvant leur disposition normale, l'utérus en haut, et du côté de la matrice, qui perd chaque jour de son poids et devient par conséquent plus accessible à l'action des ligaments larges.

Des injections d'eau très chaude, le repos horizontal pendant quelques heures du jour, l'absence de tout travail pénible, de tout effort même, le dégagement complet de la taille permettront de corriger sans peine cet abaissement passager.

Que si la malade se met dans des conditions contraires on observe quelquefois l'abaissement congestif vrai, qui peut aussi survenir à la suite d'une métrite longtemps prolongée, à la suite même de simples obstacles à la circulation normale (affection du cœur, du foie, lésions congestives des organes du petit bassin).

On le reconnaîtra aux symptômes suivants :

La matrice est plus ou moins descendue dans le vagin, parfois de quelques millimètres seulement, d'autres fois de plusieurs centimètres, si bien qu'on la trouve presque à la vulve.

Avec la matrice, les culs-de-sac également sont descendus. Le museau de tanche n'est pas augmenté de hauteur, toutefois son volume est plus développé qu'à l'état physiologique. De même, l'organe hypertrophié se montre lourd au toucher et peut être facilement senti entre l'index de la main droite introduit dans le vagin et la paume de la main gauche placée à plat sur la partie inférieure de l'abdomen.

L'hystéromètre nous montre une certaine augmentation de la cavité de l'utérus ; mais c'est principalement sur la musculature ou, pour être plus exact, sur le parenchyme utérin que porte l'hypertrophie, car cette hypertrophie atteint moins le muscle que les éléments connectifs.

Quoi qu'il en soit, cet abaissement est justiciable pendant un certain temps, pendant un temps prolongé même, de la méthode des bâtonnets. D'abord elle supprime l'inflammation de l'endomètre et du parenchyme, l'endométro-métrite qui existe toujours dans ces cas, à un état plus ou moins prononcé, de même que toute endométro-métrite s'accompagne constamment d'un certain degré d'abaissement.

Ensuite, en faisant contracter la fibre musculaire, elle amène la compression des éléments connectifs hyperplasiés et diminue par conséquent et le volume et surtout le poids de l'organe prolabé.

Nous ne pensons pas qu'il soit utile dans les cas de ce genre de recourir au pessaire. Nous nous sommes si rarement bien trouvé de l'usage de cet instrument orthopédique, que nous n'en usons pour ainsi dire qu'à notre corps défendant.

Mais cependant nous relevons mécaniquement la matrice et nous nous efforçons de la tenir à sa place normale au moyen de tampons d'ouate hydrophile.

Ces tampons, préalablement enduits soit de glycérine phéniquée, soit de vaseline boriquée, sont introduits dans les parties génitales de la façon suivante :

La femme se met à croupeton, comme si elle voulait uriner sur le sol. Avec l'index et le médius de la main gauche, elle écarte ses lèvres et ouvre le canal, puis, se servant de la droite, elle introduit le tampon dans le vagin et le fait progresser en lui imprimant un mouvement de rotation. Grâce à cette manœuvre, l'orifice vulvaire est facilement franchi. Il ne reste plus qu'à pousser le coton le plus haut possible soit avec le doigt, soit avec la canule vaginale de l'irrigateur. Les malades éprouvent parfois, aux premières tentatives, des difficultés pour pratiquer cette introduction; mais il ne faut pas qu'elles se découragent; toutes, en effet, seront capables d'introduire le tampon après quelques jours, sans difficulté aucune. Au besoin, le médecin ferait lui-même les premières applications.

Voici la formule de la glycérine médicamenteuse à conseiller :

> Acide phénique. . . . .   1 gramme ;
> Glycérine chimiquement pure . .   100   —

Elle a l'inconvénient de laisser écouler des quantités considérables de liquide, à tel point que la femme est obligée de se garnir comme au moment des règles ; mais elle décongestionne bien mieux que la pommade. Cette pommade est formulée de la façon suivante :

> Acide borique . . . .   2 grammes ;
> Vaseline   60   —

On se servira de la glycérine les premières semaines du traitement, et plus tard, seulement les jours où la malade pourra garder la chambre. Mais quand elle devra sortir, faire des courses, ce qui n'est nullement impossible avec le tampon, on lui conseillera plutôt d'user de la pommade.

Ce qui est important surtout, c'est de ne jamais marcher, de ne jamais faire de station debout longtemps prolongée, de ne jamais se livrer au moindre effort sans avoir préalablement introduit le tampon sustenteur.

Nous ne parlons pas ici du traitement de l'abaissement vrai, de l'abaissement simple dégagé de tout état inflammatoire.

Nous avons dit déjà qu'il est extrêmement rare et qu'on ne le rencontre que très exceptionnellement.

Il relève, quant à sa thérapeutique, ou de l'orthopédie (pessaire), ou de la seule chirurgie (cloisonnement transversal du professeur Le Fort, opération d'Alexander, etc. etc.).

Nous ne voulons pas analyser ici ces différents modes d'intervention. Le lecteur, d'ailleurs, pourra facilement se renseigner dans les livres classiques, dans les traités de gynécologie, enfin dans les différentes monographies publiées, ces derniers temps, sur l'opération d'Alexander.

LES BATONNETS MÉDICAMENTEUX ET L'ALLONGEMENT HYPERTROPHIQUE DU COL

L'allongement hypertrophique du col est la maladie caractérisée par le développement de la partie cervicale intra-vaginale et supra-vaginale de l'utérus. Nous venons d'indiquer le moyen de diagnostiquer cette affection et de la séparer de l'abaissement en pratiquant l'hystérométrie.

On ne connaît actuellement qu'une médication à lui opposer, l'amputation du col. De fait, cette opération reste la seule qui puisse guérir radicalement les malades lorsque l'allongement a atteint un certain degré et que l'utérus arrive à la vulve.

Nous n'en exposerons pas le manuel opératoire, tenant à ne sortir de notre sujet que le moins possible. D'ailleurs tous les traités spéciaux, tous les livres de gynécologie en donnent une bonne description. Qu'il suffise de dire que l'amputation du col ne présente aujourd'hui aucun danger, que l'on ait recours au galvano-cautère, à l'écraseur, au thermo-cautère ou simplement à l'instrument tranchant. C'est de plus une opération simple et facile à pratiquer.

Mais c'est une opération, et à ce titre on a toujours avantage à l'éviter, les malades s'y décidant d'ailleurs difficilement. Or nous pensons qu'il est possible au début, et même quand le col n'atteint encore que la partie moyenne du vagin, d'obtenir la guérison sans amputer.

Comme l'abaissement, l'allongement hypertrophique du col s'accompagne toujours d'un certain degré d'endométrite et de métrite. Guérissons d'abord cet état inflammatoire, et voyons si la fécondation naturelle n'en sera pas la première conséquence.

Au besoin, comme nous l'indiquerons dans un autre chapitre, conseillons et pratiquons la fécondation artificielle. La grossesse en effet est toujours un événement heureux pour les femmes atteintes de cet allongement hypertrophique, car elle détermine le développement de la cavité du corps et modifie le col dans sa vitalité, attirant pour ainsi dire dans le ventre tout l'organe de la gestation et corrigeant de cette façon la disposition pathologique.

Mais on peut avoir à soigner une veuve (le cas s'est présenté pour nous) ou une célibataire. Il n'est plus alors possible de compter sur l'effet bienfaisant d'une grossesse. On peut enfin rencontrer des malades qui, pour une raison ou pour une autre, ne veulent pas avoir d'enfants. Alors nous conseillons d'essayer de l'application de bâtonnets d'iodoforme, un tous les huit jours dans la cavité utérine, en ayant bien soin de franchir l'isthme et de pousser le crayon jusqu'au fond de l'organe. Sous l'influence de ce corps étranger, l'utérus se contracte. Sa structure se transforme, ses fibres musculaires en comprimant les éléments lamineux en atrophient et en amènent la résorption. L'on peut observer, et nous avons observé chez une de nos clientes, après quatre mois de traitement, un arrêt du processus pathologique, une guérison relative et très satisfaisante.

Nous ne voudrions cependant pas donner trop d'importance à notre méthode dans les cas de ce genre.

Voici d'ailleurs la statistique des faits qu'il nous a été possible d'observer et de soigner dans notre clientèle.

Deux observations de guérison par l'amputation, la première faite avec l'écraseur de Chassaignac, la seconde opérée au bistouri avec sutures, etc.

Deux guérisons par le fait de grossesses conseillées.

Une guérison à la suite d'une fécondation artificielle suivie de grossesse. La grossesse, il est vrai, s'est terminée par un avortement à cinq mois; mais la femme a vu disparaître son allongement hypertrophique du col.

Une guérison chez une femme veuve par la seule application de nos bâtonnets médicamenteux, application continuée pendant une année à raison d'une séance par semaine pendant trois mois et d'une séance par mois immédiatement après les règles pendant la fin de l'année.

Le praticien qui aura à lutter contre l'allongement hypertrophique du col trouvera, pensons-nous, dans cette statistique des éléments suffisants pour lui permettre de prendre une décision rationnelle.

DE L'EMPLOI DES BATONNETS MÉDICAMENTEUX DANS LE TRAITEMENT DE L'UTÉRUS A COL CONOÏDE ET DE L'UTÉRUS INFANTILE.

Certaines femmes ont un col conique presque pointu et qui se termine par un orifice généralement atrésié. Elles sont atteintes d'utérus conoïde.

C'est pour obvier à la stérilité qu'entraîne ordinairement cet état qu'elles viennent nous consulter. Cependant la stérilité n'est pas le seul inconvénient de cette anomalie. L'utérus à col conoïde détermine au bout d'un certain temps de l'atrésie du col, par conséquent de l'hypertrophie musculaire (les fibres ayant à expulser par la force le sang des règles et même les simples sécrétions muqueuses), des coliques menstruelles et finalement de la métrite inflammatoire simple. Toute femme à col conoïde est exposée de plus à l'allongement hypertrophique du col. Aussi doit-on s'efforcer de corriger cette anomalie, alors même qu'on n'est pas appelé pour la question de stérilité.

Sims a conseillé dans ces cas, ainsi que nous le disons dans un autre chapitre, une opération laborieuse, mais qui permet la fécondation et avec elle la guérison de l'état pathologique. Nous pensons qu'il est plus simple de chercher à obtenir ce résultat par la fécondation artificielle.

Que si cette opération est repoussée, on peut dilater l'utérus avec des tiges de laminaire et le débrider latéralement ou en l'étoilant au bistouri sur toute la hauteur du col. Cette incision ne constitue pas une opération proprement dite, puisqu'elle est à peine sentie par la malade.

Et l'on pansera l'organe dilaté et sectionné avec un crayon d'iodoforme.

On continue l'application des bâtonnets pendant un certain temps jusqu'au retour de l'utérus à ses dimensions normales, ce qu'indique l'hystéromètre, de façon à diminuer son hypertrophie et à supprimer non l'hyperplasie musculaire que le traitement exagère plutôt, mais l'hyperplasie du tissu lamineux. Le succès est certain et rapide.

Nous possédons trois observations dans lesquelles ce traitement a donné les résultats les plus satisfaisants, puisque les trois malades sont devenues enceintes.

D'autres femmes ont un utérus de 4 à 5 centimètres seulement, d'ailleurs physiquement bien conformé, mais qui est demeuré à l'état d'utérus infantile. Ces femmes, ainsi que nous l'avons déjà exposé, souffrent généralement beaucoup au moment de leurs règles, les rapports sont chez elles très douloureux. Elles sont ordinairement stériles, et si elles deviennent enceintes, la grossesse a la plus grande chance de se terminer par une fausse couche. Il est vrai que les fausses couches répétées, par la congestion et l'hyperplasie musculaire qu'elles déterminent, peuvent amener la guérison.

Mais combien ce moyen est dangereux et infidèle. Nous conseillons dans les cas de ce genre l'application de nos bâtonnets médicamenteux. En excitant la contraction des fibres musculaires de la matrice, ils lui permettent de se développer assez pour admettre le produit de la conception et favoriser son évolution complète.

Que si, l'utérus développé, la conception tardait à se produire, on pourrait, comme dans l'utérus conoïde, conseiller la fécondation artificielle.

Nous avons cinq observations de ce genre dans nos notes. Deux malades ont eu des enfants spontanément; la troisième, après deux fausses couches, a pu mener à bien une grossesse obtenue par la fécondation artificielle; deux enfin ont observé un amendement de leur si pénible dysménorrhée, et vu les symptômes de l'anomalie disparaître en partie; mais la fécondation n'a pu être obtenue. Nous devons ajouter que les trois premières étaient des femmes au-dessous de vingt-cinq ans et que les deux dernières approchaient de la quarantaine.

Quoi qu'il en soit, on voit que, pour être restreinte, notre statistique n'en est pas moins très satisfaisante.

CHAPITRE V

DE LA THÉRAPEUTIQUE CHIRURGICALE DES INFLAMMATIONS DE L'UTÉRUS; OU DES OPÉRATIONS QUE L'ON PEUT ÊTRE APPELÉ A PRATIQUER DANS LE COURS D'UNE MÉTRITE.

Sommaire. — Quatre opérations sont principalement indiquées dans le traitement de certaines formes de métrite : le curettage, l'opération d'Emmet, l'opération de Schrœder, la périnéorrhaphie avec ou sans colporrhaphie. — Historique et description des trois premières. — Périnéorrhaphie incomplète de Lawson Tait. — Colpopérinéorrhaphie. — Nous laissons systématiquement en dehors de notre description la castration utérine de Péan.

Nous avons, dans la première partie de ce volume, au chapitre des indications thérapeutiques des métrites, exposé suffisamment les circonstances dans lesquelles le médecin nous paraît devoir pratiquer le curettage de l'utérus.

Également nous avons signalé la nécessité de la restauration du col dans les cas de déchirure avec inflammation (opération dite d'Emmet) et de l'ablation de sa muqueuse (opération de Schrœder), lorsque la malade est atteinte d'une endométrite cervicale intense.

Enfin nous avons dit au chapitre du traitement des métrites par les bâtonnets médicamenteux qu'il est rationnel lorsque la malade est endormie et que l'on pratique la trachélorrhaphie, de faire précéder cette opération par un bon curettage de façon à guérir la malade en une seule séance, et de la faire suivre d'une restauration du périnée toujours plus ou moins endommagé par le traumatisme qui a déterminé la dilacération de l'utérus lui-même.

Curettage, opération d'Emmet, opération de Schrœder, périnéorrhaphie, avec ou sans colporrhaphie : telles sont par conséquent les quatre opérations que le médecin peut être amené à pratiquer dans le cours et par le fait d'une inflammation utérine. Nous devons donc, pour que nos études sur les métrites soient complètes, en décrire ici le manuel opératoire.

CURETTAGE DE L'UTÉRUS

Lorsqu'on est appelé à traiter une métrite avec fongosités considérables, déterminant soit des hémorragies graves, par le fait de la prolifération vasculaire de la muqueuse, soit une suppuration intense due à la formation de véritables bourgeons charnus; lorsque, d'ailleurs, ces lésions ont résisté à la dilatation antiseptique avec cautérisation méthodique et aux autres agents thérapeutiques que nous avons si longuement exposés, le curettage nous paraît non seulement rationnel, mais nous estimons qu'il constitue la façon la plus rapide, la plus simple et la moins dangereuse pour la malade d'arriver à la guérison.

Nous le conseillons et le pratiquons volontiers encore chez les femmes atteintes de métrites moins graves et justiciables par conséquent de notre méthode des bâtonnets, quand, pour une raison ou pour une autre, ces malades ne peuvent consacrer que quelques jours à leur traitement.

alors que la thérapeutique par les crayons ne demanderait pas moins de deux ou trois mois.

Enfin nous faisons, *par occasion*, le curettage de l'utérus toutes les fois que nous devons restaurer le col et le périnée.

Il serait absolument irrationnel, en effet, de guérir par une méthode médicale la métrite avant cette anaplastie et de prolonger ainsi le traitement de quelques semaines, lorsque nous pouvons tout faire en une seule séance.

Le curettage est, on le sait, une opération d'origine exclusivement française. C'est Récamier qui le proposa et le pratiqua le premier, en 1846, avec la curette qui porte son nom. Marjolin, Nélaton, Nonat, Trousseau et leurs élèves suivirent l'exemple de Récamier, malgré les vives protestations dont la pratique de ce gynécologiste fut l'objet de la part d'Aran, de Becquerel, etc., dès son origine. Malheureusement, des accidents de phlébite, d'infection purulente, trop explicables au temps où l'on ignorait l'antisepsie. semblèrent donner raison aux adversaires de la curette. Celle-ci fut donc à peu près laissée de côté. Cependant il ne faudrait pas croire qu'elle tomba dans un oubli complet. Nélaton y eut recours toute sa vie, et nous savons que toujours M. Péan lui demeura fidèle. En 1882, nous lui avons vu pratiquer plusieurs fois le curettage, suivant les procédés réputés aujourd'hui nouveaux, c'est-à-dire avec dilatation au laminaire et cautérisation de l'endomètre après le raclage de la muqueuse.

On a donc tort, en France, d'attribuer à Simon d'Heidelberg et à Hégar la résurrection du curettage. Les écrits de ces étrangers furent naturellement plus lus que ceux des Français, et l'on écouta mieux leurs leçons que celles de l'hôpital Saint-Louis. Cependant on doit dire que toujours M. Péan pratiqua et conseilla cette opération qui peut donc, à tous les points de vue, être considérée comme bien française.

Quoi qu'il en soit, en 1872 Simon reprend le procédé de Récamier et invente sa curette à boucle. En 1874 Hégar pratique le curettage pour un cas d'endométrite fongueuse.

L'opération conquiert une vogue énorme en Allemagne et nous revient en France, cette fois avec la dilatation et l'antisepsie, c'est-à-dire en somme avec un manuel opératoire bien déterminé, et débarrassée de la plupart de ses dangers. Nous devons ajouter qu'un travail de vulgarisation de Doléris, travail lu et très discuté à la Société de gynécologie, fit plus pour le curettage que les leçons de Péan et des autres chirurgiens des hôpitaux, tous cependant plus ou moins familiarisés depuis plusieurs années avec cette opération, au moment de la publication à laquelle nous faisons allusion.

Quoi qu'il en soit, voici comment il faut pratiquer le curettage ou plutôt comment nous le pratiquons, car nous n'entendons pas suivre les auteurs dans toutes les modifications plus ou moins importantes qu'ils ont proposées.

La femme est préalablement antiseptisée grâce à un bain sulfureux et à des injections quotidiennes de liqueur de van Swieten répétées pendant plusieurs jours; on lui a tenu de plus, pendant au moins vingt-quatre heures, un tampon de vaseline iodoformée dans le vagin.

Doit-on la préparer à l'opération par une dilatation au laminaire? Sans y attacher trop d'importance, nous répondons affirmativement. En effet, non seulement la tige préalablement trempée dans de l'éther iodoformé et laissée de douze à vingt-quatre heures en place ouvre la matrice et abrège la durée du curettage, mais elle ramollit aussi le tissu utérin et permet d'obtenir une dilatation bien plus considérable avec les bougies de Hégar qui doivent toujours compléter l'action de la laminaire. Cependant, si la femme est très craintive et se refuse à cette dilatation préalable, nous n'insistons pas et nous nous contentons de l'action des bougies au moment de l'opération.

Faut-il endormir les malades pour pratiquer le curettage? C'est une erreur de croire que l'opération n'est pas douloureuse. Nous l'avons souvent pratiquée sans anesthésie chez des femmes de grande énergie. Beaucoup ont accusé des douleurs véritablement très pénibles. On peut, il est vrai, les atténuer par l'action de badigeonnages à la cocaïne. Cependant, nous pensons que, chez les sujets pusillanimes et susceptibles de se débattre pendant l'opération, il est beaucoup plus simple d'administrer du chloroforme.

D'autant plus que dans ces cas l'anesthésie n'a pas besoin d'être poussée jusqu'à la résolution complète et qu'il suffit d'une petite dose de médicament pour éviter toute douleur à la patiente.

Les jambes sont tenues écartées par deux aides, ou mieux immobilisées avec des appareils spéciaux. Le vagin est lavé une dernière fois avec un litre de liqueur de van Swieten.

Découvrant alors le col à l'aide du spéculum, on en saisit la lèvre supérieure avec une pince de Museux, ou mieux avec la pince à deux mors qui se trouve aujourd'hui chez tous les fabricants d'instruments de chirurgie.

Doit-on abaisser l'utérus et l'amener à la vulve? Oui si l'organe ne résiste pas, si, dégagé de toute adhérence, il ne demande pour ainsi dire qu'à descendre. Dans le cas contraire, nous aimons mieux pour notre part opérer, le spéculum laissé en place, l'utérus simplement immobilisé, fixé avec la pince.

On commence par la dilatation, qui est très vite terminée

si on a préalablement introduit une tige de laminaire, mais qui ne demande pas plus de dix à vingt minutes avec les bougies de Hégar, alors même que la cavité n'a pas été encore ouverte. Les bougies sont poussées fermement, mais cependant sans violence. On les a préalablement trempées dans de l'alcool et enduites de vaseline iodoformée.

Quand on arrive au n° 10 du jeu de Hégar, on peut introduire une curette moyenne; le n° 14 permet le passage d'une curette aussi volumineuse que possible.

Nous donnons la préférence aux curettes à boucle et légèrement coupantes. Nous commençons en nous servant d'une curette volumineuse, puis nous en introduisons une plus petite. Enfin, nous terminons avec un instrument inventé par Trélat et qu'il a justement comparé à un ongle.

La première curette fauche les grosses fongosités, la petite enlève les tissus morbides qui peuvent être demeurés dans les angles de la matrice. L'ongle racle le fond, parfait le travail des deux curettes et permet de ne rien laisser de pathologique dans l'organe. Il faut couper les fongosités, les faucher, en imprimant à l'instrument un mouvement de rotation de droite à gauche sur sa partie postérieure et de gauche à droite sur sa partie antérieure, le mouvement d'une clef que l'on veut faire tourner dans une serrure. On doit appuyer sans violence et arriver jusqu'au muscle, ce que l'on perçoit très bien au bruit et à la sensation fournie par l'instrument. Il semble que la curette racle un tendon, et l'on entend un véritable grincement déterminé par son frottement sur le tissu musculaire.

N'oublions pas qu'il faut tout enlever si l'on ne veut point s'exposer à une récidive, et ne craignons pas en conséquence d'insister longuement et de bien revenir sur toute la surface endométrique.

Voilà le curettage terminé. Il faut maintenant vider le contenu de l'utérus et déterger l'organe. On a construit des sondes intra-utérines nombreuses et variées pour ce temps de l'opération. Après nous en être servi comme tout le monde, nous avons cru devoir y renoncer. Nous avons vu, en effet, dans deux cas la projection du liquide déterminer un affaiblissement du pouls, avec pâleur de la face. Chez une de nos malades même nous avons eu à lutter contre des accidents syncopaux. Enfin les deux ont éprouvé des douleurs extrêmement violentes dans la région des ovaires pendant plusieurs heures après l'opération, à tel point que nous avons dû rester près d'elles plusieurs heures pour administrer des opiacés et appliquer des révulsifs.

Nous pensons que dans ces cas le liquide de lavage pénètre dans la trompe pathologiquement dilatée et que c'est son contact avec le péritoine qui détermine les accidents que nous avons observés. Ces accidents n'ont eu rien de grave, attendu que nous pratiquons toujours le lavage intra-utérin avec de la liqueur de van Swieten coupée par moitié d'eau bouillie. Cependant nous aimons mieux les éviter. L'utérus étant largement ouvert et béant, nous nous contentons donc maintenant de le déterger en y projetant le liquide antiseptique avec une seringue ordinaire. Nous essuyons ensuite la surface endométrique plusieurs fois avec des boulettes d'ouate antiseptique. Enfin, l'ayant bien nettoyée, nous procédons à sa cautérisation.

Nous la pratiquons avec l'écouvillon de Doléris que nous mouillons de glycérine créosotée préparée de la façon suivante :

    Glycérine chimiquement pure . .   20 grammes ;
    Créosote de hêtre   10   —
    Bien agiter le mélange avant de l'employer.

Nous commençons par l'introduction d'un écouvillon dur et volumineux. Nous finissons avec un écouvillon doux. Le manche de l'instrument est coudé avant l'opération afin de permettre au médecin de lui imprimer facilement quelques mouvements de rotation.

Après l'écouvillonnage, on enlève la pince de Museux. On pratique un dernier et très complet lavage à l'eau antiseptique de tout le vagin, et l'on repousse l'utérus en haut, l'immobilisant avec de petits tampons d'ouate antiseptique, bien enduits de vaseline iodoformée au 1/4.

Ces tampons sont laissés quarante-huit heures en place. Après ce temps, on fait à la malade trois injections quotidiennes d'eau bouillie.

Pour les soins consécutifs, nous nous comportons comme après l'accouchement, laissant la malade au lit une bonne semaine, veillant à la régularité des garde-robes, prescrivant une alimentation douce, empêchant enfin tout travail de force et défendant les rapports génitaux tant que les règles ne sont pas revenues.

Nous avons fait bien des fois le curettage de l'utérus. Nous avons observé les deux incidents que nous venons d'exposer, et qui n'ont eu aucune conséquence fâcheuse, puisque les deux opérées ont eu des enfants depuis, et se portent très bien aujourd'hui. En pratiquant le lavage de la matrice suivant le procédé que nous indiquons, on évitera d'ailleurs les ennuis que nous avons nous-même subis. Maintenant, à part ces deux cas, la guérison de nos malades a toujours été obtenue sans la moindre complication.

Avons-nous besoin d'ajouter que nous prenons dans le cours de l'opération les précautions antiseptiques les plus minutieuses? Mais avec ces précautions nous considérons que le curettage ne présente absolument aucun danger.

OPÉRATION D'EMMET (HYSTÉRO-TRACHÉLORRHAPHIE)

Nous avons dit souvent dans le cours de ce volume que nous ne saurions admettre sans protestation la qualification d'opération d'Emmet pour désigner « l'hystéro-trachélorrhaphie ».

M. Péan, en effet, a toujours pratiqué cette opération sans songer à y attacher son nom, sans même penser à lui créer une place à part dans le chapitre de chirurgie générale des anaplasties.

« La métrite, nous disait-il, est parfois déterminée et entretenue par des déchirures plus ou moins considérables du col. Dans ces cas je me suis toujours bien trouvé de la restauration de ces déchirures, que je pratique antiseptiquement avec du catgut après avoir largement avivé les surfaces séparées. » Cette phrase, que nous avons entendu bien des fois répéter à l'hôpital Saint-Louis ne résume-t-elle pas de la façon la plus complète la théorie et le manuel opératoire de l'hystéro-trachélorrhaphie?

D'ailleurs Emmet n'est pas le premier qui ait vu et diagnostiqué les déchirures de la matrice et compris leur rôle dans la pathogénie des affections utérines.

En 1861 Roser[1], dans un travail à peu près complet au point de vue symptomatique et auquel on n'a eu à ajouter depuis que des descriptions opératoires, fait connaître très minutieusement les déchirures profondes qui siègent parfois sur les parties latérales du col. Il montre les causes de ces déchirures déterminées quelquefois par les opérations pratiquées dans l'intérieur de l'utérus, mais plus souvent la conséquence d'un accident d'accouche-

[1] Roser, *Das ectropium am Muttermund, Arch. f. Heilk*, 1861.

ment. Il expose les troubles généraux sous leur dépendance, troubles névralgiques, cérébraux, etc. S'étendant enfin sur les lésions locales qu'elles déterminent, il décrit l'ectropion de la muqueuse du museau de tanche. Cet ectropion, il faut savoir le rechercher, car le tissu utérin déchiré se recouvre généralement de surfaces granuleuses qui remplissent le sillon de la cicatrice et transforment ce sillon en une surface se continuant de chaque côté avec la surface du col dont on la distingue à peine par l'absence d'épithélium, par la coloration tantôt rouge, tantôt violacée, enfin par la difficulté que l'on éprouve à obtenir la cicatrisation de cette ulcération particulière et qu'il importe de reconnaître si l'on ne veut pas s'exposer à des efforts aussi prolongés qu'impuissants. Roser vit donc nettement l'importance de ces lésions de déchirures, leur influence sur les désordres utérins et généraux trop fréquemment sous leur dépendance.

Après Roser, nous devons signaler sir James Simpson qui fait allusion également dans ses écrits aux lésions que nous étudions.

Emmet ne vient qu'en troisième lieu avec un premier *Mémoire* publié en 1869, mémoire d'ailleurs peu connu, et qui n'eut aucun retentissement. En 1874 cet auteur reprend la question en insistant surtout sur le traitement chirurgical des déchirures ; dans son travail, il donne une série d'observations heureuses à l'appui du manuel opératoire qu'il conseille. Ce second mémoire d'Emmet eut un retentissement considérable en Amérique et en Europe. C'est à lui que l'auteur doit de donner son nom à l'hystéro-trachélorrhaphie, et nous nous plaisons à reconnaître qu'il fit énormément pour la vulgarisation de l'opération jusqu'alors peu connue et pratiquée seulement à de rares intervalles par quelques chirurgiens isolés.

Depuis ce travail d'Emmet, de nombreux écrits, inspirés généralement par une observation heureuse, ont été publiés sur les déchirures du col et sur leur traitement chirurgical. Citons en particulier ceux de Spiegelberg, Breisky, etc.

Ph. Munde a donné de la question un bon résumé traduit et reproduit dans les revues françaises qui traitent particulièrement des sciences gynécologiques.

Enfin plusieurs thèses ont été présentées sur le sujet devant la Faculté de Paris.

La question est donc bien connue maintenant et nous pouvons dire que la thérapeutique de ces déchirures est chose passée aujourd'hui dans la pratique de tous les gynécologistes.

Il serait très important d'être éclairé non seulement sur la fréquence de la lacération, mais encore sur le nombre des cas où cette lacération donne lieu à des symptômes ayant une importance réelle.

Goodell admet que sur six femmes souffrant d'une affection utérine une au moins est atteinte d'une lacération non cicatrisée du col de l'utérus.

Pour Emmet la moitié des affections utérines survenant chez des multipares sont dues à la déchirure du col.

Simpson enfin pense qu'il existe toujours un certain degré de lacération chez les femmes après la délivrance.

Nous ne saurions aller aussi loin que Goodell et Emmet dans son second *Mémoire*.

Les conclusions de ce dernier auteur, lors du premier travail, nous paraissent au contraire absolument justes, et nous nous rallions très volontiers aux trois propositions qu'il émit alors relativement à la fréquence de la lésion :

1° Il existe toujours un certain degré de lacération à l'extrémité inférieure du col à la suite du premier accouchement ;

2° Un grand nombre de ces lacérations guérissent spontanément ou existent sans donner lieu à des symptômes graves ;

3° Dans certains cas, au contraire, elles deviennent un facteur étiologique important de maladies utérines.

Une première conséquence découle de ces trois propositions : « Trop souvent, dit avec raison Churchill, les femmes informées que l'accouchement a été le point de départ de leur affection accusent de maladresse et d'imprudence la personne qui les a assistées en couches. » Il faut les détromper au nom de la vérité et de la justice. Si la déchirure du col, en effet, est incontestablement une des conséquences de l'accouchement artificiel, il est non moins certain qu'elle peut être observée à la suite d'une délivrance rapide et naturelle chez la femme la mieux assistée.

L'évacuation hâtive du liquide amniotique, la rigidité cerviale pendant le travail, l'avortement accidentel ou provoqué, la dégénérescence inflammatoire, néoplasique ou autre, du tissu utérin au voisinage de son orifice externe, peuvent être la cause de la dilacération cervicale ; mais c'est principalement l'accouchement précipité qui la détermine, ainsi que la délivrance hâtive par la version ou par le forceps.

Les déchirures du col sont parfois bilatérales ; quelquefois cependant elles peuvent ne se produire que d'un côté. Suivant les auteurs, on les observerait presque exclusivement sur le diamètre transversal du museau de tanche.

La vérité est qu'elles sont aussi antérieures ou postérieures, surtout quand il s'agit de déchirures déterminées par des instruments portés dans l'intérieur de l'utérus, et que les déchirures multiples ou étoilées sont peut-être les plus fréquentes.

Leur aspect est très différent suivant qu'on les examine au moment où elles viennent d'être produites ou à une époque éloignée de l'accident. Les troubles symptomatiques qu'elles déterminent ne sont pas non plus les mêmes.

Supposons d'abord une déchirure ancienne du tissu utérin. Ordinairement, comme l'expose très bien Roser, il est assez difficile de la diagnostiquer. Ce n'est plus une fente, en effet, ce n'est pas davantage une ligne de tissu cicatriciel qui décèle la lésion; une surface granuleuse, rebelle aux moyens thérapeutiques ordinaires, surface triangulaire dont le sommet se perd vers le cul-de-sac correspondant et dont la base se continue largement avec la muqueuse interne du col, muqueuse mise à nu et enflammée par le fait du renversement (ectropion) des lèvres cervicales, facile à reconnaître au simple toucher, en constitue le principal symptôme physique. Cette surface recouverte de pus est baignée par le liquide utérin qui s'écoule de la cavité béante du col. L'ectropion, d'autant plus prononcé que l'utérus est plus abaissé, exagère considérablement le volume du museau de tanche, et, si les phénomènes inflammatoires sont intenses, on peut observer un véritable étranglement de la muqueuse cervicale, disposition qui rappelle, ainsi que l'ont justement remarqué bon nombre d'auteurs, certains cas de paraphymosis.

Tels sont les symptômes appréciables à la vue de la déchirure ancienne du col utérin. Disons en passant que le spéculum de Sims les montre d'une façon très nette. Le toucher, en nous faisant sentir le col renversé, granuleux, irrégulier sur sa surface, permet d'ailleurs avant l'examen au spéculum de soupçonner l'existence de la lésion.

L'hystérométrie est difficile malgré la béance exagérée du col, en raison de la congestion excessive de la muqueuse utérine. Enfin l'on retrouve les autres symptômes physiques de toute inflammation chronique de l'utérus.

Au point de vue fonctionnel on observe, indépendamment de l'écoulement muqueux que nous avons signalé, des hémorragies utérines spontanées ou déterminées par les rapports génitaux. Il y a de la douleur lombaire, et l'on voit apparaître le cortège des phénomènes signalés d'ailleurs dans toute inflammation prolongée de l'utérus, pesanteur à l'hypogastre, tiraillements dans l'aine, leucorrhée, troubles menstruels plus ou moins prononcés, etc. Naturellement la marche exagère tous ces symptômes, la fécondation est difficile, et c'est avec raison que Olshausen regarde les anciennes déchirures du col comme une cause possible d'avortement. Il y a souvent du vaginisme et le coït est parfois suivi d'une réelle fatigue.

Breisky pense que ces dilacérations peuvent également déterminer le cancer; il serait difficile d'appuyer cette opinion sur des chiffres, mais elle est soutenable *a priori* puisque nous apprenons en pathologie générale que le cancer, accident local d'un état constitutionnel, se porte de préférence sur les points faibles de l'organisme.

Tels sont les désordres fonctionnels des déchirures anciennes du col de l'utérus. On comprend que l'on ne saurait les retrouver dans les déchirures récentes.

Celles-ci se présentent sous l'aspect de véritables fentes creusées dans le tissu utérin et dont la surface est constituée par ce tissu. Elles se prolongent plus ou moins haut dans le cul-de-sac qu'elles dépassent même quelquefois, exposant la malade au phlegmon péri-utérin.

On peut observer des hémorragies ; mais elles sont généralement peu tenaces et ne résistent pas aux simples injections d'eau chaude. L'involution utérine est gênée si la déchirure a été déterminée par le fait d'un accouchement laborieux.

On pourra très bien reconnaître la production d'une dilacération soit dans le cours d'une application de forceps, soit pendant une version ou l'extraction d'un polype, etc. Le tissu utérin se déchire comme une étoffe, c'est-à-dire qu'une rupture étant déterminée, la solution de continuité s'étend immédiatement jusqu'au voisinage du cul-de-sac, ce que l'on voit et ce que l'on perçoit à la détente immédiate qui se produit dans la résistance de l'orifice.

Que si, par hasard, l'accident a passé inaperçu, on pourra le diagnostiquer au toucher, le sillon étant alors autrement prononcé que dans les déchirures anciennes. Enfin, l'application du spéculum américain dans le décubitus latéral ne laissera aucun doute sur la réalité de la lésion.

Quelle sera la conduite du chirurgien devant une dilacération récente ?

Kaltenbach conseille la suture immédiate après toute déchirure profonde. De cette façon, dit-il, il lutte non seulement contre les hémorragies et l'infection purulente, mais il arrête aussi les altérations ultérieures des parois cervicales. Le conseil serait peut-être difficile à suivre quand il s'agit d'une solution de continuité produite par une application de forceps ou par toute autre manœuvre obstétricale.

Dans ce dernier cas, mieux vaut, suivant nous, attendre quelques jours et, la femme un peu remise, rapprocher les bords de la plaie qui se réunissent d'autant mieux que l'utérus est en régression et présente une très grande vitalité. Ce qu'il y a de certain, c'est que huit jours après l'accouchement on doit pratiquer le toucher vaginal, et qu'à la fin du mois tout accoucheur soucieux doit procéder à un examen complet des organes génitaux.

Si cet examen n'a pas été fait, si le col déchiré n'a pas été restauré dans les trente jours qui ont suivi l'accident, soit par le fait du refus de la malade ou de sa famille, soit pour toute autre raison, si le chirurgien en un mot se trouve en face d'une déchirure ancienne avec tous les désordres locaux et généraux que nous venons de signaler, il doit en conseiller l'opération et pratiquer le plus tôt, possible l'hystéro-trachélorrhaphie. Car, en attendant, on permet aux symptômes exposés déjà de s'exagérer ; des déplacements organiques se produisent ; on peut même assister au développement d'un phlegmon péri-utérin.

Il est vrai que dans certains cas bénins la lacération peu étendue du col de l'utérus guérit parfois spontanément avec le temps, ou n'est pas absolument incompatible avec la santé. Dans ces petites déchirures, la guérison peut aussi être obtenue par l'emploi d'injections astringentes ou altérantes sans recourir à l'opération d'Emmet. Mais, en général, il faut bien le reconnaître, la lacération cervicale a peu de tendance à se réparer spontanément, surtout lorsqu'elle est étendue.

Quoi qu'il en soit, le traitement sera d'abord palliatif, d'autant plus qu'il faut toujours préparer l'utérus malade à l'opération en supprimant autant que possible les symptômes accessoires.

Cette vérité, méconnue dans les premiers travaux d'Emmet, a d'ailleurs été proclamée par ce gynécologiste lui-même dans ses publications ultérieures. Aussi conseille-t-il comme opération préliminaire les scarifications, le raclage des fongosités cervicales, le badigeonnage iodé du museau de tanche, les tampons astringents, les injections d'eau chaude, le repos au lit et, à son défaut, l'usage méthodique de pessaires, de ceintures hypogastriques, enfin tout ce qui est susceptible de décongestionner l'utérus ;

et cette thérapeutique préparatoire, il ne craint pas de la prolonger pendant plusieurs mois. Alors, seulement, il pratique son opération.

L'importance et la difficulté en sont bien différentes, suivant que les simples sutures des bords de la plaie sont possibles sans trop de tiraillements ou qu'il faut au contraire réséquer une portion plus ou moins étendue du col hypertrophié pour arriver à un rapprochement sérieux. Dans le premier cas, le manuel opératoire est des plus simples.

Voici comment Emmet le décrit et conseille de procéder :

La femme est couchée dans le décubitus latéral gauche. Si l'utérus est très abaissé, on peut la mettre aussi dans la position de la taille.

Peu douloureuse, l'opération ne nécessite l'administration du chloroforme que si la malade se montre trop impressionnable ou si la dilacération est trop étendue.

Dans ces deux cas, mieux vaut l'endormir, ne serait-ce que pour obtenir une immobilité complète. Emmet fait une sorte d'hémostasie préventive en appliquant avant l'opération autour de la portion vaginale du col, aussi haut que possible bien entendu, un fil métallique qui comprime non seulement les vaisseaux se rendant à cette portion vaginale, mais qui isole en même temps la région sur laquelle on opère et permet de rapprocher les bords de la plaie d'une façon d'autant plus heureuse que l'on se garde bien de tendre la muqueuse cervicale, tirant au contraire la muqueuse vaginale en bas et donnant ainsi à l'opérateur le plus d'étoffe possible. Le fil constricteur devra être volumineux ou mieux encore composé de plusieurs fils enroulés les uns sur les autres. Ses extrémités seront fixées dans une canule ou bien sur le ressort d'un écraseur.

Gaillard Thomas n'approuve pas cette hémostasie préventive.

Elle peut avoir, dit-il, deux inconvénients énormes : d'abord elle provoque des rapports artificiels ; ensuite, elle détermine, quand on retire la constriction, une petite hémorragie en nappe, qui empêche la réunion immédiate si importante à obtenir dans les cas de ce genre.

Quoi qu'il en soit, et pour revenir à l'opération elle-même, telle que la pratique Emmet, un assistant tend les lèvres du museau de tanche à l'aide d'un ténaculum ; l'opérateur incise soit avec des ciseaux, soit plutôt avec un bistouri, les surfaces déchirées qu'il avive et cruente absolument sur toute leur étendue. Que si la déchirure se prolonge au-dessus du cul-de-sac vaginal, il redouble de précautions et, tout en ayant soin de bien aviver les surfaces, ne perd pas de vue les vaisseaux importants de la région qu'il pourrait léser, particulièrement sur les parties latérales, le tissu cellulaire et le système lymphatique si prompts à s'enflammer et qui deviendraient volontiers le point de départ d'un phlegmon du ligament large d'autant plus regrettable, que cette phlegmasie ferait presque inévitablement manquer la réunion des parties.

Les surfaces étant bien avivées, on fait passer sur cette plaie opératoire un courant d'eau chaude destiné à arrêter la petite hémorragie qui se produit toujours. Emmet pense que ce simple moyen suffit pour supprimer l'écoulement du sang.

Au besoin l'on a recours au perchlorure de fer, et même l'on attend quelques heures avant de pratiquer les sutures. Trois ou quatre fils d'argent sont passés à travers le tissu utérin à l'aide du porte-aiguille qui est enfoncé à 5 millimètres de la substance avivée, les bords sont rapprochés d'une façon aussi exacte que possible, les fils les immobilisent dans cet état de rapprochement. Bien entendu, l'on a soin de ménager une ouverture cervicale suffisante en se souvenant que, pendant le travail des réparations, cette ouverture présentera encore une certaine diminution. Les chefs des fils, enroulés ensemble au moyen d'une petite bande de dyachilon, sont amenés au dehors et soigneusement fixés.

Ces fils sont laissés en place de huit à dix jours, la malade ne se lève que le quatorzième.

Que si le rapprochement des bords de la déchirure est impossible en raison de l'hyperplasie du tissu utérin et de l'ectropion que nous avons signalé, il ne faut plus se contenter de l'opération décrite, mais la faire précéder d'une résection cunéiforme du tissu utérin.

De même, dans les cas de lacération multiple et étoilée, il serait trop long et trop compliqué de réunir séparément chaque fissure. On fait la même résection de tissus, résection latérale cunéiforme, qui ramène la lacération au type bilatéral et rend le rapprochement extrêmement simple et facile.

Le morceau enlevé est assez volumineux pour qu'il n'existe aucune tension après le rapprochement par les fils. Au point de vue de la profondeur, il est bon d'arriver au voisinage du cul-de-sac, de façon que l'ectropion soit complètement corrigé. Les bords de l'incision sont soigneusement déterminés à l'avance, deux érignes fixent l'utérus qui ne peut faire aucun mouvement. La femme dans ces cas graves a été presque toujours endormie, à moins de raisons organiques spéciales.

Enfin le rapprochement définitif n'est fait que lorsque la surface cruentée ne verse plus de sang, car il serait particulièrement malheureux de manquer la réunion immédiate après un pareil délabrement. D'ailleurs, les fils ne sont retirés alors que tardivement; ils le sont progressivement, avec précaution, et de telle façon, que si la plaie ne paraît pas entièrement réunie, on en puisse encore laisser quelques-uns en place.

Tels sont les procédés opératoires classiques, ceux que recommande Emmet et que tous les chirurgiens ont suivis après ce gynécologiste. Mais nous ne parlerons pas des modifications plus ou moins compliquées proposées et adoptées par d'autres auteurs. Qu'il nous suffise de dire que nous avons appris de M. Péan à pratiquer l'opération dans des conditions infiniment plus simples et que nous voulons maintenant exposer.

Nous ne craignons pas de conseiller notre manuel opératoire à nos confrères en raison de sa facilité.

La méthode d'Emmet demande des assistants nombreux et exercés. En procédant comme nous allons l'indiquer, il suffit d'un médecin pour l'anesthésie et de deux femmes intelligentes à la disposition de l'opérateur.

Et d'abord nous plaçons la malade dans le décubitus dorsal, la cuisse relevée et même fléchie sur le ventre. Il y a des appareils très nombreux qui permettent d'obtenir cette position ; mais deux aides peuvent maintenir les membres aussi bien que ces appareils.

A moins d'indications spéciales, nous administrons le chloroforme afin de n'avoir pas à redouter les mouvements de la patiente.

Nous avons dit que nous faisons précéder toujours l'opération d'un curettage, l'inflammation n'étant jamais limitée au col et atteignant plus ou moins, dans tous les cas, le corps de l'utérus. Ajoutons que le curettage a été précédé lui-même, autant que possible, dans les cas d'hystéro-trachélorrhaphie, d'une dilatation à la laminaire, cette dilatation déterminant le ramollissement du col et le rendant infiniment plus souple, plus malléable.

L'utérus est amené à la vulve, fixé avec deux pinces de Museux, l'une placée au-dessus de la déchirure, l'autre au-dessous.

Les lèvres du côté droit sont écartées par le doigt d'un aide qui tient en même temps la pince fixatrice supérieure ; les lèvres du côté gauche sont également maintenues et fixées par un second aide placé de l'autre côté, qui immobilise la pince inférieure.

L'opérateur a donc le col sous les yeux et rien ne lui est plus facile que de tailler ses lambeaux.

Nous nous plaçons dans l'hypothèse d'une déchirure simple. Celle-ci est cruentée soigneusement au bistouri et aux ciseaux. Le fond de l'incision est particulièrement surveillé et bien dégagé de tout son tissu cicatriciel. En projetant un filet d'eau, en nettoyant la plaie avec un peu d'ouate hydrophile, on voit facilement les ilots du tissu ancien qui persistent et que l'on doit savoir enlever entièrement. Voilà la surface bien avivée, les tissus mis à nu sur toute l'étendue de la déchirure. Il ne reste plus qu'à rapprocher les surfaces cruentées et à pratiquer les sutures.

Nous donnons, avec M. Péan, la préférence au catgut qui se résorbe, n'irrite pas le vagin par son contact, et ne nécessite aucune manœuvre pour être retiré. Les fils, de 20 centimètres environ, sont passés avec une aiguille courbe. Il est toujours facile de les appliquer en renversant un peu l'utérus du côté opposé à la déchirure, avec les deux pinces de Museux tenues de la même main à présent que la surface est cruentée et que le col n'a plus à être maintenu ouvert.

Le fil passé n'est pas immédiatement noué, mais fixé avec une pince hémostatique qui tient ses deux extrémités.

Tous les fils placés, un dernier courant d'eau chaude est dirigé sur la surface cruentée, et c'est sous ce courant, c'est-à-dire les surfaces bien lavées, que les sutures sont définitivement arrêtées à l'aide d'un triple nœud. De cette façon l'on est absolument sûr de ne laisser aucun petit caillot entre les lèvres de la plaie.

Un dernier lavage antiseptique finit l'opération.

L'utérus est remonté et immobilisé à l'aide de tampons d'ouate antiseptique iodoformée. Enfin, l'on se comporte, pour les suites de l'opération, comme après l'opération de Schrœder que nous allons décrire maintenant.

Nous réservons en effet l'opération d'Emmet pour les déchirures unilatérales. Quand elles sont multiples, étoilées, nous conseillons et pratiquons toujours l'amputation du col.

OPÉRATION DE SCHRŒDER

On pourrait définir l'opération de Schrœder, l'amputation à doubles lambeaux des deux lèvres de l'utérus. Conseillée d'abord par l'auteur pour enlever les néoplasmes cervicaux, elle a été ensuite appliquée au traitement des déchirures multiples. Enfin, les Allemands la pratiquent aujourd'hui dans tous les cas de conicité ou même d'allongement un peu exagéré du col. En réalité, on doit la considérer comme presque toujours insuffisante pour la cure des néoplasmes. C'est une bonne opération lorsque l'on a à traiter un véritable allongement hypertrophique de la partie vaginale du col utérin. Enfin, sans la conseiller pour les cas de conicité utérine, nous la considérons cependant comme supérieure dans le traitement de cette disposition anatomique à l'opération de Sims.

Mais c'est principalement contre les faits de déchirures multiples avec ectropion et hypertrophie du col qu'elle doit être recommandée.

Nous serions moins affirmatif sur ses indications, dans les cas d'endométrite cervicale sans déchirures avec ectropion simple. Non pas qu'elle ne nous paraisse alors rationnelle ; assurément, elle constitue le plus sûr moyen de guérir rapidement et radicalement les malades. Mais nous estimons que, pour être tenace, cette endométrite cervicale ne l'est pas autant qu'ont bien voulu le dire les auteurs modernes, et qu'il faut, par conséquent, avant de couper la muqueuse cervicale, chercher à en obtenir la guérison par des cautérisations profondes, des injections, etc., qui dans beaucoup de cas préserveront la malade d'une opération en définitive toujours pénible, sinon dangereuse, ne serait-ce que pour les vingt jours de lit qu'elle nécessite.

Quelle que soit la raison qui nous amène à faire l'opération de Schrœder, voici comment nous la pratiquons. La malade est endormie et couchée comme pour l'opération d'Emmet. L'on a préalablement antiseptisé le vagin, dilaté largement l'utérus avec une tige de laminaire, puis avec les bougies de Hégar. Enfin, le curettage a été effectué, non seulement pour ne pas avoir à revenir sur le traitement de la métrite du corps, mais pour éviter de laisser une inflammation plus ou moins septique en arrière de la plaie opératoire.

L'utérus étant alors abaissé à la vulve comme pour l'opération d'Emmet, l'opérateur l'ouvre largement et divise le col en deux parties (antérieure et postérieure), en pratiquant deux incisions latérales ou en complétant les déchirures pathologiques qui peuvent être la cause de l'opération.

Sur la muqueuse cervicale de la lèvre inférieure fortement tirée en bas et en commençant au-dessus du tissu
malade, il fait alors une incision demi-circulaire de gauche
à droite, le bistouri n'étant pas placé perpendiculairement
à la muqueuse, mais obliquement, de façon à déterminer
une section qui remonte de bas en haut et d'avant en
arrière. La lèvre inférieure est alors tirée en haut et sur
le col, extérieurement, une seconde ligne parallèle à la
première est tracée au bistouri qui, de ce côté encore,
s'enfonce obliquement de bas en haut, mais cette fois
d'arrière en avant. Ces deux incisions se rejoignent dans
l'épaisseur de la lèvre, enlevant ainsi un véritable coin à
base inférieure et à sommet supérieur. La lèvre cervicale
n'existe plus, mais elle est remplacée par un sillon dont il
suffira de suturer les deux bords pour obtenir la formation d'une autre lèvre, celle-ci moins volumineuse, plus
élevée et débarrassée des tissus cicatriciels et pathologiques qui ont nécessité l'opération.

Mais cette suture des bords ne sera faite qu'après l'opération de la lèvre supérieure, qui sera traitée de la même
façon que l'inférieure.

Nous commençons par la lèvre inférieure pour ne pas être
gêné par le sang qui tomberait fatalement sur les instruments et sur le champ opératoire si l'on opérait celle-ci
en second lieu.

Nous faisons la section des deux lèvres avant de passer
les fils. Comme pour l'opération d'Emmet, nous préférons
le catgut aux crins de Florence et aux fils d'argent.

Sur les côtés, au niveau de la section, le rapprochement
des lèvres ne suffit pas, il faut aussi fixer la lèvre antérieure à la lèvre postérieure par deux ou trois fils latéraux.

Enfin quand tous les fils sont placés et isolés les uns
des autres à l'aide de pinces hémostatiques, on fait passer

sur toute la région un courant d'eau bouillie chaude légèrement antiseptisée de façon à nettoyer parfaitement les surfaces cruentées et à les débarrasser du moindre caillot, et c'est sous ce courant que les surfaces sont rapprochées et les fils noués d'une façon définitive.

Un dernier lavage est pratiqué, le col est remonté, puis immobilisé avec des tampons enduits de vaseline iodoformée. L'opération est terminée.

La malade est tenue pendant quelques jours sinon au régime lacté, ainsi que le recommande Munde, du moins à une alimentation légère. Quarante-huit heures après l'opération les tampons sont retirés et l'on se contente de faire tous les jours trois injections antiseptiques chaudes de 2 litres.

La patiente demeure vingt jours couchée, et nous lui conseillons généralement de passer également au lit ses premières règles. Enfin nous soutenons son utérus pendant deux ou trois mois avec des tampons antiseptiques enduits de vaseline boriquée.

Pratiquée de cette façon, avec toutes les précautions antiseptiques que nous avons recommandées, l'opération de Schrœder nous paraît absolument sans danger. C'est en tous cas une opération excellente quant à ses résultats.

Quand la tuméfaction post-opératoire a disparu, quand le tissu de cicatrice résorbé a fait place à un tissu définitif, le col petit, bien ouvert, apparaît au spéculum avec toutes les apparences d'un col normal. Aussi la préférons-nous à l'opération d'Emmet, ainsi que nous l'avons dit, toutes les fois que l'organe est très hypertrophié et que les déchirures sont multiples.

PÉRINÉORRHAPHIE

Le périnée peut être déchiré et même déchiré de la façon
la plus complète, sans que la femme présente la moindre
trace d'inflammation de l'utérus. Il semble donc au premier
abord que nous sortons de notre sujet en venant parler
ici de périnéorrhaphie. Aussi ne voulons-nous pas dans
ce paragraphe étudier tous les côtés de la question,
montrer comment se produisent les déchirures du périnée,
quelles sont leurs variétés, décrire les déchirures imcom-
plètes et les déchirures complètes, exposer les différentes
opérations préconisées contre ces accidents.

Nous entendons simplement, pour en finir avec la partie
opératoire de notre livre, compléter l'histoire des dilacérations du col, et indiquer cette vérité clinique, que presque
toujours, pour ne pas dire toujours, la cause qui a déterminé la déchirure de l'utérus a également exercé son effet
sur la vulve d'une façon plus ou moins fâcheuse, que
l'affaiblissement du plancher périnéal qui en est la conséquence expose la matrice à l'abaissement et entretient sa
prédisposition aux inflammations; que l'opération de
Schrœder par conséquent, comme l'opération d'Emmet
dans les neuf dixièmes des cas, doivent être complétées par
une restauration complète de la région, c'est-à-dire par
une périnéorrhaphie.

Bien entendu, si la déchirure est complète, c'est-à-dire si
les orifices vulvaire et anal sont réunis, la déchirure du
périnée dominera tous les autres symptômes. Les accidents utérins ne seront plus que des complications de cette
déchirure et la périnéorrhaphie constituera la première
sinon la seule opération à effectuer.

Ce n'est pas ces cas que nous entendons traiter ici. Ce serait commencer un nouveau chapitre absolument étranger à la question des métrites. Et puis, la description de tous les procédés opératoires nous entraînerait beaucoup trop loin. Nous voulons simplement parler de ces déchirures plus ou moins étendues, mais toujours incomplètes, dans lesquelles l'anus est respecté et le sphincter intact.

Les femmes vivent et circulent avec ces lésions comme elles marchent avec l'utérus enflammé et le col déchiré. Mais il n'en est pas moins vrai que l'insuffisance du plancher périnéal exagère tous les symptômes de la métrite et constitue un facteur puissant dans son étiologie. Il n'y a donc pas à hésiter : du moment où la femme est sous le chloroforme, nous devons chercher la guérison complète, le retour *ad integrum*, et restaurer le périnée, si petite que soit la déchirure.

Nous le faisons et recommandons d'autant plus volontiers, qu'en usant du procédé que nous allons exposer la malade ne court aucun danger de voir son mal s'aggraver, attendu que l'on n'enlève pas de tissu et que l'insuccès des sutures aurait pour seul effet de laisser les choses dans le même état que précédemment.

C'est à Lawson Tait que nous devons la description du procédé que nous recommandons et que nous employons en le modifiant, ou plutôt en le simplifiant un peu, ainsi que nous allons le montrer. Nous ne parlerons que de celui-ci, n'entendant pas, encore une fois, traiter complètement en un simple paragraphe, la question de la périnéorrhaphie, mais simplement indiquer une opération facile à pratiquer, et qui nous paraît compléter toujours très avantageusement les opérations d'Emmet et de Schrœder, que nous venons d'exposer.

Donc l'utérus curetté et restauré, l'on se dispose à reconstituer le périnée plus ou moins endommagé. Bien entendu, la région a été savonnée au savon antiseptique, lavée et soigneusement rasée. Le savonnage de la fourchette doit être complet ; il faut frotter non seulement la peau, mais la muqueuse du vagin avec une brosse à ongle, de façon à bien enlever toutes les substances irritantes, tous les germes pathologiques si volontiers collectés dans cette région.

Deux tampons ont été introduits dans le vagin, un qui y restera à demeure, le second destiné à préserver le premier du sang et des liquides répandus pendant la périnéorrhaphie, et que l'on retirera avant de lier les fils de la région.

L'intestin a été vidé par un grand lavement dans la matinée et par un purgatif doux la veille de l'opération.

Voici comment l'on procède. La malade est toujours dans la position adoptée pour le curettage et les autres opérations sur le col, les cuisses bien relevées. On introduit dans le rectum un tampon d'ouate antiseptique iodoformé et fixé avec un fil, puis, ce tampon placé, on met les deux doigts dans l'anus, les écartant de façon à bien étendre, à faire saillir aussi complètement que possible le septum vulvo-anal, la commissure postérieure et l'extrémité inférieure du vagin. Les grandes lèvres tirées au dehors achèvent de donner à la région autant de surface que possible.

Alors, avec un bistouri, nous pratiquons une incision curviligne, qui va de l'union de la grande lèvre droite avec la petite lèvre au point diamétralement opposé à gauche en suivant la ligne de séparation de la peau et de la muqueuse. Nous décollons ensuite la muqueuse et la peau avec le bistouri d'abord, ensuite avec des ciseaux, transformant l'incision en un véritable croissant de surface cruentée.

La partie centrale de ce croissant se trouve naturellement au centre, ses branches aux deux extrémités de l'incision. La tension de la peau par les doigts placés dans le rectum rend la dissection très facile, si facile que Lawson Tait la pratique toujours avec de simples ciseaux coudés. La chose évidemment peut se faire ; mais nous pensons qu'au niveau du tissu de cicatrice les ciseaux doivent parfois sectionner la peau, ou tout au moins la dégager difficilement du tissu de cicatrice. C'est pour cela que nous préférons disséquer à la fois au bistouri quand le derme est dur et adhérent, et aux ciseaux dans le cas où les tissus se séparent facilement.

Aussitôt libéré, le lambeau vaginal se rétracte et remonte, et l'on est toujours étonné de l'étendue de la surface cruentée qu'il découvre. Il ne reste plus qu'à réunir les deux branches du croissant pour constituer le nouveau périnée, ou plutôt le supplément de périnée obtenu par l'opération.

Lawson Tait se sert pour cette réunion d'une aiguille à manche presque droite et emploie des fils d'argent. Il fait pénétrer l'aiguille dans l'avivement, immédiatement en dedans de la peau pour éviter les douleurs que détermine la piqûre du derme. Il place les fils de bas en haut, et applique le dernier extérieurement au niveau des pointes du croissant. Il ne suture pas la surface vaginale. Enfin il fixe les sutures en passant les deux chefs du même fil dans une perle de plomb.

Pansement à la gaze iodoformée. — Les fils sont retirés du dixième au quatorzième jour.

Nous procédons d'une façon un peu différente.

Nous faisons les sutures cutanées avec du crin de Florence, et pour éviter la pénétration du liquide du vagin entre les lèvres de la plaie muqueuse nous y appliquons quelques points de catgut. Enfin nous ne craignons point de passer nos crins à un centimètre environ de la surface cruentée, la douleur accusée par les opérées nous ayant toujours paru insignifiante.

Comme pour les sutures du col, nous plaçons tous nos fils avant de les fixer, les isolant à l'aide de pinces hémostatiques fixées sur les deux chefs. Quand tous sont passés, nous dirigeons un courant d'eau chaude antiseptique sur les surfaces cruentées et nous ne rapprochons ces surfaces que lorsque celles-ci sont bien nettes, bien libérées des caillots et autres détritus qui pourraient s'opposer à la réunion immédiate.

Enfin, si la femme est maigre, nous consolidons les crins de Florence avec un double fil d'argent placé à la partie moyenne des surfaces cruentées, à 2 centimètres environ de l'incision, et fixé de chaque côté sur deux tiges de 4 centimètres formées par un bout de sonde de moyen volume. Ces deux tiges rapprochent encore les parties et empêchent toute hémorragie entre les lèvres de la plaie.

Le tampon vaginal protecteur et le tampon rectal ont été retirés avant la fixation des fils. Le second tampon vaginal est enlevé le lendemain de l'opération. Trois injections vaginales et des pulvérisations quotidiennes à l'iodoforme de la ligne de suture constituent tout le traitement consécutif.

Les tiges et le fil d'argent sont retirés dès le troisième jour.

Du dixième au quinzième, on enlèvera les crins de Florence.

Chez les femmes grasses dont les tissus ne demandent qu'à se rapprocher, nous nous contentons de l'application des crins de Florence.

Pratiquée avec les modifications que nous venons d'indiquer, l'opération de Lawson Tait nous a toujours donné des résultats satisfaisants. Une seule fois, une petite fistule périnéo-vaginale, déterminée par la suppuration d'un des points de suture, nous a obligé à pratiquer une cautérisation légère et à appliquer un fil d'argent supplémentaire. La malade a d'ailleurs parfaitement guéri.

Qus si les parois dilatées et lâches arrivent à la vulve et constituent des accidents de rectocèle, on réséquera un triangle de la muqueuse vaginale à base vulvaire et à sommet cervical (colporrhaphie). Les bords du triangle seront rapprochés avec des fils de crin de Florence suturés sous un jet d'eau antiseptique, et cette opération complétant la périnéorrhaphie, la restauration de la région sera complète. Les fils doivent être retirés du seizième au vingtième jour. Il ne faut pas craindre d'enlever un vaste lambeau. Alors même que la ligne de réunion est irrégulière et inégale, le rapprochement n'en est pas moins parfait et le résultat satisfaisant.

Nous devrions aussi et nous voudrions exposer le manuel opératoire de l'opération de Péan, de la castration utérine, la seule intervention rationnelle dans les cas de vaste suppuration pelvienne et de salpingite ancienne avec hecticité, fièvre et épuisement. Mais nous estimons qu'opération d'exception, cette castration ne saurait présenter au praticien qu'un intérêt relatif. D'ailleurs, les médecins que cette question pourrait intéresser trouveront tous les renseignements désirables : 1° dans la communication de M. Péan au Congrès de Berlin ; 2° dans une revue du même auteur publiée par la *Gazette des Hôpitaux* au cours de l'année 1891 ; 3° dans les *Bulletins* de la Société de chirurgie devant laquelle M. Segond a très bien exposé le manuel opératoire de la castration utérine ; 4° dans les *Annales de Gynécologie* (mars 1891) qui renferment un bon mémoire sur l'hystérectomie vaginale dans le traitement des suppurations péri-utérines (Segond) ; 4° enfin dans une notice présentée par M. Aubeau à la Société des Praticiens de France. Comme nous ne pourrions que copier ces différents travaux, n'ayant pas de la question une expérience personnelle suffisante, nous aimons mieux les indiquer au lecteur.

TROISIÈME PARTIE

ÉTUDES DE GYNÉCOLOGIE

PRÉSENTANT AVEC LES MÉTRITES DES RAPPORTS INTÉRESSANTS

CHAPITRE PREMIER

DE L'ALBUMINURIE DANS LES MÉTRITES ET DANS LES AUTRES AFFECTIONS DE L'UTÉRUS.
SA VALEUR SÉMÉIOLOGIQUE

Sommaire. — Importance de la question au point de vue du diagnostic, du pronostic et du traitement des maladies de l'utérus. — L'albuminurie peut se manifester en quatre circonstances : comme épiphénomène; par suite de la débilité générale; à titre de complication d'une inflammation vésicale; comme conséquence de la compression des uretères. — La compression des uretères est déterminée alors par le cancer (opinion de Lancereaux); par des corps fibreux (faits cliniques); par la métrite à forme hypertrophique (faits cliniques). Interprétation mécanique. — Importance de l'analyse des urines dans les affections utérines. — Diagnostic de l'albuminurie. — Diagnostic de sa cause. — Pronostic de l'albuminurie dans les maladies de la matrice. — Contre-indications opératoires et thérapeutiques qui découlent de son existence. — Indications thérapeutiques relevant du symptôme lui-même; relevant des maladies qui l'ont déterminé. — Conclusions.

On connaît l'albuminurie de la grossesse.

Dans un *Mémoire* publié en 1884 (*Annales des maladies des organes génito-urinaires*), M. Lancereaux a bien établi cliniquement, et surtout anatomiquement, les lésions rénales consécutives à l'épithélioma utérin.

Mais nous ne possédons aucun travail d'ensemble sur les rapports cliniques de l'albuminurie et des maladies de la matrice en général ; nous n'en possédons aucun sur ses relations avec les métrites. Et c'est principalement pour cette raison que nous croyons devoir donner ici cette étude.

Car la question, nous espérons le démontrer, présente le plus grand intérêt au point de vue séméiologique.

Non seulement, en effet, elle éclaire singulièrement le diagnostic des complications de tout un groupe de maladies, mais elle modifie radicalement le pronostic de ces affections et fournit à la thérapeutique des indications et surtout des contre-indications que l'on ne saurait négliger sans grand préjudice pour les malades.

L'albuminurie peut se manifester dans différentes conditions pendant le cours d'une lésion de la matrice :

1° A titre de coïncidence, d'épiphénomène. C'est ce que nous observons, par exemple, chez les athéromateuses, qui, de par l'état de leurs artères, sont prédisposées à la fois à l'inflammation de la matrice et à la néphrite interstitielle :

2° Elle survient parfois sous l'influence de la débilité causée par la lésion utérine. Cette forme est rare et doit être pratiquement considérée comme négligeable ;

3° Elle peut être consécutive à une lésion de la vessie ; elle-même sous la dépendance de la maladie primitive.

Expliquons-nous. Nous avons exposé souvent dans le cours de ce volume que fréquemment les affections utérines déterminent des troubles circulatoires qui deviennent le point de départ d'abord de congestions, ensuite de véritables inflammations vésicales. Or, ces cystites consécutives, comme toutes les cystites d'ailleurs, exposent la malade à l'engorgement des reins. Epiphénomène dans le tableau pathologique, l'albuminurie ne présente plus alors qu'un intérêt thérapeutique ; il est vrai que cet intérêt est encore pratiquement considérable ;

4° Enfin, l'albuminurie peut dépendre d'une véritable compression des uretères ; c'est ce que Lancereaux nous montre dans son *Mémoire* sur l'épithéliôma ; ce que nous avons pu constater nous-même dans des cas de fibrômes, et même simplement de métrites hypertrophiques.

Nous serons bref sur les trois premières formes :

En interrogeant la malade avec le plus grand soin, en analysant la marche des accidents, nous séparerons facilement l'albuminurie primitive de l'albuminurie consécutive.

En cas de débilité excessive, de grandes pertes de sang, nous ferons la part de la cachexie dans la production du symptôme.

De même, nous saurons, en pratiquant un examen minutieux et surtout en suivant le cas pendant quelque temps, déterminer l'origine vésicale d'une albuminurie survenue tardivement après des lésions prolongées de la vessie. Dans les faits de ce genre, il sera même bien plus difficile de rapporter l'inflammation de la vessie à sa véritable cause que de découvrir l'origine de l'albuminurie. Point important de pathologie gynécologique que nous avons déjà analysé, et que nous ne pouvons, on le comprend, que rappeler ici.

Quant à l'albuminurie par compression, la plus fréquente, pensons-nous, celle que nous voulons surtout exposer, elle a, pour le cancer de la matrice, été mise nettement en lumière par les autopsies de Lancereaux. Mais, cliniquement, tous les gynécologistes ont pu souvent l'observer.

On sait que les uretères, après avoir contourné le col de l'utérus, viennent s'emboucher dans le réservoir urinaire aux deux angles postérieurs du trigone vésical ; on

sait également que ce trigone correspond à la face antérieure du col de l'utérus, immédiatement au-dessus du cul-
de-sac vaginal.

On comprend dès lors que le cancer, qui, par le seul fait
de son évolution, présente la plus grande tendance à
envahir les organes du voisinage, puisse englober les
urétères soit sur leur trajet latéral, soit à leur arrivée
dans la vessie, et diminuer leur diamètre, obturer leur
canal. « Envahis par la végétation épithéliale, dit Lancereaux, ou simplement comprimés et rétrécis sur leur
embouchure, ils retiennent l'urine qui les distend et les
élargit au point que leur calibre peut atteindre celui de
l'intestin grêle. Ils se présentent, en effet, sous la forme de
canaux semi-transparents assez semblables à cet intestin. »

Et, ce que le médecin de l'Hôtel-Dieu a vu sur la table
d'amphithéâtre, nous l'avons souvent constaté cliniquement, pour notre part, dans le cours de l'évolution des
affections carcinomateuses de l'utérus.

Mais ce n'est pas seulement dans le cancer que nous
avons observé la compression de l'utérus. Voici quelques
faits qui nous sont personnels et qui ont, pensons-nous,
toute la valeur d'une autopsie, dans lesquelles l'albuminurie était sous la dépendance d'une compression par corps
fibreux des canaux conducteurs de l'urine. Le premier
est consigné dans les *Bulletins* de la Société obstétricale
et gynécologique (1887). En voici l'observation relevée à la
page 89 de ces *Bulletins* :

POLYPE FIBREUX CERVICAL DE L'UTÉRUS COMPRIMANT
LES URETÈRES. — OPÉRATION. — GUÉRISON DE L'ALBUMI-
NURIE. — PRÉSENTATION DE PIÈCES.

J'ai l'honneur de présenter à la Société un polype fibreux dont
j'ai pratiqué l'extraction le 6 novembre dernier.

Ainsi qu'on peut le voir encore à l'examen de la pièce, il s'agit d'un fibrôme assez résistant, avec prédominance de tissu fibreux par conséquent, ovoïde et présentant les dimensions suivantes :

> Grand diamètre : 6 centimètres ;
> Petit diamètre : 5 centimètres.

Il était inséré sur la paroi postérieure du col utérin, à sa partie moyenne (j'insiste sur cette particularité) par un pédicule court et de 3 centimètres seulement de diamètre. Le toucher rectal me permit facilement de reconnaître le lieu d'implantation au premier examen. Déjà partiellement engagé dans le vagin, au moment où j'en pratiquai l'extraction, son ablation fut par conséquent très facile.

L'ayant découvert au moyen d'un spéculum bivalve, je le saisis avec deux pinces de Museux, qui me permirent de l'amener presque jusqu'à la vulve, tout en exagérant encore son dégagement de l'utérus et en abaissant cet organe, ce que je fis avec une grande douceur au moyen de pressions sur le ventre et sans exercer le moindre tiraillement.

J'engageai alors le serre-nœud autour du corps fibreux, faisant glisser l'anse jusqu'au niveau du pédicule, dont la section fut simple et ne donna lieu à aucune hémorragie.

La malade étant vierge et déjà d'un certain âge (trente-neuf ans), l'opération présenta bien quelques difficultés ; mais je pus cependant la pratiquer sans anesthésie et, grâce aux soins de la plus minutieuse antisepsie, obtenir une guérison rapide.

L'opérée se leva le troisième jour, et reprit le septième sa vie ordinaire.

Mais ce ne sont pas ces particularités opératoires qui me paraissent présenter de l'intérêt dans mon observation.

J'ai dit que le polype était situé à la partie moyenne du col de l'utérus, par conséquent au niveau du point où les uretères contournent le col pour aller s'aboucher dans la vessie. Cette particularité serait-elle capable d'expliquer les phénomènes que j'observai à la suite de l'ablation de la tumeur ?

Mlle D... m'avait été adressée par son frère, un médecin de mes amis. Elle était, me disait-il, non seulement atteinte de son polype, mais elle avait de plus des lésions cardiaques, de l'emphysème avec attaques d'asthmes, enfin de l'albuminurie.

Ces lésions avaient pris une intensité extrême depuis deux ans environ, et avaient mis plusieurs fois sa vie en danger. Or, les symptômes fonctionnels du corps fibreux (hémorragie et coliques plus ou moins expulsives) remontaient à la même époque environ. Il est vrai que, rebelle à tout examen, la malade avait été très irrégulièrement suivie. Le polype même ne fut positivement reconnu que quelques jours avant l'opération.

L'idée ne me vint pas, je l'avoue, d'établir un rapport de cause à effet, entre ce polype et les autres symptômes d'ordre cardiaque et pulmonaire, pour lesquels, d'ailleurs, je n'étais pas consulté. Pourtant, je constatai l'existence de l'albuminurie, assez prononcée encore, le jour même_de l'opération.

Mais, lorsque la malade opérée, je la trouvai moins essouflée, plus calme, lorsque je constatai plus de régularité dans les battements de son cœur, lorsque surtout j'observai la disparition complète de l'albuminurie, je fus bien obligé de me demander si l'hypothèse d'une compression des uretères ne pouvait pas expliquer, pour la plus grande part, les symptômes observés.

L'albuminurie aurait exagéré, sinon constitué, l'emphysème et les accès d'asthme.

Et le cœur se serait pris consécutivement, etc. etc.

Nous ne reproduisons pas les autres conclusions que nous avons cru pouvoir tirer de l'observation lors de sa présentation à la Société obstétricale et gynécologique de Paris. Ce serait, d'ailleurs, nous exposer à des redites, puisque c'est à leur développement que nous consacrons cette étude. Qu'il nous suffise, au point de vue spécial où nous nous tenons aujourd'hui, de relever dans le cas les particularités suivantes :

Une femme est atteinte de corps fibreux, développés au niveau de l'embouchure des uretères. Consécutivement, elle devient albuminurique. Les corps fibreux sont enlevés, l'albuminurie guérit immédiatement.

Voici maintenant une seconde observation, inédite celle-ci, dans laquelle l'albuminurie fut constatée à l'intoxication mercurielle:

POLYPE UTÉRIN ENGAGÉ DANS LE COL. — ABLATION. — INJECTIONS A LA LIQUEUR DE VAN SWIETEN. — INTOXICATION HYDRARGYRIQUE. — ALBUMINURIE. — GUÉRISON.

En juillet 1888, nous recevons de Mme R..., de S.-S. (Cher), une lettre dans laquelle cette malade nous expose qu'elle est atteinte d'un petit polype diagnostiqué par son médecin ordinaire et qu'elle veut faire enlever à Paris. Comme elle ne dispose que de quelques jours, Mme R... nous prie, en nous fixant l'heure et le lieu, d'apporter tout ce qu'il faut pour pratiquer l'opération dès notre première visite. Tout en trouvant l'impatience de la malade quelque peu exagérée, nous nous rendons à son désir.

Le polype, du volume d'un œuf de poule, est engagé dans la cavité du col qu'il remplit complètement ; le corps de l'utérus ne paraît pas considérablement hypertrophié ; il est donc probable que ce polype est unique.

Assez mobile, nous l'abaissons avec tout l'organe comme dans la précédente observation ; puis avec des ciseaux longs, nous le dégageons après avoir incisé latéralement le col.

L'ablation terminée, nous mesurons l'utérus qui présente 14 centimètres de hauteur. Comme l'incision a porté sur un pédicule sessile et que la surface cruentée est relativement considérable, nous pratiquons un grand lavage intra-utérin à la liqueur de van Swieten.

Un tampon d'ouate hydrophile imbibé de pommade au sublimé est laissé dans le vagin, et nous quittons la malade, très rassuré sur les conséquences de cette bénigne intervention.

Aussi, grande est notre surprise, lorsque nous lui rendons visite le lendemain, de la trouver dans un état rien moins que satisfaisant.

Les gencives sont gonflées, chaudes, douloureuses et recouvertes d'une mince pellicule blanchâtre. Inappétence complète ; l'haleine est extrêmement fétide ; l'opérée est allée, depuis la veille, six fois à la garde-robe, rendant, nous dit-elle, des matières noires, odorantes comme de la chair gâtée. Le pouls est à 110, la température à 38°. Enfin, Mme R... accuse une fatigue extrême.

Devant cet ensemble de phénomènes, on ne saurait hésiter : l'injection de sublimé a déterminé une poussée d'hydrargyrisme aigu. Mais cette injection a été faite avec modération et n'a pas été répétée ; aussi cherchons-nous immédiatement quelle peut bien avoir été la cause prédisposante de cette intoxication.

Connaissant la facilité avec laquelle l'hydrargyrisme survient chez les personnes dont les reins fonctionnent mal, instruit d'ailleurs par notre première observation et par le *Mémoire* de Lancereaux, nous nous demandons si Mme R... n'est pas, elle aussi, albuminurique.

Les questions que nous lui adressons ne nous laissent aucun doute. Non seulement elle est sujette au gonflement des malléoles, à la bouffissure des paupières, à l'essoufflement, etc., mais son médecin a constaté deux fois l'existence de traces assez sérieuses d'albumine dans ses urines. Une analyse que nous pratiquons nous-même, immédiatement, nous montre que le liquide en est extrêmement chargé.

Un peu confus de n'avoir pas su, dans la précipitation de l'opération, prévoir cet incident, non sans inquiétude sur les conséquences d'une complication que l'analyse nous permet de supposer redoutable, nous mettons immédiatement la malade au régime lacté exclusif, conseillant, en outre, des purgatifs salins et des sudations obtenues à l'aide de vapeurs térébenthinées. Bien entendu, nous ne faisons plus les injections qu'à l'eau bouillie.

Rapidement, les phénomènes d'intoxication disparaissent, la quantité de l'albumine, primitivement considérable, sans doute à cause de l'exagération déterminée par le mercure, de l'imperméabilité du filtre rénal, diminue à chaque examen de la façon la plus évidente, et, dix jours après notre intervention, la malade quitte Paris débarrassée de son polype et ne présentant plus de traces d'albumine dans ses urines. Depuis lors, son état est resté normal.

On le voit, dans ce cas, l'albuminurie, par notre faute nous devons l'avouer, a été reconnue aux accidents d'hydrargyrisme. Comme dans la précédente observation, enfin, cette albuminurie était certainement sous l'influence du corps fibreux puisqu'elle disparut avec le polype malgré la poussée aiguë déterminée par l'hydrargyrisme.

Dans la troisième observation, que nous allons maintenant donner, la mort a été malheureusement le résultat de l'albuminurie, l'intervention n'ayant pu être pratiquée, à cause même de cette complication :

CORPS FIBREUX VOLUMINEUX DE L'UTÉRUS. ALBUMINURIE. L'OPÉRATION RADICALE EST REJETÉE A CAUSE DE CETTE COMPLICATION. TRAITEMENT DE L'ALBUMINURIE. ACCIDENTS URÉMIQUES. MORT.

Mme Ch..., domiciliée à Paris, rue de Trévise, nous vient consulter, en 1886, pour des douleurs pelviennes rapportées à une métrite, mais qu'il faut, en réalité, rattacher à des corps fibreux volumineux de l'utérus.

L'organe, en effet, atteint 22 centimètres de hauteur. Il donne à la palpation la sensation d'un utérus gravide de quatre à cinq mois. Mais l'hypothèse d'une grossesse ne saurait être admise un instant : aux bosselures, à l'évolution de la maladie, aux hémorrhagies, aux coliques menstruelles, etc. etc., le diagnostic est relativement facile à établir.

Les corps fibreux doivent être surtout interstitiels. Ils occupent non seulement le corps, mais aussi le col de la matrice, qui est dur, irrégulier, et particulièrement volumineux. Nous examinons les urines : elles renferment de l'albumine.

Cette constatation nous impose des réserves dans le pronostic, que nous soumettons au mari de la malade. Avant de rien tenter contre la tumeur, nous conseillons les purgatifs salins, le régime lacté absolu pour essayer de diminuer l'état pathologique des liquides émis.

Nous obtenons, en effet, une légère amélioration ; mais jamais l'albumine ne disparaît complètement. Doit-on commencer le traitement local ordinaire ? Ne serait-il pas plus rationnel, dans un cas de cette importance, de pratiquer l'hystérectomie abdominale et de supprimer ainsi toutes les conséquences de l'infiltration fibreuse? Ne voulant pas nous permettre de trancher une question si délicate, nous soumettons le cas à M. Péan, qui nous engage à persister dans le traitement médical, ne voulant pas entreprendre, dit-il, une opération aussi redoutable sur un sujet albuminurique.

C'est ce que nous faisons, appliquant d'ailleurs des pointes de feu sur le ventre, conseillant les lavements chauds, dilatant l'organe et agissant sur l'infiltration fibreuse à l'aide de nos bâtonnets médicamenteux qui nous donnent une diminution progressive de la tumeur et ramènent l'utérus à 15 centimètres seulement de hauteur.

Malheureusement, la malade ne se soumettant que très difficilement et très irrégulièrement au régime lacté qui lui répugne, l'albuminurie fait des progrès.

MM. les Drs Lancereaux, Brissaud et Millard, successivement appelés en consultation, ne peuvent que constater la marche en avant du mal, et, après deux ans de traitement, l'urémie chronique se manifeste.

Nous obtenons un répit à l'aide d'inhalations d'oxygène, mais le coma ne tarde pas à survenir, et deux mois après le début des accidents d'urémiques, la malade succombe avec les symptômes classiques de l'intoxication sur lesquels nous n'avons pas à insister.

L'hystérectomie pratiquée dès les premiers jours de l'albuminurie l'eût-elle sauvée ? Il est permis de le supposer. Mais il est certain que l'opération devait être considérée comme aléatoire, au moment où M. Péan et nous fûmes appelés à nous prononcer.

Telles sont, succinctement résumées, nos trois principales observations d'albuminurie déterminée par des corps fibreux. Elles nous paraissent concluantes et prouvent évidemment que les fibrômes, soit localisés dans le col, soit portant sur tout l'organe de la gestation, peuvent, comme le cancer, déterminer l'engorgement du rein, l'albuminurie, l'urémie et la mort.

Nous pourrions, de ces trois observations, rapprocher

quatre cas de fibrômes interstitiels qu'il nous a été donné
de traiter. Chez les quatre malades, nous avons eu la satisfaction de diminuer l'infiltration fibreuse et de supprimer l'albuminurie, mais nous ne voulons que signaler ces quatre
faits, les trois observations précédentes nous paraissant suffisantes pour la démonstration de notre thèse, et nous nous
empressons d'arriver à la troisième série des lésions
pathologiques de l'utérus dans lesquelles on peut encore
rencontrer l'albuminurie à titre de complication, à celle
qui présente le plus d'intérêt et pour laquelle seule nous
avons signalé les premières, puisque c'est à l'étude de l'inflammation de la matrice que nous consacrons ce volume.

Nous avons douze fois, chez des malades atteintes de
métrite à forme hypertrophique, trouvé de l'albumine dans
les urines.

Dans un des cas, la complication fut tellement grave que,
malgré le régime lacté, les purgatifs et les sudations, la
malade succomba comme Mme Ch..., emportée par l'urémie. Le diagnostic avait été établi dès les premiers jours,
et le traitement fut institué immédiatement avec beaucoup
d'énergie. Malheureusement, chaque intervention, pointes
de feu sur le col, scarification, traitement intra-utérin,
déterminait une nouvelle poussée du côté des reins et
une augmentation de l'albuminurie. Aussi dûmes-nous
assister impuissant aux progrès de la maladie.

Il est vrai que la situation était déjà très compromise au
moment où nous fûmes appelé. Quoi qu'il en soit, la
patiente fut emportée par une urémie à forme convulsive.

Une seconde malade, également atteinte de métrite à
forme hypertrophique, compliquée d'albuminurie, nous
quitta dans le cours du traitement et succomba quelque
temps après entre les mains d'un médecin électropathe qui
fut appelé à notre place.

Chez deux autres, l'albuminurie, d'ailleurs légère, disparut à peu près spontanément et sans thérapeutique locale ou générale.

Quant aux huit malades qui constituent la catégorie la plus nombreuse de nos observations, nous fûmes assez heureux pour voir disparaître chez elles à la fois et la métrite énergiquement traitée suivant les méthodes exposées dans notre volume, et consécutivement l'albuminurie qui était, par conséquent, bien sous la dépendance de l'état pathologique de l'utérus.

Ajoutons que, chez quatre de ces malades, nous dûmes supprimer les injections médicamenteuses par le fait d'intoxication hydrargyrique ou phéniquée, et que chez une le diagnostic de l'albuminurie et de la métrite, qui en avait été le point de départ, fut même posé dans des conditions à peu près analogues à celles que nous avons déjà signalées dans l'une de nos observations de corps fibreux.

Voici, d'ailleurs, le résumé du cas. Mme X... de Paris, souffrant de malaises mal déterminés, avait pris, sur le conseil d'une amie, des injections à l'acide phénique au 1/100. Quelques jours après, très effrayée de voir ses urines noires, elle nous vint consulter. Instruit par les autres faits que nous avions antérieurement observés, nous n'eûmes pas de mal à découvrir que la malade était réfractaire à l'acide phénique, parce que ses reins fonctionnaient mal et que leur congestion devait être rapportée à l'état hypertrophique du col, qui donnait à son tour une explication très suffisante des malaises accusés.

En résumé, nous avons trouvé l'albuminurie douze fois chez des malades atteintes de métrite à forme hypertrophique. Il est vrai que, si ces douze cas suffisent pour bien établir l'existence de la forme d'albuminurie que nous décrivons, la complication doit être néanmoins considérée comme exceptionnelle. C'est par centaines, en effet, que nous pourrions compter les malades atteintes de métrite avec hypertrophie considérable de l'utérus qui n'ont jamais, malgré nos recherches minutieuses et répétées, présenté la moindre trace de cette complication.

Quoi qu'il en soit, on voit, aux faits cliniques que nous venons de rapporter, qu'il faut, sinon modifier, du moins étendre considérablement les idées jusqu'ici admises dans la science sur les rapports de l'albuminurie avec les maladies de l'utérus et affirmer la possibilité de cette complication non seulement dans le cancer, où elle est tellement fréquente qu'elle doit être considérée comme faisant partie de l'évolution de la période ultime de la maladie, mais aussi dans les fibrômes et même dans les métrites, principalement dans les métrites à forme hypertrophique.

Peut-être l'observe-t-on dans certains cas de kystes ovariens et d'autres affections des annexes, mais le processus alors est complexe et nous devons avouer que notre expérience personnelle ne nous permet pas de poser, quant à présent, de conclusions pour cette classe de maladies.

C'est que, pour déterminer l'imperméabilité d'un conduit organique, il n'est pas besoin d'en obturer complètement la lumière. Une légère pression sur ce conduit peut être suffisante et arrêter la circulation sinon totale, du moins partielle des éléments qui le parcourent, surtout quand cette pression est continue. C'est ainsi que l'usage des jarretières, qui ne compriment cependant les veines que modérément et surtout indirectement, joue, chacun le sait, un rôle considérable dans le développement des varices des jambes. De même la rétroflexion, un fibrôme rétro-utérin du volume d'une petite noix, la métrite hypertrophique seule, etc., peuvent, en obturant le rectum, devenir le point de départ de constipations très opiniâtres. Et cependant, les fibres lisses de l'intestin présentent un développement autrement considérable que celui des fibres de l'uretère dans lequel l'urine chemine bien plus par la *vis a tergo* que par la contraction des parois du canal.

L'engorgement rénal, ainsi que le prouve surabondamment les belles expériences de Merklen, dans ses études sur la ligature des uretères, se produit avec une grande facilité du moment où la perméabilité de ces canaux est quelque peu entravée.

Or, les affections que nous venons de passer en revue ne produisent-elles pas pathologiquement la diminution expérimentalement obtenue par notre savant confrère ? Du moment où la partie cervicale de la matrice est hypertrophiée, ne tend-elle pas fatalement à réduire la lumière des deux uretères? « Après avoir passé, dit Sappey, sur les vaisseaux obturateurs et le cordon de l'artère ombilicales cet organe s'applique aux parties latérales du col de l'utérus, dont il croise la direction à angle aigu, de telle sorte que de postérieur il lui devient antérieur, répondant alors à la face antérieure de la vessie? » N'est-il pas voué fatalement par le fait de cette situation anatomique à la pression excentrique de l'utérus malade, voire même à la dégénérescence cancéreuse dans les cas d'épithéliôme utérin.

Et si l'on a pu trouver sur le cadavre l'obturation assez prononcée pour amener la dilatation de l'uretère, devons-nous être étonnés que l'urine, arrêtée à son embouchure dans la vessie, entrave dans les glomérules l'action du filtre rénal, en produise l'engorgement? Le processus pathologique peut amener une sténose plus prononcée et supprimer complètement la fonction urinaire déterminant ainsi finalement l'urémie et la mort. Quand on considère la facilité avec laquelle le rein s'engorge, quand on connaît la grande importance des fonctions de cet organe, une seule chose saurait nous paraître extraordinaire, c'est que les affections utérines auxquelles nous faisons allusion dans cette étude ne s'accompagnent pas plus souvent d'accidents brightiques.

Quoi qu'il en soit, une première conclusion s'impose après ce que nous venons d'exposer : le *gynécologiste doit analyser avec le plus grand soin les urines de toutes les femmes qui le viennent consulter pour une affection utérine.*

Nous n'indiquerons pas ici, bien entendu, les différents moyens de reconnaître l'albumine. Chacun sait que l'acide nitrique et la chaleur la précipitent également, mais que les deux procédés doivent être contrôlés l'un par l'autre.

Nous ne parlons que de ceux-ci qui sont usuels et à la portée de tout le monde.

Supposons l'albuminurie constatée. Il faut maintenant en déterminer la cause, et ce point de diagnostic, le plus délicat assurément, est aussi le plus important.

Nous avons dit qu'elle pouvait se manifester en quatre circonstances. Il s'agit d'abord de savoir si la présence de l'albumine n'est pas un épiphénomène et si elle ne doit pas être mise sous l'influence d'une cause étrangère à l'utérus pathologiquemeut hypertrophié. Par exemple, une femme accouchée depuis peu, présente de l'albumine dans ses urines ; elle a eu, au moment de ses couches, des attaques d'éclampsie. Il est alors rationnel de supposer que l'état pathologique actuellement constaté dépend d'une albuminurie de grossesse, qu'il faut traiter isolément et ne pas rapporter à l'état plus ou moins morbide de l'utérus.

Dans un ordre de faits semblables, une malade présente des lésions d'artério-sclérose très évidentes. Ses artères sont athéromateuses, son cœur accuse le bruit de galop caractéristique des vieilles néphrites interstitielles. Elle est, de plus, affectée d'une métrite plus ou moins hypertrophique. Dans ce cas, il est vrai, l'inflammation de l'utérus a pu jouer, jusqu'à un certain point, le rôle de cause déterminante, mais il est évident que la véritable raison de l'albuminurie est autre part et qu'il faut la chercher, comme les indications thérapeutiques, d'ailleurs, dans l'état général de la malade.

De même chez les femmes, qui relèvent de scarlatine, de diphtérie, etc., on ne songera pas, *d'abord*, à expliquer l'albuminurie qu'elles pourront présenter, par la compression de l'uretère, alors même qu'elles seront affectées de lésions utérines nettement déterminées.

Nous avons pu, dans un cas d'endométrite intense, rapporter à un rein flottant l'albuminurie que présentait simultanément cette malade. Une ceinture bien faite, en effet, fut suffisante pour réduire l'ectopie rénale, diminuer la congestion qui en était la conséquence et finalement supprimer l'albumine.

Un traumatisme rénal produirait le même résultat.

Le gynécologiste fera donc bien de songer à toutes les influences capables d'agir directement sur les reins.

Disons, d'ailleurs, que la compression ne s'observe guère que dans les lésions qui portent sur le col, ce qui s'explique par la disposition anatomique de la région, et que, s'il est sage d'examiner toujours les urines des femmes atteintes d'inflammation utérine, il est non moins indiqué de ne rapporter l'albuminurie à cette inflammation qu'après avoir éliminé toutes les causes susceptibles de l'avoir déterminée chez la malade en examen, principalement si l'inflammation atteint plutôt le corps que le col de l'organe de la gestation.

Ajoutons que cette compression, pour être efficace, c'est-à-dire pour déterminer de l'albuminurie, doit être ancienne et qu'il ne faut guère, en conséquence, songer à l'albuminurie mécanique que dans les affections chroniques de la matrice.

Avec un peu de tact médical, en se livrant avec grand soin à l'examen de la malade, en interrogeant sévèrement ses commémoratifs, on arrivera presque toujours, l'albuminurie constatée, à la rapporter à sa véritable cause. Nous verrons, au paragraphe des indications thérapeutiques, qu'il n'en est pas moins très important de la diagnostiquer.

De même, dans les cas de débilité excessive de la patiente, on doit savoir dégager la véritable raison de l'albuminurie que l'on observe. S'agit-il d'une cancéreuse de l'utérus, on pensera à la compression. Avons-nous à soigner, au contraire, une femme profondément anémiée par des pertes abondantes, une convalescente de fièvre grave, une chlorotique, on songera plutôt à l'influence de l'état général sur la fonction rénale.

Le fait de constater enfin une lésion vésicale *ancienne*, intense, tenace, elle-même plus ou moins consécutive à l'affection utérine, permet au gynécologiste de supposer que l'albuminurie diagnostiquée chez sa cliente n'est pas sous la dépendance de la compression, mais vient du fait de la propagation de l'inflammation de la vessie aux uretères et aux reins. C'est un point de la pathologie urinaire bien connu des spécialistes et sur lequel nous n'avons pas à insister ici. Que si l'on conserve quelques doutes sur la nature de l'albuminurie dans les cas de ce genre, on aura toujours la ressource de demander le diagnostic à la thérapeutique en mettant les malades au régime lacté exclusif et en pratiquant des instillations intra-vésicales si l'on suppose que le rein est enflammé consécutivement aux lésions du réservoir urinaire, en décongestionnant le col par des scarifications, des pointes de feu, en enlevant les polypes engagés dans sa cavité, si l'albuminurie paraît plutôt sous la dépendance de la compression excentrique des uretères.

L'albuminurie ne peut être rapportée ni à une lésion de la vessie, ni à l'état général de la malade, ni à une affection du rein, et l'on constate, en même temps que ce symptôme, des lésions plus ou moins graves de l'utérus et particulièrement du col de l'organe. Il est alors rationnel de supposer que ces lésions sont la véritable cause de l'albuminurie et de tirer de cette conclusion toutes les conséquences thérapeutiques qu'elle comporte.

Bien entendu, l'on ne se contentera pas de formuler le diagnostic d'albuminurie par compression utérine des uretères et l'on déterminera la cause de la compression (cancéreuse, inflammatoire, fibreuse, etc. etc.). C'est un point de diagnostic extrêmement important, mais sur lequel nous ne saurions nous étendre sans sortir absolument du cadre de ce volume.

Voilà l'albuminurie reconnue, sa cause déterminée.

Quels éléments va-t-elle fournir à la prognose? Il est bien certain, d'abord, que ces éléments seront variables suivant l'étiologie de la complication. Si elle existe à titre de coïncidence, elle doit être considérée comme fâcheuse, car elle entrave considérablement l'action du thérapeute.

Effet exclusif de la débilité organique de la malade, elle indique un état grave, et, par conséquent, oblige le gynécologiste à de très grandes réserves pour l'avenir.

Complication d'une lésion vésicale, elle est encore très inquiétante, surtout si l'inflammation de la vessie est elle-même sous la dépendance d'un état utérin assez tenace, comme une antéflexion prononcée, par exemple, un fibrôme extra-utérin, etc. etc.

Maintenant, si l'albuminurie dépend de la compression des uretères, son pronostic se confond avec celui de la lésion qui comprime. Il est très bénin, comme nous l'avons vu, dans les cas de polypes cervicaux, qu'il suffit d'enlever pour obtenir la guérison immédiate. Il ne présente encore rien d'inquiétant, surtout si l'albuminurie est peu intense et d'apparition récente, lorsque la compression dépend d'une hypertrophie inflammatoire simple du col. Pourtant il ne faut pas oublier que le rein longtemps congestionné subit des modifications de structure qui laissent son tissu malade et que, si l'albuminurie existe depuis longtemps, il est à craindre que le dégagement des uretères ne rende pas à l'organe de la filtration urinaire toute son intégrité anatomique. On fera donc certaines réserves dans les cas anciens, bien que le retour *ad integrum* demeure encore possible [1].

Que dire du pronostic de l'albuminurie dans les cas de compression des uretères par cancer du col? L'apparition de l'albuminurie dans les urines d'une cancéreuse est très importante à constater. Tant que le rein fonctionne normalement chez ces malades, la fin peut être considérée comme éloignée. Et, de fait, le processus ne portant sur aucun organe essentiel à la vie, l'on n'a pas de raisons de croire à une terminaison imminente. Au contraire, la mort est prochaine quand l'albuminurie commence à se manifester; elle est très prochaine si la quantité de l'albumine augmente rapidement.

C'est assurément le meilleur élément de pronostic que l'on puisse trouver dans cette triste maladie. Que de fois avons-nous pu affirmer la prolongation d'un état en appa-

---

[1] C'est une loi de pathologie générale, d'ailleurs, que les complications d'une maladie trop longtemps respectées finissent par constituer une autre maladie susceptible de persister après la disparition de la lésion primitive.

rence, cependant, très grave, à la constatation de l'intégrité des urines ! Que de fois, au contraire, sur le seul fait de l'existence de l'albuminurie, avons-nous prédit la mort rapide de malades dont l'aspect demeurait relativement satisfaisant !

Nous arrivons à la dernière partie, la plus importante, certainement, de notre étude. Quelles indications thérapeutiques le gynécologiste peut-il tirer du diagnostic de l'albuminurie chez une femme atteinte en même temps d'une lésion de l'utérus ?

Ces indications sont de deux ordres : générales et particulières.

Chez toutes les albuminuriques, on doit supprimer les injections et les pansements antiseptiques, quelles que soient la cause de l'albuminurie et la gravité de cette cause. Nous avons montré, par des observations concluantes, en effet, que le rein fonctionnant mal n'élimine plus alors les substances toxiques et que l'empoisonnement survient rapidement.

Pour la même raison, afin de ne pas jeter de ptomaïnes dans l'organisme, on interdira la viande, surtout la viande trop faite et mal cuite, de l'alimentation, et l'on s'en tiendra au régime végétarien avec des œufs frais et du lait. Si l'albuminurie ne diminue pas d'intensité, et à plus forte raison si l'urémie est imminente, on aura recours au régime lacté exclusif, auquel on fera bien d'ajouter des inhalations d'oxygène.

Maintenant, pour les indications particulières, revenons aux quatre groupes que nous avons successivement distingués dans ce travail.

L'albuminurie est-elle indépendante de l'état utérin ? Existe-t-elle à titre de coïncidence ? Elle doit évidemment être considérée comme dominant la scène et réclamer une intervention immédiate, sinon exclusive. Dans les cas de ce genre, nous déconseillons toute thérapeutique utérine violente, comme le curage, l'opération de Schrœder et, à plus forte raison, l'hystérectomie totale ou même partielle. Ce serait exposer, en effet, la malade à une poussée congestive du côté de ses reins et à une mort rapide. Car, on le sait, l'influence du traumatisme sur l'état général est redoutable chez les albuminuriques, et les opérées peuvent succomber très rapidement à la suite d'une intervention avec la congestion pulmonaire signalée par le professeur Verneuil chez les kélotomisés brightiques.

Que si l'albuminurie existe à titre de coïncidence, nous devons donc d'abord chercher à la supprimer. Ce résultat obtenu, nous aurons le droit de nous attaquer sérieusement à la lésion utérine.

De même, nous respecterons l'utérus des malades dont l'état général est assez grave pour ne plus permettre à l'albuminurie de traverser le filtre rénal.

L'albuminurie dépend-elle d'une lésion vésicale, elle-même sous la dépendance d'une affection utérine?

Nous mettrons la malade au régime lacté ; nous combattrons simultanément l'état inflammatoire de la vessie, en pratiquant des instillations au nitrate d'argent; enfin, si l'albuminurie s'atténue, nous attaquerons la lésion utérine, cause primitive de tout le mal. Il y a dans les cas de ce genre une question d'appréciation, de tact médical, qui demande une grande attention, une analyse minutieuse du cas. Il sera sage, en tous cas, de marcher avec précaution et de mesurer souvent le chemin parcouru en dosant l'albumine. Dans ces conditions, on ne tardera pas à éclairer nettement la route qu'il convient de suivre, et l'on verra s'il est meilleur de s'attaquer exclusivement à l'albuminurie ou simultanément à l'albuminurie et à la cystite, voire même à la fois aux deux complications et à la maladie utérine, cause de tout le mal.

Nous arrivons à la quatrième variété d'albuminurie, celle qui est nettement déterminée par la compression utérine des uretères.

Quelle sera la conduite du gynécologiste dans les cas de ce genre?

Elle ressort, pour la plupart des cas, ce semble, des observations que nous venons de donner. On doit enlever sans hésitation les polypes des albuminuriques, surtout les polypes du col. De même, tout en s'abstenant des antiseptiques que l'on remplacera par des substances aseptiques et de l'eau bouillie, on agira sur l'hypertrophie inflammatoire de l'utérus à l'aide de pointes de feu, de scarifications et même, si l'albuminurie ne disparaît pas, en pratiquant la résection du col.

Pour le cancer, nous considérons, en général, que l'apparition de l'albumine dans les urines doit être considérée comme une contre-indication formelle à toute intervention.

Pourtant, nous ne voudrions pas être trop absolu dans cette affirmation, et peut-être tenterions-nous encore les chances d'une opération dans les cas où la lésion serait bien circonscrite, *bien limitée au col;* mais nous n'en ferions pas moins de très grandes réserves sur le résultat final de cette intervention.

Pour les fibrômes infiltrés et occupant tout l'organe de la gestation, le cas peut être plus embarrassant, et nous avons vu, dans une de nos observations, M. Péan refuser d'opérer la malade à cause de son albuminurie, bien que cette albuminurie fût évidemment sous la dépendance du corps fibreux dont nous demandions l'ablation. C'est que le cas était grave, ancien et que la thérapeutique générale était demeurée impuissante contre la complication. De plus, l'hystérectomie totale seule pouvait dégager les uretères. Et pourtant, au début de l'apparition de l'albumine, la malade étant dans de meilleures conditions, ce chirurgien n'aurait certainement pas hésité.

C'est ce qu'il nous exposa en nous donnant les raisons de son abstention et formulant ainsi son opinion sur les cas du même genre : « Si l'on pouvait enlever les fibrômes par le vagin, j'opèrerais malgré l'albuminurie, et cela dans tous les cas; mais avec une albuminurie ancienne et rebelle je n'ose pratiquer l'hystérectomie abdominale, la seule opération possible ici. » Nous nous en tiendrons à cette conclusion du très compétent chirurgien.

De l'étude que nous venons de faire, il résulte :

1° Que l'albuminurie doit toujours être recherchée en gynécologie, et que le médecin serait coupable de négliger la constatation de ce symptôme;

2° Qu'il importe d'en déterminer, quand elle existe, l'étiologie et les rapports avec l'affection pour laquelle nous sommes consultés;

3° Qu'elle change entièrement le pronostic de certaines lésions utérines, qu'elle soit primitive ou consécutive à ces lésions ;

4° Qu'elle modifie parfois radicalement la thérapeutique de la maladie que nous avons à traiter, et qu'elle fournit au praticien des indications formelles toujours utiles et intéressantes à connaître.

CHAPITRE II.

STÉRILITÉ

Des rapports de la stérilité avec l'inflammation de l'utérus

Sommaire. — Opinion de Gustave Lagneau sur le rôle de la stérilité
dans la dépopulation de la France. — Erreurs de statistique. —
Importance sociale de la question. — Division. — Simple indication
des causes de la stérilité chez l'homme. — Anomalies. — Lésions
locales. — Influences générales. — Stérilité chez la femme. Trois
groupes de causes : 1° l'ovule est imparfait ou n'arrive pas à l'endo-
métre ; 2° le sperme ne peut gagner la cavité de la matrice (atrésies utérine ou hyménéale, vaginisme, anomalies de formes, de
situation, de direction, de l'utérus). Ces causes cependant ne sont
efficaces le plus souvent que lorsqu'elles s'accompagnent d'inflammation de la matrice ; 3° le milieu chimique et physique ne permet
pas au sperme et à l'ovule de se rapprocher et d'évoluer dans l'utérus. — Conclusions.

Analysant la question de la dépopulation en France, à
l'Académie des sciences morales et politiques, M. Gustave
Lagneau, dans la séance du 21 juillet 1888, disait, chiffres
et statistique à l'appui, que sur cent mariages français, de
treize (dans les départements les plus populeux) à vingt
(dans les grands centres) restent absolument inféconds,
et que, si la stérilité matrimoniale peut dépendre de l'homme
aussi bien que de la femme, elle est trois fois plus fréquemment le fait de cette dernière que celui du mari.

Nous estimons qu'il est plus facile de produire que de
démontrer la seconde partie de cette proposition, les

ménages sans enfants ne pouvant être soumis à l'enquête, qui seule ferait le jour complet sur la question. Cependant, quand on considère le système génital dans les deux sexes, quand on a constaté toute la série des lésions susceptibles d'entraver son fonctionnement régulier chez la femme, loin de considérer comme exagérée la proportion donnée par M. Lagneau, l'on est plutôt porté à l'amplifier et à prêter aux maladies du sexe féminin dans la production de la stérilité une importance encore plus considérable. Quel est en effet le rôle de l'homme dans la fonction de la génération? Sécréter l'élément fécondant et le déposer dans le canal vaginal. Au contraire, les organes génitaux de la femme doivent non seulement produire l'ovule, il leur faut encore le véhiculer de l'ovaire à l'utérus, laisser le sperme progresser du vagin jusqu'aux trompes, fournir enfin aux deux éléments un milieu chimique et physique qui leur permette de subir leur ultérieure évolution. En réalité, le rôle du mâle est absolument épisodique si on le compare à celui de la femelle dans l'ensemble des phénomènes qui constituent la fonction de la reproduction. Aussi comprend-on *a priori* que la stérilité soit le plus souvent sous la dépendance des lésions du système génital féminin.

Il est vrai que le gynécologiste ne voit pas exactement les choses comme le statisticien. Peut-être, en somme, la proportion indiquée par M. Lagneau est-elle trop forte si l'on ne considère que les ménages absolument sans enfants. Combien souvent, en effet, sommes-nous consultés par des femmes qui se croient stériles et dont l'appareil génital ne laisse rien à désirer, par des ménages dont l'examen le plus superficiel indique que la fécondité doit être exclusivement rapportée à l'homme. Mais, si la stérilité absolue des mariages peut être attribuée à l'un et l'autre sexe dans des proportions qui en réalité échappent à la statistique et relèvent exclusivement de l'hypothèse, il n'en est plus de même de leur stérilité relative, et l'on peut dire que quatre-vingt-quinze fois sur cent le mari qui a déjà fait ses preuves et dont la femme après une ou deux grossesses demeure stérile ne doit plus être incriminé ; l'infécondité *secondaire* du ménage doit être dans ce cas rapportée à une lésion des organes de la femme.

En un mot, sans discuter l'affirmation de M. Lagneau, nous pensons avec lui que la stérilité absolue est plus fréquente chez la femme que chez l'homme. Mais de plus nous estimons que les organes féminins étant infiniment moins résistants que ceux de l'autre sexe perdent bien plus souvent leur faculté de féconder, et qu'à ce point de vue la femme joue un rôle évidemment plus actif que l'homme dans la diminution de la natalité, particulièrement de la natalité des grandes villes.

C'est donc chez la femme qu'il est surtout intéressant d'étudier la question de la stérilité, et à ce point de vue nous pouvons dire que le gynécologiste s'attaque dans l'exercice de son art à l'un des grands problèmes sociaux de notre époque.

Ce serait méconnaître ce problème que de l'examiner à un point de vue exclusif et d'étudier la stérilité dans ses seuls rapports avec les métrites. Aussi, sans en analyser complètement les différentes causes, nous efforcerons-nous de les énumérer dans ce chapitre. D'ailleurs la question présente des rapports si intimes avec l'inflammation de la matrice qu'elle la complète véritablement. Ainsi que nous le montrerons, en effet, les lésions de statique et de conformation de l'utérus et des autres organes ne rendent ordinairement la femme stérile que lorsqu'elles se com-

pliquent de processus inflammatoire. Par conséquent, sous
ce rapport, la stérilité rentre donc très légitimement dans
l'étude des métrites.

Il est bien évident que nous n'étudierons pas ici les
causes de la stérilité chez l'homme. Pourtant, ne serait-ce
qu'au point de vue du diagnostic, nous croyons devoir les
énumérer.

L'anorchidie bilatérale est une raison absolue d'infécondité. La criptorchidie bilatérale, bien que normale dans
certaines espèces animales et par conséquent compatible
avec le fonctionnement régulier de la glande séminale,
rend également l'homme infécond dans la plupart des cas.
L'atrophie des testicules, quelle qu'en soit la raison (lésion
du système nerveux central, compression longtemps prolongée, inflammation de l'organe, métastase, intoxication :
sulfure de carbone, iode, etc.), amène également la suppression des fonctions de l'organe, et par conséquent la
stérilité. La tuberculose, le cancer, les tumeurs des enve-
loppes du testicule, du cordon, des vésicules séminales et
même des canaux éjaculateurs, de même que leur inflammation un peu prolongée peuvent enfin troubler la sécrétion spermatique au point de déterminer la stérilité. Le
diagnostic de ces états sera généralement facile. D'ailleurs,
l'analyse microscopique du sperme permettra toujours de
connaître exactement leur action sur le fonctionnement
normal de la glande.

Signalons encore parmi les causes anatomiques de l'infécondité chez l'homme les obstacles mécaniques apportés à l'éjaculation par les rétrécissements prononcés de
l'urèthre, par certains cas de phimosis très accusés, enfin
et surtout par l'épispadias et l'hypospadias.

Nous en avons constaté dans notre pratique des exemples

assez fréquents, pour considérer ces différents états pathologiques comme une des causes principales de la stérilité
masculine, et nous les signalons d'autant plus volontiers,
que la guérison est alors extrêmement facile à obtenir. La
dilatation de l'urèthre et la circoncision dans les deux premières hypothèses, la fécondation artificielle, si le sujet
est épispade ou hypospade, permettent toujours, en effet,
de supprimer l'infécondité des ménages relevant des causes
que nous venons d'énumérer.

Maintenant, l'homme peut être stérile tout en présentant
des organes normaux, une éjaculation parfaite, un fonctionnement régulier de son système génital. C'est qu'alors
le produit de la sécrétion du testicule est profondément
troublé sous l'influence de causes générales dont quelques-
unes même peuvent nous échapper. Le professeur Pajot a
bien montré l'importance de cette variété de stérilité, et
nous nous plaisons à proclamer que c'est à son enseignement que nous avons appris à connaître ce côté important de la question, d'autant plus intéressant à signaler
ici qu'il est généralement ignoré.

Donc le sperme, normalement éjaculé, peut ne rien valoir
pour la reproduction. C'est ce que l'on observe fréquemment dans le diabète et l'albuminurie à une certaine
période, assez souvent dans la tuberculose et le cancer,
beaucoup plus rarement dans la syphilis et l'arthritisme.
C'est ce que nous voyons, chez certains sujets, d'ailleurs
bien conformés, et qui présentent une sorte de stérilité
idiopathique, d'infantilisme (Lorain) de la fonction génitale.
C'est ce que nous pouvons constater chez les gens épuisés
par les excès de toute espèce, mais particulièrement
par les excès génitaux, chez tous les hommes, enfin, arrivés
à un certain âge de leur vie.

Dans ces nombreux cas le sperme peut être modifié dans

son aspect, dans sa composition chimique ; il peut ne plus renfermer de spermatozoïdes ; mais il demeure parfois normal et continue à présenter des zoospermes, ce qui a fait dire à tort à MM. Gosselin et Duplay que le vieillard conserve très longtemps la faculté de se reproduire. Il ne faut pas seulement tenir compte pour la détermination du problème de la présence des spermatozoïdes, il est important de spécifier également s'ils ont conservé leur *volume*, leur *vitalité* et leur *activité*. L'animalcule petit, sans grands mouvements, qui rapidement cesse de se déplacer dans son milieu, le spermatozoïde *à béquille*, pour employer l'expression pittoresque du professeur Pajot, ne vaut rien pour la reproduction, et le sujet chez lequel on le rencontre doit être considéré comme stérile.

Il est d'autant plus important de connaître et de déterminer cette variété d'infécondité qu'elle est parfaitement curable. On y arrive en traitant l'état général, en soumettant les sujets à une continence absolue et prolongée, en leur faisant manger du poisson et des aliments riches en phosphore, enfin et surtout en conseillant le massage, les affusions froides, les douches sulfureuses, etc., sur les régions vertébrales, périnéales, fémorales, etc., en un mot, sur toutes les parties qui se trouvent au voisinage de la région génitale ou qui la commandent.

Telles sont les causes principales de la stérilité de l'homme, causes intéressantes à connaître si l'on ne veut pas commettre d'erreur de diagnostic, et qu'il importe d'éliminer avant de rapporter l'infécondité du ménage aux nombreuses lésions ou anomalies qu'il nous reste maintenant à exposer du système génital féminin.

Nous les classerons en trois groupes principaux :

1° La femme est stérile parce que l'œuf n'est pas normalement constitué, parce qu'il ne peut progresser de l'ovaire à l'utérus ;

2° Ou bien l'obstacle à sa fécondité siège dans les organes de la copulation, vulve, vagin et col, et empêche alors le sperme d'arriver au contact de l'ovule normalement développé ;

3° Enfin la femme ne peut concevoir parce que le spermatozoïde et l'ovule, arrivés dans l'utérus, n'y trouvent pas un milieu chimique ou physique qui leur permette de se développer.

Toutes les causes générales de stérilité que nous venons d'énumérer pour l'homme : diabète, albuminurie, fatigues excessives, sénilité, etc., doivent évidemment modifier le fonctionnement de l'ovaire et amener la production d'ovules incapables d'évoluer, d'œufs mauvais, pour nous servir d'une expression vulgaire, mais juste. Malheureusement il n'est pas possible de vérifier au microscope le bien fondé de cette hypothèse, et dans les cas de ce genre, le diagnostic ne peut atteindre la précision que donnerait l'examen direct du produit.

De même, les inflammations prolongées de l'ovaire, ses dégénérescences tuberculeuse, cancéreuse, kystique même, cette dernière, il est vrai, moins fréquemment que les précédentes, peuvent en troubler le fonctionnement et déterminer la stérilité. Mais c'est principalement son inflammation et la salpingite qui la précède que l'on doit incriminer dans le premier des trois groupes que nous avons indiqués, avec les adhérences et les poussées de pelvi-péritonite qui en sont la conséquence. Nous pensons que ces accidents peuvent s'observer après toutes les inflammations de l'utérus ; mais nous estimons qu'ils sont surtout fréquents après la métrite blennorrhagique. Nous avons montré au chapitre de cette affection, en parlant de l'atténuation des virus, combien nous la croyons fréquente dans les ménages où elle a été apportée par le mari et le plus souvent à son insu.

Nous avons dit, et nous tenons à revenir en cette étude sur notre affirmation, que c'est l'ovarite et la salpingite blennorrhagique qui doivent être considérées comme la cause principale de la stérilité des prostituées, stérilité si fréquente et si bien démontrée par la statistique. Tandis que cent femmes mariées, en effet, donnent trois cent quarante et une naissances, cent prostituées en fournissent seulement soixante, c'est-à-dire près de six fois moins. Ces chiffres se passent de commentaires. On a bien invoqué d'autres causes pour les expliquer, telles que les injections faites après les rapprochements, les avortements, la dégénérescence adipeuse, etc. etc.; mais aucune de ces raisons ne présente la valeur scientifique de l'élément que nous invoquons.

Quoi qu'il en soit, la stérilité déterminée par l'ovarite et la salpingite doubles et par la pelvi-péritonite qui en résultent nous paraît d'un pronostic extrêmement grave. Et si nous n'osons la proclamer incurable, si nous admettons théoriquement l'action du massage, de l'hydrothérapie, des stations sulfureuses et principalement du débridement chirurgical des adhérences, qu'un savant gynécologiste a eu le tort de considérer comme l'élément principal de la maladie dans les cas de ce genre, nous devons reconnaître et dire que notre action contre cette forme de stérilité est très limitée, et que la femme qui en est atteinte se trouve presque sûrement condamnée à demeurer tout le reste de sa vie inféconde. Heureusement on l'observe plus souvent chez les multipares que chez les nullipares. A ce point de vue, nous sommes plus rarement appelés à la traiter, les femmes déjà mères ne consultant que rarement lorsqu'elles deviennent infécondes.

En résumé. si nous en exceptons la stérilité par épuisement, la stérilité diathésique, on voit que toutes les causes
qui entravent la ponte de l'œuf et empêchent sa progression vers l'utérus échappent en grande partie à notre thérapeutique.

Elles ne sauraient donc nous retenir longuement. On a
dit qu'il était impossible de diagnostiquer la raison anatomique de la stérilité sous la dépendance d'une ancienne
salpingo-ovarite, c'est une erreur : sans parler des commémoratifs, on peut toujours, en fixant l'utérus, en l'abaissant
au besoin et en pratiquant successivement le toucher
vaginal et rectal, la main gauche placée sur l'abdomen,
arriver à déterminer l'hypertrophie et les adhérences des
trompes et des ovaires, sans anesthésie si la femme est
docile et présente un tissu adipeux peu développé, avec
l'aide du chloroforme dans les cas contraires.

Quant à la stérilité idiopathique ou sous l'influence d'une
cause générale, on la diagnostiquera par exclusion et aussi
par l'examen des urines et de l'état de santé de la malade.

Nous arrivons à notre second groupe des causes de
la stérilité, le plus important sans contredit, à l'étude des
cas qui sont déterminés. par les obstacles physiques apportés
à la progression du sperme vers la cavité du corps utérin.

La plupart ne déterminent qu'une stérilité relative, c'est-
à-dire que les malades qui en sont atteintes, tout en n'ayant
que difficilement des enfants, peuvent cependant devenir
enceintes sans être traitées par un médecin.

Nous ne faisons que signaler l'imperforation du vagin
qui est rare et réclame une thérapeutique chirurgicale
particulière, l'atrésie de la vulve ou de l'orifice vaginal
également peu fréquente, l'imperforation ou même la simple
rigidité de l'hymen. Ces causes de stérilité sont exceptionnelles, faciles à diagnostiquer puisque le rapprochement

génital ne peut avoir lieu, et leur traitement d'ordre chirurgical vise beaucoup moins la stérilité que le fonctionnement sexuel lui-même, car, en empêchant les rapports, elles troublent singulièrement la vie conjugale. L'imperforation de l'hymen, la plus intéressante de ces lésions, aura d'ailleurs appelé l'attention du médecin bien avant le mariage à cause de la rétention menstruelle qu'elle détermine.

Quant à l'atrésie de la vulve et du vagin, elle n'est le plus souvent que relative, c'est-à-dire déterminée par une disproportion entre les organes à peu près normaux de la femme et les organes trop volumineux du mari. Mais le plus ordinairement elle se confond avec le vaginisme qui constitue une cause *fréquente* et très curable de stérilité, et sur lequel nous voulons par conséquent nous arrêter un instant.

On sait en quoi consiste cette anomalie. Comme l'orbiculaire palpébral, sous l'influence d'un point d'herpès, de la lésion la plus insignifiante, d'un grain de poussière dans la cavité conjonctivale, se contracte et détermine une occlusion invincible des paupières, occlusion connue sous le nom de blépharospasme, de même le constricteur de la vulve chez certaines femmes nerveuses peut se fermer sous l'influence d'éruptions, d'inflammations plus ou moins étendues, plus ou moins traumatiques, et offrir à l'introduction de l'organe mâle l'obstacle le plus absolu.

Nous croyons devoir distinguer deux formes cliniques de vaginisme. Dans la première, non seulement l'intromission sexuelle est impossible, mais le simple contact du pénis détermine un spasme excessivement douloureux et qui rend la prolongation de ce contact absolument impossible. La femme est prise d'une terreur folle, elle pousse des cris, et naturellement la tentative est immédiatement interrompue. C'est le vaginisme, que l'on a surtout décrit dans les livres classiques. Il est d'un pronostic relativement grave, et l'on a généralement beaucoup de mal à en triompher.

Mais, à côté de cette première forme, il en existe une seconde, beaucoup plus fréquente, ordinairement méconnue, et qui joue dans la production de la stérilité un rôle bien plus considérable que la précédente. Voici comment elle se développe. Pour une raison ou pour une autre, les premiers rapprochements ont été incomplets. L'hymen, plutôt éraillé que franchement déchiré, a acquis une sensibilité excessive ; des éruptions d'herpès apparaissent à son voisinage ; les érosions traumatiques dont il est le siège, souillées par les liquides de la vulve et du vagin, constituent de véritables foyers de vagino-vulvite.

Dans ces conditions, le rapprochement sexuel, tout en étant supporté, demeure très douloureux. La femme instinctivement serre les cuisses dès qu'elle sent le contact de l'organe mâle, le constricteur de la vulve en détermine l'occlusion, et l'acte génital s'accomplit plus ou moins imparfaitement entre les grandes lèvres, en avant de l'hymen.

Que si cette imperfection dans le rapprochement sexuel n'est pas rapidement corrigée, l'hymen refoulé en arrière et en haut donne naissance à un véritable canal vulvaire, la patiente demeure physiquement vierge ; le vaginisme tout en persistant cesse d'être douloureux ; le frottement de la vulve et surtout du clitoris détermine même une sensation voluptueuse susceptible de donner à la femme l'illusion d'un acte normalement accompli, et la fécondation ne s'effectue pas, pour cette raison bien simple que l'éjaculation a lieu en dehors du vagin.

Cette seconde forme de vaginisme, qui n'est pas suffisamment décrite dans les livres classiques, doit cependant être considérée comme assez commune. Le vaginisme douloureux, celui de la première forme, est une rareté pathologique.

En examinant soigneusement les femmes stériles, on verra que le second au contraire est relativement fréquent.

Remarque clinique d'une grande importance, nous avons constaté que le vaginisme s'observe surtout dans les cas de développement incomplet du système génital, d'utérus infantile par exemple, et de disproportion entre les organes des deux époux.

Est-ce à dire que la stérilité soit la conséquence *fatale* du spasme du constricteur du vagin ? Nous le pensons d'autant moins que nous avons vu la grossesse survenir chez une femme atteinte de vaginisme grave. Les rapports étaient si complètement impossibles à cette malheureuse, qu'après cinq ans de mariage elle n'avait pu subir plus de trois ou quatre tentatives de rapprochement de la part de son mari. On devine les conséquences morales et immorales de cette véritable infirmité. La haine avait depuis longtemps fait place à l'amour dans le ménage, et cela d'autant mieux que le médecin de la famille avait déclaré qu'il n'y avait dans cette terreur de l'acte génital qu'un peu de nervosisme de la part de la femme. Lorsque nous fûmes consulté, le diagnostic était facile à poser. Le vaginisme était tellement évident, que ni le doigt ni la canule d'un appareil à injection ne pouvaient pénétrer dans le vagin. La pression du ventre déterminait immédiatement la contraction des muscles de l'abdomen. Tout examen génital était impossible à pratiquer sans anesthésie.

A notre surprise, la malade ne présentait aucun stigmate d'hystérie. Nous devons même dire qu'elle était modérément impressionnable. Le système nerveux central enfin n'était le siège d'aucune lésion. C'était donc bien un cas de vaginisme idiopathique que nous avions à traiter.

Naturellement, la patiente voulait être guérie, guérie quand même, au prix de n'importe quelle opération.

Comptant, avant tout, réséquer l'hymen et pratiquer la dilatation forcée de la vulve, nous la fîmes endormir par le Dr Malécot. Quelle ne fut pas notre surprise à tous les deux, lorsque la malade fut en complète résolution, de constater une grossesse de trois mois et demi à quatre mois.

Le vagin était suffisamment large ; l'hymen plutôt volumineux et résistant n'avait jamais été rompu. A peine était-il refoulé en arrière de 1 ou 2 centimètres.

La malade fut réveillée et apprit notre découverte avec la plus grande surprise. La dernière tentative de rapprochement remontait en effet, nous dit-elle, à trois mois et demi. Pendant cette tentative elle avait dû garder un mouchoir dans la bouche et le serrer fortement entre ses dents pour ne pas pousser de cris. Il n'y avait eu qu'un frottement extérieur. Et c'était à la suite de cette suprême épreuve que, vaincue, désespérée, la pauvre femme avait déclaré à son mari ne plus vouloir en supporter jamais d'autre. La nouvelle de la grossesse fut accueillie avec une grande joie dans le ménage. L'accouchement d'un enfant volumineux, que nous ne pûmes obtenir qu'après une application de forceps assez laborieuse, amena la guérison complète du vaginisme. Cette observation est intéressante à deux points de vue principalement.

Elle montre :

1° Que la grossesse peut survenir spontanément même avec le vaginisme le plus prononcé ;

2° Que l'accouchement détermine alors quelquefois la guérison des symptômes. Cependant nous ne voudrions pas être trop affirmatif sur cette dernière proposition.

Nous possédons en effet dans nos notes deux observations dont voici le résumé. Stérilité par vaginisme simple ; traitement du vaginisme et de la stérilité ; grossesse ; accouchement normal ; récidive du vaginisme dès la reprise des rapprochements conjugaux.

Quoi qu'il en soit, si la conception est à la rigueur possible avec le vaginisme le plus accentué, le sperme déposé à la vulve gagnant alors la partie profonde par simple capillarité, il n'en est pas moins vrai que la femme atteinte de cette affection, même dans ses degrés les plus faibles, ne devient qu'exceptionnellement enceinte, et que la stérilité doit être d'autant plus soigneusement traitée qu'il est très facile alors d'en obtenir la guérison. D'ailleurs, cette guérison profite également à la santé générale de la mère dont le système nerveux est toujours plus ou moins impressionné par la façon anormale dont s'effectuent les rapports conjugaux dans les cas du vaginisme le plus bénin.

Nous arrivons à l'analyse des causes susceptibles d'entraver la marche du sperme au niveau du col de l'utérus.

Ce sont évidemment les plus nombreuses, les plus intéressantes à étudier par conséquent.

La stérilité peut être déterminée par des anomalies portant sur la forme et la structure, la direction et la situation du col utérin.

Anomalies de forme et de structure. — Lorsque le col est conique et à plus forte raison conique et allongé, le membre viril dépasse son orifice, et la copulation s'effectue dans un des culs-de-sac. Ce n'est pas tout. La répétition de l'acte conjugal amène la dilatation du cul-de-sac en question. Il y a une véritable fausse route génitale. Le mari, dit Pajot, dépasse le but sans l'atteindre jamais. Cet état s'exagère dans l'allongement hypertrophique, et l'infécondité en est pour ainsi dire toujours la conséquence.

Conicité et allongement du col peuvent donc être considérés comme des facteurs importants de la stérilité. Nous dirons tout à l'heure qu'ils ne nous paraissent pas cependant susceptibles de la produire en dehors de l'inflammation.

Parmi les anomalies de structure, nous devons classer l'atrésie utérine qui peut être congénitale, mais qui est surtout fréquente, il faut bien le dire, à la suite de cautérisations intempestives ou de métrites cervicales prolongées.

Pour notre part, nous faisons jouer un rôle considérable à l'atrésie utérine non seulement au point de vue de la stérilité, mais dans la plupart des phénomènes pathologiques de l'organe. Et nous avouons ne pas comprendre le dédain qu'affectent pour cette lésion un certain nombre de gynécologistes cependant instruits et expérimentés.

L'atrésie du col utérin peut porter sur tous les tissus. Assez souvent, elle est déterminée par la prolifération exagérée des glandes du col et par le nombre considérable des œufs de Naboth. Dans tous les cas, qu'elle soit congénitale ou acquise, qu'elle tienne au rétrécissement de tous les tissus ou à l'envahissement du canal par de petites excroissances pathologiques glandulaires, elle entrave nécessairement, on le conçoit, la progression normale du sperme dans la cavité cervicale, au niveau du corps et du col.

Flexions de la matrice. — Normalement, le canal utérin présente une direction légèrement curviligne, à concavité antérieure, l'isthme de l'organe, c'est-à-dire la réunion du corps et du col formant le sommet de la flexion. Que cette courbure physiologique s'exagère ou bien que l'utérus soit pathologiquement rétrofléchi, et le canal présen-

tera une diminution plus ou moins considérable de sa
lumière. Il est facile de se rendre compte avec un simple
tube en caoutchouc du mécanisme de l'occlusion utérine,
dans les cas de ce genre. Lorsqu'un courant d'eau à faible
pression le traverse, il n'y a qu'à fléchir le tube de 25 à
40° pour arrêter le passage du liquide. A 45°, l'interrup-
tion est complète même avec une forte pression. Or les
flexions du corps sur le col atteignent souvent et dépassent même 45°.

Anomalies dans la situation du col. — Normalement on
doit trouver l'orifice du col au fond du vagin ; que l'utérus soit déplacé et porté par exemple en arrière, on arrivera sur sa face postérieure, et le doigt devra se recourber
en crochet et chercher en avant pour sentir l'orifice cervical. Dans les déplacements du corps en avant, le doigt
au contraire vient toucher la face antérieure de l'utérus
et ne peut arriver que difficilement sur l'orifice qui regarde
la paroi antérieure du rectum.

Dans ces conditions, on le comprend, la pénétration du
sperme est considérablement entravée et la fausse route
génitale est pour ainsi dire obligatoire.

Quant aux latéro-versions, elles peuvent également prédisposer à la stérilité en éloignant l'orifice du col de sa
situation normale; mais, comme elles sont presque toujours
déterminées par des lésions des annexes, le mécanisme de
la stérilité devient complexe et demande à être analysé de
plus près.

Telles sont les principales anomalies du col utérin
susceptibles, d'après les auteurs, de déterminer l'infécondité chez la femme. De nombreux chapitres leur ont été
consacrés dans les traités spéciaux. Des observations
multiples ont été relevées à leur actif. Aussi avons-nous

tenu à les énumérer d'autant plus que nous les considérons comme un élément important dans le mécanisme de la production de la stérilité. Cependant nous sommes loin de partager les idées émises à ce sujet depuis le commencement du siècle dans les ouvrages français et étrangers, et nous ne craignons pas de déclarer que la stérilité, relevant seulement des causes que nous venons d'énumérer, est excessivement rare.

Qu'on nous permette de résumer notre opinion sur le sujet dans un aphorisme simple et dont nous nous efforcerons de démontrer la vérité.

Si l'utérus n'est pas enflammé, quelles que soient ses anomalies de forme, de structure, de situation et de direction, du moment où le sang des règles sort facilement et sans coliques, la fécondation spontanée est possible.

Si l'utérus n'est pas enflammé, toutes les causes que nous venons d'énumérer n'ont le plus souvent aucune importance. La métrite domine la scène, doit être placée au premier rang, et c'est pour cela que le chapitre de la stérilité rentre si évidemment dans l'étude des inflammations de la matrice.

Que si les causes que nous venons d'énumérer déterminent *réellement la stérilité*, ce n'est pas par elles-mêmes, mais par l'inflammation à laquelle elles prédisposent si puissamment, ainsi que nous l'avons montré souvent dans le cours de ce volume.

La fausse route génitale, par exemple, est pour l'utérus et les organes voisins l'occasion de traumatismes pendant le coït; aussi rend-elle la femme stérile, bien plus en favorisant l'inflammation des parties contuses, qu'en entravant

le contact du sperme avec le col. Ne voit-on pas en effet
qu'il n'y a point de vide dans la nature, que les parois
de la fausse route par conséquent s'accolent après la
sortie de l'organe mâle et que cet accolement détermine
l'émission du sperme vers les parties inférieures du vagin
qu'il n'atteint qu'en passant au voisinage du col?

Également, dans les flexions et les versions, le liquide
séminal arrive quand même au contact du col s'il n'est
pas éjaculé directement sur son orifice et sa pénétration
soumise à l'action de la capillarité s'effectue très facilement à la condition que l'organe ne soit pas enflammé.

Nous avons eu déjà l'occasion de le dire en ces études,
la femme atteinte de flexion ou de version de l'utérus ne
nous consulte que dans les cas où sa matrice est envahie
par un processus inflammatoire. Ces anomalies prédisposent à la métrite, ils l'entretiennent et la rendent plus
tenace, mais en dehors de cette métrite elles ne déterminent
aucun trouble. Ce que nous avons démontré pour les autres
symptômes s'applique en partie à la stérilité. Du moment
où le sang passe facilement, pourquoi le liquide séminal
ne pourrait-il monter dans l'utérus?

Nous allons plus loin et nous osons dire, sans crainte
de paraître paradoxal, que physiquement la fécondation
est plus facile avec un certain degré d'atrésie, puisque la
capillarité, ainsi qu'on le démontre expérimentalement, est
une force d'autant plus puissante que les tubes sont plus
étroits. Or il est bien évident que c'est la capillarité surtout
qui préside à la progression du sperme dans l'utérus. On a
pu constater une certaine aspiration au moment de l'éjaculation (Kuss), expliquer l'appel du spermatozoïde en disant
que le mucus cervical sort pendant le coït et reste imprégné
de sperme après l'acte génital. Les faits de viol, de conception pendant le sommeil, de fécondation artificielle, etc.,

montrent que la progression du sperme est surtout un phénomène physique.

Liquide très sirupeux, canal étroit : toutes les conditions sont réunies pour faciliter la marche de la liqueur séminale. Une angustie légère ne pourrait donc qu'aider au phénomène. Malheureusement cette angustie, par l'accumulation du liquide qu'elle détermine dans le corps de l'utérus, prédispose l'organe à l'inflammation. A ce point de vue, elle devient un facteur important dans la production de la stérilité.

Maintenant si le sang des règles sort difficilement, si l'utérus ne peut se vider qu'au prix d'efforts considérables faciles à reconnaître aux coliques accusées par les malades au moment de la menstruation, la capillarité demeure impuissante et la stérilité est fatale. Mais encore une fois, et nous tenons beaucoup à insister sur ce point peu connu et que nous croyons cependant très important, la métrite joue un rôle considérable dans tous les phénomènes pathologiques que nous venons d'étudier. Et l'on ne saurait comprendre les anomalies de structure, de situation et de direction dans leurs rapports avec la stérilité sans faire intervenir le phénomène inflammatoire.

Nous avons tous observé, comme le professeur Pajot, des femmes présentant une flexion considérable de l'utérus et cependant parfaitement fécondes. De même, nous avons vu la grossesse survenir chez des malades atteintes de versions très prononcées.

Il faut donc, avant d'attribuer à ces infirmités la stérilité accusée par la femme, constater que l'utérus n'est pas enflammé et guérir avant tout son inflammation.

La métrite disparue, on cherchera à corriger l'obstacle mécanique ; mais il importe d'abord de bien supprimer l'élément inflammatoire.

Étudions maintenant la troisième série des causes de la stérilité.

La femme est inféconde parce que le spermatozoïde et l'ovule arrivés dans l'utérus n'y trouvent pas un milieu chimique ou physique dans lequel ils puissent se rapprocher et subir leur évolution ultérieure.

La question du milieu chimique favorable à la fécondation a été l'objet de nombreux travaux.

Cependant la vérité ne paraît pas s'en dégager d'une façon aussi complètement satisfaisante qu'on le désirerait. Voici, en tous cas, des faits qui sont faciles à contrôler, et que l'on peut considérer par conséquent comme indiscutables.

Les mouvements du zoosperme ne se maintiennent qu'à une certaine température; ils cessent pour toujours au-dessus de 50°. Au-dessous de 10°, ils disparaissent également, mais pour reparaître si l'on ramène la température aux environs de 38°.

Tous les acides ont une action délétère sur leur vitalité. Une solution au 1/10 d'acide chlorhydrique ou acétique les tue. Egalement le sublimé, l'alcool, l'éther, le chloroforme, et tous les agents qui coagulent le liquide dans lequel ils se trouvent. L'eau pure, et surtout l'eau distillée, tue également les spermatozoïdes humains.

Les sels métalliques enfin les détruisent instantanément. A la condition qu'ils ne soient pas acides, la plupart des liquides de l'organisme sont sans action sur les zoospermes.

Au contraire, les préparations suivantes augmentent leur vitalité et exagèrent leurs mouvements : l'eau sucrée ou albumineuse, l'eau tenant de la gomme ou de la glycérine en solution, les préparations alcalines et notamment les chlorures et les azotates alcalins à la dose de 1 0/0.

Voici, d'après Kolliker, le meilleur mélange pour activer la vitalité des spermatozoïdes :

Azotate de potasse	1 gramme ;
Sucre.	150 —
Eau.	850 —

Mais il ne faudrait pas exagérer la proportion des alcalins. Il est démontré, par exemple, que les chlorures à 3 0/0 sont délétères comme les acides. Les sulfates de soude ou de potasse, qui augmentent la vitalité des spermatozoïdes à 5 0/0, lui deviennent nuisibles à 10.

Voyons les données que nous fournissent ces notions dans l'étude de la stérilité.

Le mucus vaginal à l'état de santé est légèrement acide.

Le liquide des glandes de Bartholin est au contraire nettement alcalin.

Enfin le mucus utérin présente une faible alcalinité.

Physiologiquement, grâce au liquide de Bartholin, grâce également à l'alcalinité propre du sperme, l'acidité du mucus vaginal est neutralisée et le spermatozoïde, alors même qu'il attend au fond du vagin son entrée dans le col, demeure dans un milieu légèrement alcalin. Pourtant il ne faudrait pas que cette attente se prolongeât outre mesure, l'acidité du mucus vaginal finissant par le détruire. Dans l'utérus enfin, le spermatozoïde trouve *normalement* le milieu alcalin qui chimiquement lui convient.

Maintenant, que la maladie modifie ces conditions physiologiques, et la femme devient stérile parce que le milieu chimique est changé.

Le Dr P. Ménière a fait de cette variété de stérilité une étude fort intéressante et qui a été, nous nous plaisons à le reconnaître, le point de départ des recherches que nous avons entreprises nous-même sur le sujet.

Voici les données générales sur lesquelles P. Ménière appuie ses théories.

Le nombre des liquides qui prennent part à la constitution de l'organisme humain est de cinquante-cinq d'après le professeur Robin. Bien que le poids relatif de chacune de ces humeurs ne puisse être déterminé mathématiquement, il n'en est pas moins évident que le sang, la lymphe et le chyle représentent les neuf dixièmes, et peut-être plus, de la totalité des humeurs. On peut donc dire que, dans l'espèce humaine, la somme des bases alcalines est plus considérable que la somme des acides. C'est aussi dans un milieu alcalin que s'accomplissent les réactions et mutations biologiques qui président aux fonctions les plus importantes de l'existence : digestion, absorption, sécrétions, etc. ; et cela est tellement vrai que l'administration des médicaments alcalins est le plus souvent utile et ne devient nuisible qu'en cas d'abus, tandis que les acides ou les états morbides qui tendent à diminuer l'alcalinisation normale des humeurs sont toujours contraires.

Or, il est démontré depuis longtemps, par la chimie biologique, que la femme est moins alcaline que l'homme. Ce serait même à cette particularité que l'on devrait d'observer chez elle une plus grande vulnérabilité des dents (Galippe), une tendance spéciale à la lithiase biliaire (Ch. Bouchard) et au rétrécissement mitral (Landouzy).

La menstruation, la ménopause, la grossesse, certaines diathèses augmentent encore son acidité. De même le lymphatisme, la chlorose, l'aménorrhée, l'allaitement prolongé, la phtisie, la dyspepsie grave, les changements de climat, le froid, l'humidité. Parmi les causes dépressives susceptibles de diminuer également l'alcalinité normale de la femme signalons enfin les mauvaises conditions générales d'alimentation, d'hygiène, et les excès de toutes sortes.

Quelle qu'en soit la cause, le résultat est toujours le même. Sous l'influence de la modification des humeurs, l'acidité des sécrétions vaginales s'exagère, l'alcalinité des sécrétions utérines s'atténue, le sperme n'est plus reçu dans un milieu alcalin, mais dans un milieu acide et les zoospermes ne fécondent pas. Cette cause de stérilité est peut-être plus fréquente qu'on ne le suppose. On la reconnaîtra à l'intensité de l'action des deux liquides vaginal et utérin sur le papier de tournesol ; également, à l'importance relative des deux sécrétions : si le mucus vaginal s'exagère, le mucus utérin ne se modifiant pas, l'acidité des humeurs génitales deviendra nécessairement plus grande.

Ces considérations chimiques expliquent les cures merveilleuses obtenues parfois à Royat, à Vichy, à Ems où l'une des sources porte même le nom de « Fontaine des Bébés », en raison de son efficacité contre la stérilité.

Cependant dans le traitement alcalin qu'il faut administrer, en injections pour neutraliser directement l'acidité de la sécrétion vaginale, et à l'intérieur pour alcaniliser toutes les humeurs, on doit savoir ne pas dépasser le but. Nous avons dit qu'un excès de sels alcalins dans les solutions expérimentales peut tuer les spermatozoïdes. En alcalinisant trop le sang, on dépasserait donc le but et, loin de supprimer la stérilité, on pourrait rendre l'utérus malade, en le congestionnant et déterminant soit cette hydrorrhée thermale bien connue des médecins de nos stations balnéaires, soit de véritables congestions utérines, des ménorrhagies, de la vaginite et même de la vulvite ainsi qu'on a pu le voir à la suite de l'administration intempestive d'eaux de Vals ou de Vichy.

Martineau prétend que le mucus utérin devient acide sous l'influence de la métrite blennorrhagique, ce qui expliquerait én partie la stérilité des prostituées.

Il donne même cette acidité comme caractéristique de la blennorrhagie de l'utérus. P. Ménière n'accepte pas cette affirmation et prétend qu'il y a toujours eu erreur d'interprétation ou d'expérimentation quand on a observé la chose.

Quoi qu'il en soit, un fait est positif. Chez certaines malades, le liquide contenu dans l'utérus est acide. On le constate facilement en nettoyant le col, en l'essuyant, en le dégageant des mucosités extérieures qu'il renferme ét dont la composition aurait pu être modifiée par le voisinage des liquides du vagin, enfin en introduisant dans sa cavité du papier de tournesol bleu. Plus ou moins rapidement, la feuille passe au rouge ; le fait de l'acidité du milieu est donc indiscutable. Maintenant, la blennorrhagie détermine-t-elle cette acidité à l'exclusion des autres processus pathologiques ? Nous ne le croyons pas. Nous estimons, au contraire, que l'acidité dépend alors de transformations chimiques du pus et qu'elle est une conséquence de la suppuration, elle-même sous l'influence de la métrite.

En tout cas, il faut savoir rechercher cette acidité quand on veut connaître les véritables causes de l'infécondité dans un cas donné.

Mais cette modification chimique du milieu intra-utérin n'est pas la seule qui soit susceptible d'entraver l'évolution normale de l'œuf et de déterminer la stérilité. Il y a des altérations d'ordre physique susceptibles de produire le même résultat. L'endométrite intense, en altérant la vitalité des couches éptihéliales superficielles, ne permet évidemment pas à l'ovule de se fixer. De même, par la sécrétion qu'elle détermine, elle peut entraver mécaniquement le rapprochement de l'ovule et des spermatozoïdes. Elle expose enfin l'œuf à une expulsion prématurée par suite de la desquamation épithéliale considérable qui est la conséquence de toute inflammation.

D'autres phénomènes peuvent amener la même expulsion de l'ovule et déterminer par conséquent la stérilité : la dysménorrhée membraneuse par exemple, qui est caractérisée, on le sait, par la mortification mensuelle de la muqueuse utérine ; l'utérus infantile dont la dilatabilité insuffisante amène la compression et la mort de l'ovule fécondé, etc. etc.

Au point de vue clinique, quelles sont les variétés de métrite qui exposent particulièrement à la stérilité ? Nous avons dit que la métrite blennorrhagique doit être placée en première ligne pour différentes raisons longuement exposées. La métrite bien circonscrite du col ne paraît pas entraver beaucoup la fécondation, mais elle expose la femme à des fausses couches répétées. Quant à la métrite du corps, c'est principalement dans les formes hémorrhagiques et fibro-plastiques, avec forte sécrétion purulente, qu'elle détermine la stérilité.

Quoi qu'il en soit, l'inflammation de l'utérus demeure en réalité le facteur le plus considérable dans la production de l'infécondité féminine. Qu'elle agisse seule et à l'exclusion de toutes les autres causes, comme nous venons de le voir ; qu'elle entrave le développement de l'ovule ou sa progression de l'ovaire à l'utérus par ses complications éloignées, comme nous l'avons montré dans une première catégorie de faits ; qu'elle s'associe enfin aux anomalies de statique et de structure de la matrice ; il est certain qu'elle joue toujours un rôle considérable dans le développement et l'existence de la stérilité ; que c'est elle qu'il faut avant tout rechercher, avant tout traiter si l'on veut rendre la femme féconde.

Cela est tellement vrai que, très souvent, des malades qui viennent nous consulter, seulement pour leur affection utérine, et ne songent nullement à la stérilité qui en est la conséquence, que des mères de famille même, à la tête de plusieurs enfants, dont elles ne désirent pas augmenter le nombre, sont très surprises de retrouver avec la santé leur fécondité perdue, et de pouvoir mener à bien une ou plusieurs grossesses après un traitemeut qui ne visait que la guérison de l'inflammation.

CHAPITRE III

TRAITEMENT DE LA STÉRILITÉ. — FÉCONDATION ARTIFICIELLE

Sommaire. — Le traitement de la stérilité de l'homme ne saurait être indiqué ici. — Dans certaines formes pourtant elle relève de la fécondation artificielle. — Traitement de la stérilité chez la femme dépendant d'une cause générale. — Stérilité et métrite. — Traitement du vaginisme. — Thérapeutique de la stérilité par flexions, versions et atrésie du col. — Opération de Sims. — Amputation du col. — Notre pratique. — Modification du milieu physique. — Modification du milieu chimique. — Fécondation artificielle. — Historique. — Elle doit être considérée comme le meilleur mode de traitement de certaines affections utérines. — Discussion de sa légitimité. — Indications. — Manuel opératoire.

Nous venons de montrer les causes principales de la stérilité. Indiquons maintenant la thérapeutique qu'il convient de leur opposer.

Nous ne pouvons parler, on le conçoit, en ce volume, du traitement des lésions susceptibles de déterminer l'infécondité de l'homme.

Les anomalies échappent à notre action.

Quant aux inflammations et aux dégénérescences organiques, elles relèvent de même que la débilité et les diathèses capables de supprimer la production normale du sperme, de la thérapeutique médicale générale.

Nous avons dit que la stérilité de l'homme dépend parfois d'un épispadias, d'un hypospadias qui ne permettent pas la projection du sperme sur l'utérus, ou d'un développement tellement exagéré du prépuce que l'éjaculation se fait dans la cavité préputiale. Elle peut tenir également à la petitesse exagérée du pénis ou à une fistule uréthrale, en un mot à toute une série de causes susceptibles d'empêcher l'émission du sperme au voisinage du col utérin. Dans ces cas, la fécondation artificielle est absolument indiquée. Ses résultats sont certains, et l'on aurait véritablement tort de ne la pas conseiller.

Nous arrivons au traitement de l'infécondité chez la femme. Cette infécondité peut tenir, avons-nous dit, à la mauvaise qualité de l'ovule ou aux obstacles qu'il rencontre pour progresser de l'ovaire à l'utérus.

Chez la femme dont les organes génitaux sont apparemment sains, dont les sécrétions sont chimiquement normales, dont le mari sécrète un sperme bien conformé, il faut certainement penser à l'action de la débilité, des diathèses (albuminurie et diabète), de l'épuisement nerveux, et principalement de l'épuisement déterminé par les excès génitaux. Si l'on découvre une cause générale susceptible d'expliquer la stérilité, on en instituera le traitement avec d'autant plus d'attention et de soin que la santé de la patiente est elle-même en jeu. C'est principalement aux diabétiques que l'on pourra arriver à rendre la fécondité. Il est vrai que dans ces cas l'enfant est bien souvent frappé de déchéance arthritique ou autre, et que cette fécondité retrouvée ne constitue, hélas! qu'un bonheur parfois très relatif pour les parents. Il n'en est pas moins vrai qu'en soignant le diabète on peut guérir la stérilité.

De même, le repos, un repos absolu et de plusieurs mois, aidé d'une nourriture saine et riche en phosphore, de massages généraux, d'hydrothérapie, etc. etc., permet

parfois aux jeunes femmes épuisées par des excès génitaux de concevoir et de mener à bien une grossesse. Il ne
faut pas croire que cette cause de stérilité soit rare et
négligeable. Fréquemment, on l'observe chez les époux
trop jeunes, et l'on voit souvent des courtisanes infécondes devenir mères en se mariant et en changeant
de mœurs.

Quant à la stérilité déterminée par l'inflammation des
ovaires et des trompes, elle n'est absolue que lorsque les
deux côtés sont pris. Si le cas est fréquent consécutivement à l'infection blennorrhagique, il n'en est pas de
même à la suite des autres variétés d'inflammation. Le
plus souvent alors, un des ovaires demeure sain. Et pour
peu que la métrite ne soit pas trop ancienne, que de
vieilles adhérences n'aient pas déterminé l'atrésie et l'occlusion des deux trompes, on peut très bien observer le
retour de la fécondité sous l'influence du seul traitement
de la métrite. Nous avons recueilli trois cas de ce genre,
dans lesquels des femmes depuis longtemps stériles sont
devenues enceintes consécutivement au traitement rationnel de l'inflammation de leur utérus. D'ailleurs, comme il
importe de les débarrasser de cette inflammation, la ligne
de conduite à tenir n'est pas discutable.

On fera bien, si la stérilité remonte à plusieurs années,
si l'utérus est très immobilisé, si les deux ovaires sont
considérablement hypertrophiés, de se tenir sur une grande
réserve quant au pronostic. On exagèrera encore cette
réserve si les phénomènes de péri et de paramétrite peuvent
être rapportés à l'infection blennorrhagique. Mais on instituera le traitement et on le prolongera aussi longtemps
que la femme accusera des douleurs dans le ventre, des
pertes anormales, en un mot des phénomènes évidents de
métrite. Quant à la thérapeutique à conseiller, nous l'avons

assez longuement indiquée pour ne pas avoir à y revenir. Qu'il nous suffise d'ajouter que cette thérapeutique doit s'attacher surtout à bien entretenir la perméabilité du canal utérin lorsque l'on cherche à faciliter la fécondation. On ne craindra donc pas, chez les femmes atteintes de salpingo-ovarite et de paramétrite, de pratiquer de fréquentes dilatations avec des tiges de laminaire iodoformées aussi volumineuses que possible.

La stérilité chez la femme peut dépendre des obstacles apportés à la progression du sperme de la vulve au col de l'utérus.

Nous ne parlons pas ici des anomalies rares, constituées par l'absence des ovaires et de l'utérus, par le faux hermaphrodisme, par l'imperforation du vagin, etc. etc. Il est évident qu'elles sont absolument au-dessus des ressources de l'art, au point de vue de la reproduction, et que le chirurgien doit se borner à procurer aux malades qui le réclament la possibilité d'avoir des rapports, en évitant de leur faire connaître exactement les tristes conséquences de leur infirmité, car il n'est pas humain de dire à une femme que sa stérilité est radicalement incurable.

Mais notre rôle devient heureusement plus actif quand il s'agit d'une simple imperforation de l'hymen. Cette anomalie, pour laquelle, d'ailleurs, on est généralement appelé au moment de la puberté, sera traitée chirurgicalement par l'incision cruciale de la membrane avec les précautions antiseptiques les plus minutieuses.

Quant au vaginisme, sur lequel nous avons si minutieusement insisté au point de vue de son rôle dans la production de la stérilité, il nécessite également un traitement dont nous voulons donner les principales indications.

Et d'abord nous estimons que, très rarement essentiel,

le vaginisme sera presque toujours guéri par la suppression de la cause qui le détermine. Or, cette cause peut
être infime. Quelques boutons d'herpès, des points d'inflammation très circonscrits à l'entrée de la vulve, un
caroncule hyménéal d'une sensibilité excessive, des fissures
vaginales, enfin et surtout le refoulement de l'hymen en
arrière, la constitution d'un canal vulvaire : telles sont les
principales raisons du vaginisme. Il est presque toujours
facile de les reconnaître, facile de les traiter par conséquent sans avoir à anesthésier la femme, mais en se servant d'injections sous-cutanées de cocaïne et même simplement de pommade cocaïnée. On ne craindra pas d'inciser
l'hymen préalablement anesthésié, d'ouvrir largement la
porte, enfin de préparer les voies à l'organe mâle en introduisant dans le vagin des éponges préparées et rendues
antiseptiques grâce à leur immersion pendant douze heures
dans de l'éther iodoformé, ou, comme le conseille M. Péan,
des cylindres en caoutchouc dont le volume sera augmenté
graduellement par l'insufflation.

Les caroncules irritables seront réséqués ou cautéri-
sés, les inflammations circonscrites, les fissures, les points
d'herpès lotionnés et pansés avec des pommades à la fois
astringentes et cocaïnées. Des injections chaudes, légèrement antiseptiques, seront données deux ou trois fois
par jour. Enfin, l'on ordonnera à la femme d'étendre sur
la région vulvaire et dans les parties antérieures du vagin
de la pommade cocaïnée quelques minutes avant les rapprochements. Avec ces précautions, la fonction ne tardera
pas à s'établir et la stérilité sera supprimée. Sims a conseillé, dans les cas de ce genre, d'anesthésier la femme
pour supprimer le spasme et de faire effectuer l'acte génital pendant l'anesthésie. Cette façon de procéder aurait
même dans sa pratique été suivie plusieurs fois de succès.

Nous ne saurions, pour notre part, la considérer comme rationnelle et prudente. Sans parler des difficultés du rapprochement génital, il doit évidemment pendant le sommeil chloroformique présenter de grands dangers. Et puis, la fécondation, pour être obtenue, peut réclamer plusieurs séances.

Dans les cas où le traitement que nous venons d'indiquer demeurerait inefficace, nous conseillerions plutôt de recourir à une opération radicale, d'autant plus que cette opération, en guérissant la malade, ne laisse pas à redouter les ennuis d'une récidive.

On commence par la dilatation simple, qui doit être pratiquée, comme la dilatation de l'anus, avec une grande force. On a conseillé beaucoup d'instruments pour cette opération. Nous préférons la faire en nous servant des deux pouces introduits dans le vagin, la face palmaire en dehors, la face dorsale juxtaposée.

L'on sent bien mieux qu'avec un instrument la résistance du muscle, et l'on se rend plus facilement compte des résultats obtenus. La dilatation forcée sera toujours suivie de l'introduction dans les parties d'un tampon de tarlatane iodoformée, de façon à maintenir l'écartement obtenu et à guérir les fissures déterminées par le fait de l'opération.

Que si cette dilatation forcée ne donne pas de résultats, on pourra recourir à la section des nerfs du constricteur du vagin, et même à la section du sphincter vaginal, préconisée autrefois par Hugier, Pinel, Grandchamp et Michon, recommandée de nos jours par M. Sims.

Le chirurgien américain fait de chaque côté de la ligne médiane une incision dirigée de haut en bas et qui se termine au milieu du périnée avec lequel elle constitue un véritable Y. Elle doit avoir deux pouces de longueur et intéresser à la fois le tissu vaginal, l'anneau vulvaire et le périnée.

On peut enfin, à l'exemple de Blandin, pour la section du sphincter anal, faire les incisions sous-cutanées; mais avec l'antisepsie, cette précaution qui complique singulièrement l'opération et la rend beaucoup moins précise ne nous paraît présenter aucun avantage.

Quoi qu'il en soit, ces interventions sanglantes ne conviendront qu'aux formes graves du vaginisme, les plus rares, ainsi que nous l'avons dit. Les formes ordinaires, bénignes, guériront toujours par la thérapeutique infiniment plus simple que nous avons indiquée.

La stérilité, avons-nous dit, peut être déterminée par la conicité exagérée du col, par les flexions de l'utérus, par ses versions, enfin et surtout par son atrésie. Mais nous avons ajouté que, si ces anomalies constituent un facteur important dans la production du phénomène, elles n'agissent en général qu'indirectement en prédisposant la région génitale aux processus inflammatoires. Pour être vrai, nous devons encore dire que, si elles sont rarement susceptibles de déterminer par elles-mêmes la stérilité, elles rendent cependant la fécondation mécaniquement moins facile.

D'où nous concluons qu'il y a lieu, quand on est consulté par une femme stérile et qui présente des lésions de ce genre: 1° de supprimer la métrite; 2° de faire tout ce que la science et notre dignité personnelle nous permettent de tenter pour arriver à rendre cette femme féconde. Non seulement, en effet, la fécondation constitue un but très appréciable et si vivement recherché que c'est le désir seul de devenir mères qui amène chez nous les malades de ce genre.

Mais elle est aussi la meilleure ressource thérapeutique

que nous puissions opposer aux lésions anatomiques qui, dans ces cas, rendent la malade stérile.

Expliquons notre pensée. Voici une femme qui présente une conicité du col exagérée. Si on l'abandonne à elle-même, la conicité s'accompagnera bientôt d'hypertrophie sous l'influence des poussées de métrite déterminées par l'anomalie.

L'hypertrophie exagèrera les processus inflammatoires, et dans un nombre d'années plus ou moins considérable, mais toujours restreint, le cas sera devenu relativement grave. Pour sauver la malade, il faudra alors pratiquer des opérations compliquées, amputer le col, peut-être faire l'hystérectomie, en un mot mettre ses jours en péril.

Que si l'on peut obtenir la fécondation, au contraire, les modifications trophiques déterminées dans la structure de l'organe de la gestation par le fait de la grossesse, les déchirures du col au moment de l'accouchement amèneront probablement la guérison de l'anomalie et guériront radicalement la patiente.

Voilà une autre malade qui a de l'atrésie utérine et vient nous consulter pour la stérilité qui en est la conséquence. Renvoyons-la sans la traiter, et nous verrons l'inflammation s'étendre, l'utérus s'hypertrophier, les trompes acquérir des dimensions anormales. La salpingite suppurée, l'épanchement sanguin péri-utérin, la pelvi-péritonite, etc. etc., nécessiteront pour ainsi dire fatalement un jour ou l'autre une laparotomie dangereuse. Enfin cette femme sera perdue, complètement perdue, pour la reproduction. Guérissons au contraire cette atrésie, et rendons la malade féconde, et tous les organes après l'accouchement reprendront leur type normal.

Il est vrai que la version et la flexion surtout se reforment parfois après l'accouchement ; il n'en est pas moins certain que la grossesse les modifie souvent et que, si l'on a soin de tenir les malades au lit un ou deux mois après leurs couches, dans une position qui empêche la reproduction du trouble statique, on a des chances sérieuses d'en obtenir la guérison.

Donc il y a toujours avantage à provoquer une grossesse et à en avancer autant que possible le moment.

La femme guérie de sa métrite, à quel agent donnerons-nous la préférence ?

Pour l'atrésie, nous possédons aujourd'hui toute une série de moyens aussi efficaces, on peut le dire, les uns que les autres :

Les tiges de laminaire iodoformées ;

L'éponge préparée, également antiseptisée par un séjour de quelques heures dans de l'éther iodoformé ;

Les bougies métalliques ou de gutta-percha de Hégar ;

Les sondes uréthrales ;

Les dilatateurs à deux ou plusieurs branches ;

Tous les instruments destinés à pratiquer la discision du col, etc. etc.

Il est toujours facile en somme de dilater un utérus. Si l'on éprouve quelque difficulté à passer les premières tiges on n'a qu'à le fixer avec une pince de Museux. Immobilisé et légèrement redressé, il se laisse facilement pénétrer.

Si l'atrésie était tellement considérable que cette introduction fût absolument impossible (c'est ce qui arrive dans les cas où du tissu de cicatrice par exemple remplace entièrement l'ancienne muqueuse), ce n'est plus la dilatation, mais l'hystérectomie qu'il faudrait pratiquer, c'est-à-dire une opération de sauvetage et qui n'a rien à faire avec le traitement de la stérilité. Heureusement ces cas sont rares, et pour notre part nous n'en avons jamais rencontré.

Quand l'utérus est dilaté, on peut maintenir le résultat acquis en y tenant pendant quelques semaines une tige métallique suivant le précepte de Le Four. Cette tige n'aurait pas, d'après le praticien de Bordeaux, empêché la fécondation de se produire dans quelques cas. Quoi qu'il en soit, on suivra de près la malade, car les rétrécissements de l'utérus comme ceux de l'urèthre, de l'œsophage et de tous les conduits humains, présentent une grande tendance à la récidive.

A la conicité du col on n'oppose aujourd'hui dans la science que deux pratiques : l'ablation de ce col, ou amputation de Schrœder, et l'opération de Sims. Nous avons décrit la première, nous allons bientôt exposer la seconde.

Nous ne faisons que signaler les positions conseillées pendant l'acte génital et particulièrement le coït *more animalium* recommandé contre l'antéflexion et l'antéversion très prononcées. Il est certain qu'on peut corriger l'action de certaines anomalies de situation et de direction, grâce aux postures adoptées pour le rapprochement conjugal. L'examen de la malade fournira si clairement les indications dans les cas de ce genre que nous ne croyons pas devoir insister. On peut toujours indiquer le moyen puisqu'il a l'avantage de n'être ni pénible ni dangereux ; mais il ne faut cependant pas trop compter sur le succès.

. De même, si nous considérons comme anodin au point de vue du danger, et par conséquent recommandable, le conseil de Pajot, nous ne croyons pas devoir beaucoup attendre de son emploi. Ce professeur indique aux femmes atteintes d'antéflexion ou surtout d'antéversion de garder longtemps leur urine avant l'acte génital, pour amener le redressement de leur utérus, et aux patientes atteintes de rétroflexion ou de rétroversion, de rester plusieurs jours sans aller à la garde-robe. Il est évident que ces précautions ne peuvent être anatomiquement qu'efficaces ; mais combien elles modifient peu les processus toujours complexes de la stérilité.

Les pessaires, les redresseurs nombreux sont encore conseillés pour guérir l'infécondité déterminée par les flexions et les versions. On recommande de garder les premiers même pendant l'acte génital. Nous avouons n'avoir qu'une confiance des plus limitées dans l'action de ces agents. Ils exposent trop l'utérus à l'inflammation pour aider d'une façon vraiment efficace à la fécondation.

Nous sommes par contre infiniment moins sceptique sur l'effet de l'opération de Sims, bien que nous lui préférions l'amputation de Schrœder comme plus facile et plus radicale.

Voici dans quel cas le gynécologiste américain la conseille.

La cavité de l'utérus dans l'antéflexion fait un coude dont le sommet se trouve à l'insertion du vagin sur la matrice. Sectionnant la portion du col située entre l'orifice externe et l'insertion vaginale, on supprime donc ce coude, et la cavité vient se terminer directement dans le cul-de-sac postérieur.

De même l'orifice s'ouvrant au niveau de l'insertion vaginale, dans les cas de conicité, la fécondation est singulièrement facilitée par cette suppression de la cavité cervicale. Mais pour être efficace, la section doit être maintenue ; par conséquent il faut en tenir les bords longtemps écartés et même, si possible, recouvrir les deux lambeaux de muqueuse, c'est-à-dire faire non pas une section, mais une gouttière, une véritable opération d'anaplastie.

Dans ces conditions, nous aimons mieux conseiller l'amputation simple qui donne exactement le même résultat.

Maintenant il est une autre opération que nous conseillons volontiers dans les cas de ce genre et qui devrait certainement être placée en première ligne dans la thérapeutique des anomalies que nous venons d'énumérer : c'est la fécondation artificielle.

Nous avons dit le sort des femmes abandonnées à elles-mêmes avec ces lésions de statique. Nous avons montré les obstacles que l'on éprouve à les vaincre par des procédés simples, le plus souvent inconstants, ou par des opérations délicates, sinon dangereuses, toujours en tout cas difficilement acceptées. Et nous avons un moyen anodin de les guérir sans faire courir le moindre danger à la malade. Ce moyen marche directement au but qu'elle recherche, à la fécondation. Il offre enfin l'avantage d'obtenir la guérison d'une anomalie extrêmement tenace, dangereuse par ses conséquences éloignées. Et nous hésiterions à nous en servir !

Pour notre part, nous ne nous en reconnaissons pas le droit.

On a beaucoup écrit sur la fécondation artificielle ; mais personne à notre connaissance n'a montré sa valeur en tant que procédé thérapeutique des anomalies de statique et de direction de l'utérus, et cependant c'est, suivant nous, la particularité la plus intéressante dans la question. Longtemps, nous ne l'avons conseillée et employée que pour des cas de ce genre. Nos trois premières opérées étaient atteintes de conicité très accusée, l'une avec une véritable hypertrophie du col. Deux de ces malades ne songeaient nullement à leur stérilité, qu'elles croyaient incurable, quand elles vinrent nous consulter. Et cependant nous leur conseillâmes la fécondation artificielle comme le moyen le plus simple de sortir de leurs misères. Toutes les trois sont mères aujourd'hui et présentent un utérus absolument normal.

Voici donc l'ordre que nous conseillons de suivre dans le traitement de la stérilité par atrésie, flexion, version ou conicité de l'utérus :

1° Guérir les phénomènes inflammatoires qui, presque toujours, accompagnent ces affections ;

2° Chercher à obtenir la fécondation normalement ou par des moyens simples : dilatation, pessaires, rapprochements génitaux dans des postures variées, etc. etc. ;

3° Si la grossesse tarde à survenir, proposer et au besoin conseiller la fécondation artificielle ;

4° En cas d'insuccès, après plusieurs tentatives, arriver enfin aux opérations sanglantes; mais réserver celles-ci pour le moment où tous les autres moyens auront échoué.

La stérilité, avons-nous dit, peut tenir au milieu physique et chimique dans lequel le spermatozoïde et l'ovule se rencontrent. Au point de vue du milieu physique, nous avons dans un autre chapitre indiqué le traitement de l'utérus infantile.

Si l'endomètre est altéré par des polypes, des végétations, des fongosités vasculaires ou fibro-plastiques, en un mot s'il est atteint de lésions inflammatoires ou autres, la femme demeure inféconde. Inutile d'ajouter qu'il faut supprimer ces lésions et les attaquer avec une thérapeutique appropriée.

De même, on doit traiter les malades atteintes de dysménorrhée membraneuse, tâche parfois bien difficile.

Cependant le curettage et surtout l'emploi méthodique des bâtonnets peuvent modifier cette disposition fâcheuse de l'utérus à perdre sa muqueuse tous les mois.

Quant au milieu chimique, on le modifiera, s'il est besoin, en s'attaquant aux lésions de l'endomètre qui déterminent l'acidité des sécrétions utérines. Ainsi que nous l'avons dit, cette acidité doit être toujours recherchée minutieusement par l'introduction dans le col nettoyé et dégorgé d'un petit morceau de papier de tournesol. S'il rougit, le diagnostic est évident alors même que la teinte demeure rosée. Dans les cas d'acidité exagérée des sécrétions vaginales et d'augmentation de ces sécrétions on peut également admettre que le milieu chimique n'est pas favorable à la fécondation et conseiller une thérapeutique susceptible de l'alcaliniser, thérapeutique d'ailleurs extrêmement simple.

On recommande d'abord aux femmes de prendre des injections d'eau de Vichy (Grande-Grille) immédiatement avant d'avoir des rapports.

Nous avons pu, dans un cas, guérir, à la première injection, une personne mariée depuis sept ans et stérile jusqu'à ce jour.

Que si la fécondation tarde à s'effectuer, on conseille l'usage quotidien d'une injection suivant la formule de Kolliker précédemment indiquée.

Enfin l'on donne les eaux alcalines à l'intérieur et l'on peut même conseiller une saison à Vichy ou à Ems, ou plus simplement à Royat.

Bien entendu, les humeurs sont surveillées et le traitement ne dépasse pas les limites que nous avons assignées. Cette thérapeutique si simple est assez souvent couronnée de succès pour que nous devions la connaître et savoir l'ordonner au besoin.

FÉCONDATION ARTIFICIELLE

Nous arrivons à un point de notre travail que nous n'abordons pas, nous pouvons l'avouer, sans une certaine hésitation.

La fécondation artificielle, cette opération si simple, si légitime, est encore aujourd'hui, même dans le monde médical, l'objet d'une invincible suspicion. On en a tant parlé d'ailleurs, et d'une façon si malheureuse, que celui qui la recommande est condamné à le faire en détestable compagnie. Heureusement, des hommes éminents, et d'une honorabilité au-dessus de tout soupçon, n'ont pas craint de pratiquer la fécondation artificielle dans leur clientèle. Pajot, Lutaud, Leblond, Eustache de Lille, de Sinéty, en France ; Sims, Gaillard-Thomas, à l'étranger, pour ne citer que des savants connus de tous, en ont publié des observations personnelles. Nous n'éprouvons donc qu'un embarras relatif à exposer notre propre pratique à ce point de vue, d'autant plus que nous estimons, nous venons de le montrer dans un précédent paragraphe, que la fécondation artificielle constitue la meilleure et la plus pratique des médications à diriger contre un certain nombre de lésions utérines. Dans les cas de ce genre, on ne la conseille pas aux familles pour leur permettre d'avoir un enfant, on la leur indique comme le procédé le plus simple pour la femme d'éviter les dangers qui la menacent. C'est une véritable opération, qui a pour but, non pas de donner des héritiers au ménage, mais de guérir la mère, et de la préserver de nombreuses maladies. Nous tenons beaucoup à insister sur cette façon de considérer la fécondation artificielle qui n'est exposée, pensons-nous, dans aucun autre travail.

On connaît l'historique de la question. Un naturaliste, Spallanzani, fit le premier, en 1767, les expériences qui fixèrent la science sur le point qui nous occupe. Il réussit à féconder artificiellement plusieurs mammifères et particulièrement une chienne.

Le premier succès obtenu dans l'espèce humaine est dû

à Hunter en 1799. Il s'agissait d'un ménage dans lequel le mari était hypospade. Girault et Gigon viennent ensuite avec plusieurs observations. Enfin nos contemporains, Courty, Leblond, Pajot, ont pratiqué et conseillé la fécondation artificielle qui serait certainement plus répandue aujourd'hui sans les indélicatesses et les actes de charlatanisme auxquels elle paraît avoir donné lieu.

On sait qu'un jugement de la Cour de Bordeaux la condamna récemment comme immorale et contraire aux lois de la nature. Jugement naïf et dont il n'est pas difficile de relever les inconséquences et les points faibles. Malheureusement, le praticien visé était un charlatan des plus vulgaires ; aussi le corps médical n'eut-il garde de protester contre les considérants étranges des magistrats bordelais.

La fécondation artificielle n'est pas une opération immorale. Les lois religieuses et humaines s'accordent pour demander au mariage avant tout la conservation de l'espèce. Aider deux époux à atteindre le but n'est donc pas faire acte de révolte contre ces préceptes moraux.

La fécondation artificielle, disent les magistrats de Bordeaux, est contraire aux lois de la nature. Nous sommes assurément du même avis. Mais regarder avec des verres biconcaves quand on est myope, se nourrir à l'aide d'une sonde œsophagienne lorsque certains muscles sont paralysés, sont également des actes contraires aux lois naturelles, ce qui ne nous empêche pas de les recommander.

Il n'y a donc pas lieu d'insister sur ces deux points. Pris entre le sens commun, d'ailleurs, et un jugement de Cour, le médecin moderne ne saurait hésiter.

D'autres problèmes, d'un haut intérêt social, relèvent de la fécondation artificielle. Malheureusement, les thèses qu'ils ont suscitées nuisent plus à la vulgarisation de l'opération qu'elles ne présentent d'importance réelle, en raison des circonstances exceptionnelles dans lesquelles elles se placent.

Une femme peut-elle être fécondée avec des zoospermes empruntés à un autre que son mari et en dehors de celui-ci ? On n'a pas craint dans une thèse présentée à la Faculté de Paris de répondre affirmativement à cette question. Il est vrai que le candidat fut refusé comme indécent dans ses affirmations.

Cependant, avec l'autorisation du mari, la chose prêterait à discussion, au point de vue purement moral.

On reconnaît à l'homme le droit d'adopter un enfant. Pourquoi ne lui permettrait-on pas cette sorte d'adoption avant la lettre ?

De même la fécondation artificielle nous paraît sinon légitime, du moins défendable dans la circonstance suivante admise par un romancier moraliste. Une vieille famille va s'éteindre sans héritiers par suite de la stérilité de l'épouse. Le chef de la maison ne veut pas adopter d'étrangers et confier à d'autres qu'à des descendants directs l'honneur de porter son nom. On lui amène d'Italie une pauvre fille. Celle-ci est fécondée artificiellement, puis, contre une forte somme d'argent, abandonne le nouveau-né immédiatement après sa délivrance.

L'enfant adopté par la famille en quête de postérité directe est donc de la race et du sang de sa maison.

Problèmes plutôt intéressants pour les philosophes en chambre que pour les médecins qui n'ont jamais à les trancher dans leur pratique.

D'ailleurs ce n'est pas la science qui saurait nous indiquer la solution des cas de ce genre. Nous ne les signalons donc que pour les écarter.

Nous avons donné au passage les indications scienti-
tifiques de la fécondation artificielle. Rappelons qu'elle ne
doit être pratiquée qu'après l'échec de toutes les autres
méthodes rationnelles de douceur et lorsque l'analyse
microscopique a montré la bonne composition du sperme
du mari. On doit la conseiller :

1° Dans les cas d'hypospadias ou de brièveté excessive
du membre viril ;

2° Lorsque le sperme s'écoule goutte à goutte et n'est
pas projeté normalement ;

3° Pour les faits de conicité, d'allongement hypertrophique du col, de flexion exagérée et de version (elle constitue alors l'opération curative la plus simple de l'affection) ;

4° Même lorsque le col utérin rétréci a été dilaté artificiellement plusieurs fois sans résultat ;

5° Pour les cas d'acidité exagérée des sécrétions vaginales avec conservation de l'alcalinité des sécrétions utérines ;

6° Enfin, chaque fois que la cause de la stérilité reste
inconnue.

L'opération décidée, on choisit de préférence pour la
pratiquer un jour rapproché de l'écoulement menstruel.
Les auteurs ne sont pas d'accord sur le moment le plus
favorable ; avec la plupart, nous estimons que c'est un ou
deux jours après ses règles que la femme est particulièrement susceptible d'être fécondée. Il faut d'ailleurs que la
famille sache bien que plusieurs tentatives sont généralement indispensables. On pourra donc en varier le moment
et pratiquer l'opération par exemple une fois avant les
règles, l'autre fois après.

On a prétendu que la fécondation avant les règles donne
plutôt des filles, les garçons, au contraire, étant conçus
après l'écoulement menstruel.

Cette donnée, fournie par les éleveurs normands et qui s'appuie sur les observations recueillies à la suite des croisements de leurs animaux, sera toujours exposée aux familles pour le cas où l'on désirerait particulièrement un enfant d'un sexe déterminé.

Le moment de l'opération venu, voici comment nous procédons. La femme se couche, prend une injection légèrement alcaline et sucrée (formule de Kolliker), ou simplement une injection d'eau de Vichy (Grande-Grille), et reste quelque temps au lit.

Le spéculum est appliqué et le col découvert et bien nettoyé. Enfin le fécondateur est introduit dans l'utérus *jusqu'au-delà du col*. Il est bien important de s'assurer en effet que sa pénétration ne présentera aucune difficulté au moment décisif. Le sperme est alors reçu dans une soucoupe préalablement lavée avec de l'eau *alcaline chaude* de façon que le froid de l'eau ne tue pas les zoospermes.

Rapidement, le liquide est aspiré dans le fécondateur, également tiédi par son contact avec l'eau alcaline. L'instrument alors est porté dans la cavité utérine et le sperme projeté dans cette cavité. Retirant le fécondateur, on fixe immédiatement sur l'orifice du col un tampon d'ouate alcalinisée, le spéculum enfin est enlevé. L'opération est terminée. La femme reste au lit et retire le tampon le lendemain à son lever.

Nous ne donnerons pas la description de tous les fécondateurs connus. Le plus répandu est assurément celui de Pajot. Cependant nous en possédons un, construit, sur nos indications, par M. Collin, et d'un maniement infiniment plus facile que tous les autres. C'est un hystéromètre métallique, creux, dans lequel se trouve un piston qui manœuvre à frottement très doux. L'extrémité terminale de l'hystéromètre est percée de trois trous, un terminal et deux latéraux. La projection du sperme est donc bien assurée. Mais, si nous recommandons volontiers notre fécondateur à cause de sa grande simplicité, de la modicité de son prix et des services qu'il peut rendre comme hystéromètre simple aux praticiens, nous nous empressons d'ajouter qu'il n'est même pas besoin d'un appareil spécial pour pratiquer la fécondation artificielle.

Voici de quelle instrumentation nous nous servions dans nos premiers cas. Nous l'indiquons d'autant plus volontiers qu'elle sera toujours facile à improviser.

Un bout de sonde de 10 centimètres (n° 14 ou 15 de la filière Charrière) est fixé sur une petite seringue en verre. La sonde et la seringue sont bien lavées avec la solution alcaline. On fait l'aspiration du sperme avec la seringue ; la sonde est alors appliquée, le piston est poussé, la sonde tenue en haut jusqu'à ce que le liquide vienne affleurer la partie supérieure. La sonde enfin est introduite dans l'utérus, et l'opération se continue comme nous l'avons indiqué. Nous avons eu deux succès avec ce fécondateur improvisé.

Insistons sur quelques points de l'opération. Si, le sperme projeté dans la cavité utérine, on retire la sonde sans fermer *immédiatement* avec un tampon la cavité du col, on peut voir l'utérus, sous l'influence d'une contraction, expulser entièrement le liquide. Il est donc bien important de porter le tampon avec une pince jusqu'au col avant de retirer le fécondateur ; si la porte n'est pas instantanément close, le succès de l'opération est compromis.

Nous avons dit que toutes les manœuvres doivent être faites avec des instruments tièdes et lavés à l'eau alcaline ; nous n'avons pas besoin d'insister sur l'importance de ce détail.

Pour la façon de se procurer le sperme, après avoir

essayé les autres procédés, nous trouvons infiniment plus simple de le recueillir directement dans un vase. On ne saurait nous objecter l'immoralité du procédé. Le but justifie toutes les manœuvres que nécessite la fécondation artificielle. Du moment où on la tente, il faut exclusivement viser le résultat et la simplicité dans l'opération. De médecin à homme, le détail n'a qu'une importance relative. Pourquoi, lorsqu'on peut procéder autrement, faire intervenir activement les femmes dont la pudeur ne saurait admettre, en définitive, qu'avec une extrême répugnance le rapprochement sexuel exécuté par ordre, pour ainsi dire, et à un moment déterminé?

Il nous est arrivé plusieurs fois, après avoir reçu leur autorisation bien entendu, de féconder artificiellement des femmes sans même leur dire que l'opération était pratiquée. Avec un peu de tact, en effet, avec de la précision, la fécondation peut être effectuée assez promptement pour que la patiente croie à un examen simplement prolongé. Combien cette façon de procéder vaut mieux pour elles, à tous les points de vue, que les manœuvres conseillées et pratiquées par la plupart des auteurs.

N'est-il pas infiniment plus simple, par exemple, d'opérer ainsi, que de partir à la recherche du sperme dans le vagin pour le porter au fond de l'utérus après l'avoir péniblement recueilli non plus intact, mais noyé dans dès liquides vaginaux avec lesquels il se confond ?

Nous préférerions à cette façon de faire, malgré l'autorité des hommes qui la recommandent, la pratique d'Eustache de Lille ; le savant gynécologiste se contente de prendre là liqueur séminale avec le doigt et de la pousser dans le col, où il la fixe pendant un certain temps.

Quoi qu'il en soit, la fécondation artificielle doit être connue de tous ceux qui s'intéressent aux questions de gynécologie, et sa description trouvait nécessairement place à la fin d'une étude sur la stérilité dont elle constitue dans certains cas l'unique mode de traitement.

Nous avons, au cours de ce volume, indiqué plusieurs circonstances dans lesquelles nous crûmes devoir pratiquer la fécondation artificielle.

Nous pourrions donner ici la statistique de nos opérations ; mais, suivant le désir qui nous en a été exprimé par quelques-unes de nos clientes, nous nous abstenons de le faire, obéissant, on le voit, à un sentiment peut-être exagéré de respect pour le secret professionnel. Qu'il nous suffise de dire que nos résultats ont été souvent positifs et qu'ils justifient, de la façon la plus absolue, les conclusions scientifiques que nous venons d'exposer.

CHAPITRE IV

PROPHYLAXIE DES MÉTRITES. — HYGIÈNE DE LA FEMME.

Sommaire. — Les maladies de l'utérus sont la conséquence de plusieurs causes. — Action de l'atavisme qui peut agir de trois façons : en transmettant des anomalies génitales, en créant un système nerveux vulnérable, en produisant l'arthritisme, cause fréquente des maladies de l'utérus. — Hygiène du premier âge. — De la formation. — Moment du mariage. — Mariages consanguins. — Grossesse. — La restriction génitale devant la science. — Hygiène dans le mariage. — Hygiène de la grossesse. — Hygiène de la ménopause.

Comme toutes les maladies, les affections utérines, en général, et les métrites, en particulier, sont des résultantes, résultantes de causes très diverses, ainsi que nous l'avons vu, et qu'il importe grandement de connaître si l'on veut les éviter.

Et d'abord l'atavisme joue, à n'en pas douter, un rôle considérable dans leur production, et cela de plusieurs façons :

1° Il est bien certain que les filles de femmes atteintes de flexion, de version de l'utérus par exemple, ou bien encore de fibrômes et même de cancer, sont plus exposées que d'autres à ces affections ;

2° De même, les descendantes de parents nerveux seront le plus souvent des femmes à système génital sensible et particulièrement vulnérable ;

3° Enfin les arthritiques héréditaires sont également prédestinées d'une façon toute particulière aux engorgements et aux autres processus morbides susceptibles d'atteindre l'utérus.

Est-ce à dire que la prédisposition résultant de ces trois ordres de causes soit absolument fatale et mène quand même à la production d'une maladie de matrice? Nous ne le pensons pas, et nous estimons qu'une sage hygiène permet toujours de conjurer le mal. Mais il importe d'être instruit du danger afin de pouvoir y veiller tout particulièrement.

Jusqu'à douze ou treize ans, c'est-à-dire jusqu'au moment de ses premières règles, l'hygiène sexuelle de la petite fille ne présente rien de bien particulier. C'est un tort cependant de croire que les deux sexes offrent la même résistance dans les premières années de la vie. Le garçon est certainement plus développé, plus vigoureux, plus fort, par conséquent, contre les fatigues de toute espèce. Mieux bâti pour les luttes, il supporte sans grand inconvénient un travail physique ou intellectuel qui pourrait affaiblir et surtout énerver la fillette. Aussi conseillons-nous de ne permettre les études et les travaux de force, à cet âge, qu'avec précaution et en surveillant de près le développement physique.

Il importe de vêtir la petite fille amplement et sans la serrer, de lui donner des pantalons fermés, de tenir ses pieds dans des chaussures larges et chaudes, enfin et surtout de ne jamais user de jarretières dont la compression entrave la circulation dans les membres inférieurs et prédispose l'organisme aux stases sanguines et aux congestions.

On évitera tout ce qui peut énerver l'enfant ou frapper son imagination, les histoires fantastiques ou simplement trop sentimentales, les veillées, les corvées mondaines auxquelles certaines mères ont le tort, sous prétexte d'éducation, d'associer, beaucoup trop intimement, leurs petites filles.

Le sommeil doit être suffisant et commencer de bonne heure, immédiatement après le repas du soir.

Enfin, nous protestons de toutes nos forces contre les abus de l'instruction et des travaux de l'intelligence. Assurément, une femme ne peut, sans grand préjudice, être ignorante dans la société moderne. Elle doit posséder une idée générale des connaissances humaines, spécialement de celles qui pourront lui servir au cours de l'existence.

Mais pourquoi, si l'on ne veut en faire une institutrice, lui imposer des examens qui l'épuisent, la surexcitent et dont les émotions extrêmement violentes se font sentir surtout au moment où la jeune fille traverse dans sa vie une crise redoutable, celle de la formation?

Nous protestons également contre la part trop grande réservée à la musique dans l'éducation d'aujourd'hui. C'est un art énervant au premier chef et qui, malgré tout son attrait, ne doit être enseigné qu'avec prudence et mesure.

La fillette arrive à la puberté.

C'est alors que l'hygiéniste doit redoubler de précautions et veiller particulièrement à la modération du système nerveux, au sage fonctionnement de tous les organes. On évitera le surmenage intellectuel, on donnera à l'enfant une nourriture plus substantielle, lui recommandant l'usage d'ablutions générales ou des bains fréquents, la vie au grand air et à la lumière.

On a l'habitude, en France, de laisser la jeune fille dans une ignorance complète de ses fonctions futures et de ne lui parler de la menstruation qu'avec des précautions pleines de réticences, comme s'il s'agissait d'une infirmité répugnante et inavouable. C'est une grande faute et qui a causé, et cause encore, beaucoup de maux. L'enfant doit apprendre de sa mère qu'elle est appelée un jour à avoir elle-même des enfants, que la maternité, cette sublime fonction de la femme, nécessite une hygiène minutieuse et continue de ses organes sexuels, et qu'elle doit désormais veiller elle-même à leur parfait fonctionnement, c'est-à-dire savoir indiquer si ses règles viennent facilement, à époque fixe, en quantité suffisante. Elle doit connaître les causes susceptibles de les arrêter et apprendre une fois pour toutes que, malade douze fois par an, il lui faut, pendant les jours de cette indisposition physiologique, prendre des précautions minutieuses, et dont l'observation seule lui assurera plus tard l'intégrité des fonctions maternelles et la santé parfaite, sans laquelle il n'est pas d'épouse et de mère véritablement à la hauteur de tous ses devoirs.

On est généralement averti de l'apparition prochaine des règles par des changements dans le caractère, dont la nuance n'échappe pas à l'observation attentive des parents. L'enfant, jusqu'ici asexuelle, devient moralement jeune fille. La vue des jeunes gens l'émeut et la trouble sans qu'elle en puisse comprendre la raison; elle a déjà l'intuition de l'amour, ce résultat physiologique de l'évolution anatomique de ses organes génitaux, résultat vraiment divin, puisqu'il assure la conservation de l'espèce.

Un mot la fait passer par des alternatives de pâleur et de rougeur qu'on ne lui connaissait pas avant ce moment. Elle présente de véritables crises de larmes, des mouvements de joie exubérante et inexplicable.

Simultanément, son corps subit des transformations non moins caractéristiques. Les seins se développent, les organes génitaux externes deviennent plus saillants en même temps que le système pileux fait son apparition sur la région pubienne. C'est à ces deux caractères physiques principalement qu'une mère observatrice reconnaîtra l'approche prochaine des règles. Dès lors, elle devra avertir son enfant, la surveiller d'une façon plus particulière au point de vue moral, l'instruire de ses nouveaux devoirs, diriger son hygiène et veiller elle-même à la sage exécution de ses préceptes.

Pendant les premiers mois qui suivent l'arrivée des règles, la jeune fille évitera spécialement les fatigues de toute espèce. On doit lui défendre les travaux de force, et plus encore les émotions des examens et des concours si funestes à la génération moderne. Elle doit être habillée de vêtements légers et chauds, et suffisamment amples pour ne déformer aucun de ses organes.

Nous insistons sur la nécessité de la suppression des jarretières, à cause des stases veineuses qu'elles déterminent, et sur l'usage de pantalons chauds et fermés. Sans parler des avantages moraux qui en sont la conséquence, ils protègent les organes externes de la génération contre l'action du froid et empêchent les congestions actives si souvent observées chez les jeunes filles, et dont l'irrégularité menstruelle, la suppression des règles et la dysménorrhée sont les ordinaires conséquences.

Nous conseillons, à ce moment de la vie, une nourriture substantielle, mais plutôt végétale, un exercice modéré, autant que possible en plein air, une hygiène soigneuse du tube digestif. On doit combattre particulièrement la constipation dont les conséquences sur les organes génitaux sont toujours déplorables, la dilatation rectale amenant la congestion passive de tous les organes du petit bassin. La jeune fille est surveillée au point de vue de l'anémie et de la chlorose, très fréquentes, on le sait, à ce moment de la vie.

On évite enfin, du moins autant que possible, les soirées, les veillées et les dîners trop copieux, toutes causes de fatigues et d'excitations factices.

Nous avons parlé de la nécessité d'un bon fonctionnement de la peau et d'ablutions fréquentes. Ajoutons qu'il est sàge d'habituer la jeune fille à se laver rapidement tous les matins les organes externes de la génération avec de l'eau légèrement dégourdie, les sécrétions de la région pouvant déterminer un prurit dont les inconvénients sont aussi nombreux que faciles à concevoir. Nous ne conseillons pas les injections à la jeune fille et nous estimons qu'elles doivent être réservées pour les cas pathologiques.

Toutes ces précautions sont encore exagérées au moment des époques. Si les règles sont difficiles, la malade est tenue au lit. Dans le cas contraire, on lui recommande seulement d'éviter toute fatigue, et on lui apprend à redouter l'action du froid sous toutes ses formes. La toilette intime est faite à l'eau très chaude, les ablutions générales et les bains sont suspendus, enfin les mains et le visage même sont lavés à l'eau dégourdie.

Avec ces précautions, les premières années de la menstruation seront franchies sans entraves ; et, loin d'en souffrir, la jeune fille continuera à se développer et à prendre la vigueur et les forces dont elle aura si grand besoin pour la maternité, ce but suprême de la vie de la femme.

Nous arrivons au mariage.

A quel moment le médecin consulté doit-il le permettre ?

On comprend qu'il est difficile de poser à ce point de vue des règles générales. Telle femme atteindra son complet développement dès la dix-septième année, tandis qu'une autre sera trop jeune à vingt et un et même vingt-deux ans pour devenir mère.

Un fait nous paraît devoir éclairer très logiquement ce point de l'hygiène génitale de la femme. Les animaux, dont l'instinct généralement dirige les fonctions d'une façon si merveilleuse, ne se reproduisent qu'après avoir achevé leur croissance; c'est quand l'individu est constitué dans son intégrité que parle seulement chez eux la voix de l'espèce

A cette loi générale la femme ne saurait échapper.

Il faut donc, avant de penser au mariage, attendre le complet épanouissement de la femme et se bien garder de le conseiller aux jeunes filles dont la taille se développe encore.

Sous ce rapport, l'âge de vingt-deux ans nous paraît constituer une excellente moyenne. Cependant, encore une fois, nous nous plaisons à reconnaître que cette loi générale souffre de nombreuses exceptions, et que la femme d'Orient, par exemple, et plus simplement la Méridionale sont susceptibles de concevoir et de mener à bien leurs grossesses plusieurs années parfois avant le moment que nous indiquons.

Cependant, il faut partir du principe que, dans les questions de ce genre, mieux vaut exagérer les précautions et se garder des mariages trop hâtifs. Leur influence sur la vie de la femme est en effet déplorable, et nombre de métrites ou d'autres lésions utérines n'ont pas d'autre origine.

De même, si la jeune fille était atteinte de quelque affection organique, maladie du cœur, tuberculose même très circonscrite, néphrite, etc. etc., l'on conseillerait énergiquement à la famille de surseoir au mariage.

Nous faisons peut-être exception pour la chlorose qui dans ses formes bénignes est parfois améliorée du fait des rapprochements sexuels. De même un certain degré de nervosisme ne doit pas empêcher les parents de marier leur enfant ; à une condition cependant, c'est que le mari soit un homme intelligent, prévenu des inconvénients de la maladie et que l'union soit vivement désirée par la jeune fille ; marier une nerveuse sans prévoir tous ces détails, c'est exposer le ménage à de grands malheurs.

Doit-on permettre les mariages entre parents? On exagère considérablement dans le monde et même dans certains milieux médicaux le rôle de la consanguinité sur les produits de la conception. Une enquête faite en Amérique montre que les enfants issus d'union consanguine, chiffres et statistiques à l'appui, ne fournissent pas plus de fous, de sourds-muets et de névropathes que les produits des autres mariages.

Cependant, il faut savoir que deux sujets atteints d'une même diathèse donneront fatalement, et pour ainsi dire mathématiquement, des enfants chez lesquels la diathèse sera multipliée, et qu'à ce point de vue les cousins peuvent avoir hérité des mêmes germes morbides et les transmettre avec exagération à leurs descendants.

Dans ces cas, le médecin doit toujours être consulté. C'est lui seul, en effet, qui pourra, après un examen sérieux des deux fiancés, juger les dangers du mariage. Mais nous n'insistons pas sur ce point qui ne présente avec notre question que des rapports assez éloignés.

Voici la jeune fille devenue femme.

Le premier rapprochement, toujours pénible, souvent très douloureux, a rompu l'hymen, déterminé une véritable contusion des organes génitaux externes. Il est toujours bon de recommander au mari une grande modération les premiers jours du mariage, car cette contusion peut amener une vaginite traumatique, laquelle dégénèrera facilement en métrite si la malade n'est pas mise au repos.

Malheureusement les médecins ont rarement l'occasion de donner leur opinion sur les cas de ce genre.

Quoi qu'il en soit, ils doivent protester de toutes leurs forces contre les fatigues excessives que l'on a l'habitude d'imposer aux jeunes mariés. Les voyages, les festins prolongés, les soirées ont tant d'inconvénients à ce moment de la vie de la femme !

On a décrit la dyspepsie des nouveaux époux. Combien plus fréquente et plus dangereuse est la vagino-métrite des jeunes mariées.

Nous ne défendons pas cependant le voyage de noces, estimant qu'il arrache généralement les intéressés à des corvées plus pénibles que celles d'un déplacement. Mais nous conseillons de le faire aux rives prochaines, de lui demander l'isolement plutôt que la promenade, enfin de ne pas le transformer en courses pénibles et fatigantes.

Les parents apprendront au mari les règles de l'hygiène féminine la plus élémentaire. On lui recommandera de laisser sa femme au repos pendant les règles, de veiller à la régularité de ses fonctions digestives, à tous les points de vue, enfin de lui épargner, par une sollicitude toujours facile à ce moment de la vie, les ennuis que sa pudeur de jeune mariée ne saurait pas toujours spontanément éviter.

Nous arrivons au but suprême de la fonction, à l'hygiène de la femme considérée dans ses rapports avec la grossesse.

Un problème considérable et résolu de bien des façons différentes par les moralistes et même par les médecins, sollicite avant tout notre jugement.

Doit-on admettre la restriction dans le mariage et déconseiller les grossesses trop fréquentes ? La question est, hélas ! très complexe. Il ne s'agit pas seulement, en effet, de la santé de la femme ; souvent des considérations d'un autre ordre, principalement dans les grandes villes, entrent en jeu et font que des parents, d'ailleurs bien conformés, redoutent les enfants, à cause des embarras matériels qu'ils entraînent.

Nous ne pouvons que déplorer ces considérations qui ne sont en rapport ni avec la morale absolue ni même généralement avec une sage conception de la vie.

Tout ce que nous devons dire, comme hygiéniste, c'est que la femme bien portante, et dont les organes génitaux sont sains, ne peut que bénéficier de la maternité au point de vue de la santé générale.

La restriction conjugale détermine souvent de la congestion. Elle entretient et exagère les métrites, et nous avons maintes fois constaté que les inflammations les plus tenaces, les plus rebelles, s'observent principalement chez les femmes dont la fonction génitale a été longtemps contrariée.

Les mères de famille à nombreuses lignées se portent certainement mieux que les femmes stériles, alors même que cette stérilité est volontaire. Disons plus, elles ont une meilleure santé que la vierge. La virginité en effet est contraire à la nature, et on a grand tort de supposer qu'elle préserve des métrites et des autres affections de la matrice. Mais encore une fois, et pour en finir avec la question de la restriction, le problème est complexe et relève malheureusement plus de la sociologie que de la médecine.

Quelle doit être l'hygiène générale et sexuelle de la femme mariée ?

La femme est évidemment un être inférieur à l'homme, au point de vue physique s'entend. Il ne faut donc pas lui demander l'assiduité et la continuité dans le travail que l'on est en droit d'exiger du sexe fort. L'âpreté de la lutte pour la vie impose malheureusement à un certain nombre de mères de familles modernes un travail assidu et prolongé. Trop souvent elles le paient cruellement, et le surmenage joue certainement un grand rôle dans la production des maladies féminines.

Que la femme prédisposée pour une raison ou pour une autre à l'inflammation de l'utérus évite donc la tension d'esprit excessive, les longues stations debout, les courses prolongées à pied et même en voiture, les ascensions d'escaliers trop souvent répétées et toutes les fatigues physiques, intellectuelles et morales de la société contemporaine. On sait combien est pitoyable la santé des pauvres vendeuses de nos grands magasins, que leur profession expose particulièrement au surmenage physique. Les mêmes causes déterminent trop souvent les mêmes effets chez les femmes du monde qui ont à subir, en plus, l'action dépressive des soirées, des bals et de toutes les fêtes que la vie moderne prodigue, au mépris absolu de l'hygiène.

En principe, la femme doit vivre au grand air, marcher modérément, travailler à des choses simples et faciles, et ne jamais se fatiguer. Elle prendra les tramways, les chemins de fer et les bateaux de préférence aux voitures et surtout aux omnibus dont la trépidation détermine une congestion funeste des organes génitaux. Elle évitera les escaliers. Sa nourriture sera saine, suffisante, donnée à heures régulières. Nous conseillons au moins de huit à neuf heures de sommeil par nuit, de neuf à dix heures de repos dans la position horizontale.

Les vêtements enfin doivent être chauds et ne pas gêner la circulation. Le corset particulièrement sera large et souple. En comprimant la taille, il pousse vers le bassin la masse intestinale, presse indirectement sur l'utérus et prédispose aux flexions, aux versions, à l'abaissement et à la congestion de l'organe. Nous revenons encore sur la nécessité de supprimer les jarretières et de ne se servir, comme dans les pays septentrionaux, que de pantalons fermés.

Avons-nous besoin d'ajouter que ces prescriptions doivent être plus minutieusement observées encore au moment des époques ?

Les règles en définitive sont une véritable *indisposition*.

Déterminées probablement par l'expulsion d'un œuf non fécondé, elles constituent donc une vraie fausse couche, un état puerpéral atténué, pour employer l'expression si juste du professeur Pajot. Aussi comprend-on que certains médecins étrangers les traitent comme une maladie, imposant le lit à la patiente pendant leur durée, et cherchant à diminuer le flux hémorragique de toutes les façons. Sans aller aussi loin que ces savants, nous recommandons à la femme de suspendre autant que possible tout travail sérieux au moment de ses époques, de rester chez elle habillée de vêtements amples et chauds, et de fuir absolument les bals et les soirées dont la fatigue pourrait déterminer une congestion utérine véritablement dangereuse.

Comme hygiène locale, nous recommandons les injections quotidiennes à l'eau bouillie chaude. On les prendra couchée autant que possible, ce qui est facile avec les appareils à écoulement continu. On peut ajouter à l'eau de la toilette des alcools aromatisés, de l'eau phéniquée faible, de l'acide borique, ou plus simplement du bicarbonate de soude, une cuillerée à café par litre.

En détergeant les muqueuses et en alcalinisant les sécrétions, ce médicament agit toujours très efficacement sur la propreté et la circulation des régions vaginales et utérines.

Bien entendu, les injections ne doivent jamais être pratiquées après les rapprochements, car elles pourraient empêcher la fécondation. On les supprimera également pendant les règles et l'on se contentera à ce moment de lavages extérieurs à l'eau très chaude.

Il est une question que nous ne pouvons passer sous silence en ce chapitre. Combien de fois par semaine la femme peut-elle subir l'acte conjugal? Il est bien difficile de poser des règles absolues à ce point de vue, la considération individuelle l'emportant toujours de beaucoup sur les raisons d'ordre général.

En principe, l'on peut admettre que le rapprochement physiquement désiré par la femme est plutôt favorable à sa santé, et qu'elle souffre au contraire dans les cas où cet acte lui est imposé. Nous considérons le précepte de l'école de Salerne comme beaucoup trop absolu. Une femme peut sans inconvénients, dans certains cas, avoir plusieurs rapprochements par semaine. Dans d'autres, il est prudent de les espacer et de ne les tolérer que tous les dix ou quinze jours. En tout cas, il est deux écueils opposés qu'il importe également d'éviter comme dangereux pour la santé de la femme et susceptibles d'amener la congestion de son utérus. L'acte conjugal ne doit jamais ressembler à un viol, il faut arriver à le désirer et toujours l'effectuer d'une façon complète. Alors seulement il détermine une détente nerveuse salutaire à l'hygiène générale et locale. D'autre part, il ne doit pas être l'occasion d'une excitation plus ou moins factice et trop prolongée. Il pourrait en effet, souvent répété, devenir alors le point de départ d'accidents hystériques très sérieux. Il faut savoir en un mot *non morari in coïtu*, suivant le sage précepte des anciens. Nous n'insistons pas.

Nous ne sommes d'ailleurs et très heureusement consultés sur tous ces points que d'une façon exceptionnelle. Cependant il importe de les connaître, car ils nous donnent la clef de certains problèmes pathologiques difficiles à démêler pour qui ne sait pas regarder jusqu'au fond des choses.

Nous voudrions indiquer maintenant l'hygiène de la grossesse ; mais ce serait sortir considérablement des limites de ce travail. Qu'il nous suffise de dire que la fausse couche doit être redoutée comme infiniment préjudiciable à la santé de la femme et qu'il importe avant tout de l'éviter. Est-ce à dire que les neuf mois de la gestation se doivent passer sur une chaise longue et que la femme ne peut alors se lever que rarement et avec des précautions infinies ? Telle n'est certainement pas notre pensée. L'anémie serait la conséquence fatale de cette hygiène exagérée et les organes congestionnés par la stase sanguine sortiraient de l'accouchement dans des conditions déplorables. La femme enceinte doit donc marcher, prendre un exercice modéré et continuer ses travaux ordinaires. Mais elle évitera le surmenage et à la moindre menace de fausse couche, à la première douleur un peu vive prendra conseil de son médecin. Qu'elle n'oublie pas également que le déplacement de son centre de gravité l'expose particulièrement aux chutes, et qu'elle soit très prudente dans sa marche et dans tous ses mouvements. Qu'elle soit enfin très modérée au point de vue de l'acte génital et sache qu'il pourrait, trop souvent répété, avoir des conséquences fâcheuses.

Nous avons vu, en parlant de l'étiologie des métrites, l'importance de l'antisepsie pendant l'accouchement. Elle doit être rigoureusement pratiquée, et la moindre infraction sur ce terrain peut créer un véritable danger.

On tiendra l'accouchée longtemps au lit et l'on surveillera l'involution de son utérus. Nous possédons à ce point de vue trois moyens également puissants et qu'il faut savoir employer simultanément si la matrice tarde à revenir sur elle-même.

L'allaitement vient en première ligne. Par la contraction des fibres utérines qu'il détermine, il est certainement le plus actif et le plus naturel de ces moyens. Alors même que la femme n'allaiterait que quelques mois, son système génital s'en trouverait toujours beaucoup mieux.

Les injections antiseptiques ou simplement d'eau bouillie chaude sont également très efficaces et déterminent constamment un dégorgement heureux de la matrice.

Enfin certains médicaments peuvent donner le même résultat : le seigle ergoté, le quinquina et la strychnine particulièrement. A la femme dont l'utérus est gros, on conseillera donc avec succès des pilules renfermant 5 centigrammes de sulfate de quinine, et un centigramme de seigle ergoté, de quatre à huit par jour, ou bien encore des pilules composées de la façon suivante :

<pre>
Arséniate de strychnine. . . .   1 milligramme ;
Seigle ergoté. . . . .   10 centigrammes ;
Citrate de fer.   5   —
              Pour une pilule.
    De six à huit chaque jour pendant les repas.
</pre>

Nous ordonnons ces dernières non seulement après l'accouchement, mais encore toutes les fois que la matrice présente un état simplement congestif.

Certains médecins défendent les rapports sexuels pendant tout le temps de l'allaitement. Quant à nous, nous estimons que l'on doit se guider principalement sur la menstruation. Après le retour de couches, l'utérus est revenu à son état normal et peut certainement reprendre sa fonction.

Telles sont les règles hygiéniques et les soins généraux que nous prescrivons à la femme la mieux constituée.

Est-il besoin d'ajouter qu'elles seront particulièrement imposées à la patiente dont l'utérus a déjà subi une ou plusieurs poussées d'inflammation ?

Toute maladie reconnaît, on le sait, plusieurs causes, et la prédisposition doit toujours entrer en ligne de compte quand il s'agit de déterminer les raisons d'une affection donnée. On peut partir de ce principe pour affirmer que la femme guérie est plus particulièrement exposée qu'une autre à une nouvelle métrite, puisqu'ayant déjà été atteinte elle est probablement prédisposée à l'affection. Aussi, multipliera-t-on les précautions hygiéniques, en surveillant sa menstruation, et en veillant à la régularité de ses garde-robes.

Nous ne voulons pas donner ici toutes les médications recommandées contre la constipation.

Si les règles sont insuffisantes, on se trouvera bien de l'emploi de la teinture de *viburnum prunifolium* (de dix à trente gouttes par jour). Nous conseillons aussi très volontiers dans le même cas les pilules ci-dessous, qui chez certaines anémiques nous ont souvent donné les meilleurs résultats :

Tartrate ferrico-potassique	4 grammes ;
Extrait d'absinthe . . . . ⎰	
Extrait d'armoise. . . . . ⎱	āā 2 grammes ;
Aloès suc. pulvérisé	de 0,50 à 1 gramme.
suivant l'état des garde-robes.	
Teinture d'anis	2 s.

Pour cent pilules.

De quatre à six par jour au moment du repas.

Que si les règles, au contraire, sont exagérées, nous prescrivons le perchlorure de fer à l'intérieur, l'ergotine en pilules, le sirop d'*urtica urens*, l'*hydrastis canadensis* que nous formulons de la façon suivante :

Teinture d'hydrastis canadensis.   4 grammes;
Elixir de Garus   100   —
De trois à quatre cuillerées à café par jour.

Enfin dans le même cas, nous faisons prendre, en dehors de l'époque, les injections à l'eau de feuilles de noyer et au tannin, une cuillerée à café de tannin par litre. Et dès le quatrième jour des règles nous donnons des injections d'eau très chaude additionnée ou non d'une cuillerée à café de perchlorure de fer.

Nous veillons aussi soigneusement à l'intégrité de la fonction rénale et nous conseillons aux patientes de se frictionner le corps tous les jours avec un gant de crin ou simplement avec un linge dur mouillé du liquide ci-dessous :

Essence de térébenthine. . . . .   20 grammes;
Alcoolat de lavande.   100   —
Eau-de-vie camphrée.   150   —

Enfin, si le périnée est déchiré, si l'utérus a de la tendance à tomber, nous conseillons aux femmes de porter quand elles doivent sortir, se tenir longtemps debout, ou subir toute autre fatigue, des tampons d'ouate antiseptique enduite de vaseline salolée, et introduits par elles-mêmes suivant les préceptes donnés dans un autre chapitre. Ce moyen nous paraît infiniment préférable aux pessaires dont l'action irritante amène trop souvent l'inflammation qu'ils ont pour but de prévenir.

Terminons ce chapitre d'hygiène en recommandant aux femmes de multiplier les précautions que nous venons d'indiquer quand elles arrivent au moment de l'âge critique.

L'absence des pontes, en supprimant la raison de l'écoulement menstruel, d'une part, et d'autre part l'habitude organique du flux sanguin se contrarient, et déterminent à cette période de la vie des poussées congestives dont l'action favorise singulièrement les proliférations fibreuses, et même l'apparition de néoplasies cancéreuses.

Que si la femme reste saine et bien portante, elle évitera naturellement ces écueils ; mais la moindre métrite peut devenir le point de départ d'accidents redoutables, et c'est à ce moment surtout qu'il faut savoir traiter radicalement et supprimer toute inflammation de l'utérus.

On continuera autant que possible quelques années encore après la ménopause l'usage des injections. Mais rapidement l'utérus perd sa vitalité à la condition qu'il ne soit le siège d'aucune inflammation intense (auquel cas la métrite persiste avec tous ses symptômes et ses dangers) et la femme redevient asexuelle comme la petite fille.

Alors ses traits se modifient, les saillies anguleuses de l'ossature s'accentuent extérieurement, le système pileux se développe, la voix mue et prend un caractère plus grave en même temps que son timbre se casse.

La vie génitale est terminée.

Le nervosisme, les passions ardentes, l'exclusivisme, qui trop souvent faisaient cortège à la fonction de la reproduction, s'éteignent progressivement. La femme entre dans une troisième phase de sa vie, phase quelque peu mélancolique, mais dont le charme cependant, comme certains pâles soirs d'hiver, est parfois incomparable, et ne saurait en tous cas être jamais complètement méconnu.

Bienveillante pour les autres, charitable pour les passions humaines qu'elle juge froidement, avec son expérience et ses souvenirs, elle demeure souvent plus lucide intellectuellement, plus vigoureuse physiquement, meilleure moralement qu'aux jours disparus de son maternel épanouissement.

Depuis longtemps l'individu, chez elle, a acquis son complet développement. Elle ne peut plus concourir à la conservation de l'espèce. Aussi se donne-t-elle volontiers à l'humanité entière, aidant les uns de ses conseils, guidant les autres de sa bienveillante charité. Et son altruisme retrouve dans cette dernière partie de la vie les émotions de son enfance, les rêves de sa maternité resplendissante.

Souvent ce n'est qu'à cette dernière étape que s'affirme véritablement sa supériorité. Aussi n'est-elle à aucun moment de sa vie plus universellement respectée et bénie.

Sachons donc défendre la femme dans son évolution parfois si douloureuse, toujours si noble, si respectable. Efforçons-nous de la conduire par l'hygiène d'abord et, si besoin, par une intervention plus active, à ce port que toutes malheureusement n'atteignent pas, les récifs qui le commandent étant nombreux et difficiles.

En la conservant intacte, en lui donnant une vieillesse vigoureuse, nous aurons accompli un grand acte de justice envers elle-même, et nous aurons servi l'humanité dont elle demeure jusqu'à son dernier jour la mère passionnée, l'éducatrice bienveillante et la vénérable bienfaitrice.

TABLE DES MATIÈRES

PREMIÈRE PARTIE

PATHOLOGIE GÉNÉRALE DE L'INFLAMMATION DE L'UTÉRUS

CHAPITRE PREMIER

PATHOLOGIE

CHAPITRE II

SYMPTOMATOLOGIE

CHAPITRE III

SYMPTOMATOLOGIE *(suite)*

CHAPITRE IV

INDICATIONS THÉRAPEUTIQUES

CHAPITRE V

DE L'ENDOMÉTRITE TUBERCULEUSE CHRONIQUE

CHAPITRE VI

DE LA MÉTRITE BLENNORRHAGIQUE
BLENNORRHAGIE CHEZ LA FEMME

CHAPITRE VII

ANOMALIES UTÉRINES ET INFLAMMATION

Pages.

SOMMAIRE. — Étiologie des malformations utérines et de l'utérus septus en particulier. — Influence respective de l'anomalie sur l'inflammation de la matrice, et de l'inflammation sur l'aspect clinique de cette anomalie. — Deux observations. — Un point de doctrine. — Ténacité des métrites dans les cas de ce genre. — Difficultés de diagnostic..................... 115

CHAPITRE VIII

MALADIES UTÉRINES ET INFLAMMATION

SOMMAIRE. — Modifications apportées au processus inflammatoire par certaines lésions utérines. — De la métrite dans ses rapports avec les corps fibreux, les flexions, les versions et l'abaissement de la matrice; avec l'utérus à col conoïde et l'utérus infantile. — Conclusions de nos études sur la symptomatologie des métrites..................................... 128

DEUXIÈME PARTIE

THÉRAPEUTIQUE DE L'INFLAMMATION DE L'UTÉRUS CONSIDÉRÉE DANS TOUTES SES MANIFESTATIONS.

MÉMOIRE SUR LES BATONNETS MÉDICAMENTEUX EN THÉRAPEUTIQUE UTÉRINE.

APPENDICE AU MÉMOIRE SUR LES BATONNETS

CHAPITRE PREMIER

AVANT-PROPOS. — HISTORIQUE. — COMPOSITION CHIMIQUE DES BATONNETS. — FORMULES. — MANUEL OPÉRATOIRE.

Sommaire. — La science évolue et il faut savoir la suivre
dans cette évolution. — Un dernier mot sur le plan adopté en
ce volume. — Historique. — Travaux parallèles du Dr van Cauwenberghe. — Modifications et perfectionnements apportés
dans la fabrication de nos bâtonnets. — Nouvelles formules de
M. F. Boulard. — Pour le manuel opératoire il ne faut pas
craindre d'user de la dilatation par les tiges de laminaire anti-

CHAPITRE II

TRAITEMENT DES MÉTRITES PAR LA MÉTHODE DES BATOMNETS

Sommaire. — La métrite est une inflammation de l'endomètre,
du muscle utérin, du périmètre et du paramétrium. — Nos
bâtonnets la poursuivent dans ces trois localisations. — Les
découvertes modernes ne sauraient donc rien changer à nos
conclusions premières. — Contradictions apparentes. — Nous
admettons l'intervention de la chirurgie dans la métrite cervicale et dans les lésions suppurées péri-utérines ; mais pour la
plupart des cas notre méthode demeure souveraine. — Comment nous l'appliquons aujourd'hui. — Traitement adjuvant.
— Parallèle de toutes les méthodes intra-utérines préconisées

CHAPITRE III

THÉRAPEUTIQUE DES FIBROMES DE L'UTÉRUS (avec ou sans inflammation de l'organe) PAR LA MÉTHODE DES BATONNETS MÉDICAMENTEUX.

CHAPITRE IV

LÉSIONS AMENANT UNE MODIFICATION DANS LA STATIQUE DE L'UTÉRUS (flexions, versions, abaissements). — ANOMALIES DE DÉVELOPPEMENT (allongement hypertrophique du col, utérus à col conoïde, utérus infantile). — APPLICATION DE LA MÉTHODE DES BATONNETS MÉDICAMENTEUX A LA THÉRAPEUTIQUE DE CES AFFECTIONS.

CHAPITRE V

DE LA THÉRAPEUTIQUE CHIRURGICALE DES INFLAMMATIONS DE L'UTÉRUS, OU DES OPÉRATIONS QUE L'ON PEUT ÊTRE APPELÉ A PRATIQUER DANS LE COURS D'UNE MÉTRITE.

TROISIÈME PARTIE

ÉTUDES DE GYNÉCOLOGIE PRÉSENTANT AVEC LES MÉTRITES DES RAPPORTS INTÉRESSANTS.

CHAPITRE PREMIER

DE L'ALBUMINURIE DANS LES MÉTRITES ET DANS LES AUTRES AFFECTIONS DE L'UTÉRUS. — SA VALEUR SÉMÉIOLOGIQUE.

CHAPITRE II

STÉRILITÉ

CHAPITRE III

TRAITEMENT DE LA STÉRILITÉ. — FÉCONDATION ARTIFICIELLE

CHAPITRE IV

PROPHYLAXIE DES MÉTRITES
HYGIÈNE DE LA FEMME

FIN DE LA TABLE DES MATIÈRES

TABLE DES NOMS D'AUTEURS

CITÉS EN CE VOLUME

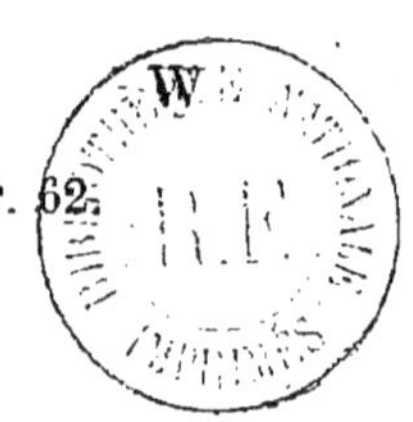

Tours. — Imprimerie Deslis Frères.

DERNIÈRES NOUVEAUTÉS PARUES

Hygiène de l'oreille. Avec 5 figures dans le texte, par le Dr Mou-
NIER. Prix . . . . 3 fr. »

Ce petit traité, essentiellement pratique, se recommande au corps médical par
son côté scientifique et sa clarté.

On y retrouvera exposés, avec la plus grande simplicité, l'examen de
l'acuité auditive, toutes les causes des affections auriculaires ainsi que
leurs symptômes, leurs conséquences et surtout leur *traitement* ; enfin,
pour les différents âges de la vie, des conseils d'hygiène dont l'observation
est si importante pour la conservation de l'ouïe.

En résumé, cet ouvrage donne à tous les moyens d'éviter, dans la mesure
du possible, le développement des affections de l'oreille, ou de les arrêter
dans leur évolution ; c'est dire combien il est indispensable.

Formulaire de Médecine pratique, par le Dr E. MONIN, che-
valier de la Légion d'honneur, officier de l'Instruction publique.

Le *Formulaire de Médecine pratique* du Dr Monin (*nouvelle édition*, 4e mille),
doit son succès sans précédent à la précision et à la méthode hors de pair
qui caractérisent l'ouvrage, livre de chevet pour le praticien. Toutes les indications thérapeutiques de la pathologie sont compendieusement détaillées
et clairement élucidées, par ordre alphabétique, dans ce volume de 650 p.,
luxueusement imprimé.

(Préface du professeur Peter).

Envoi *franco*, relié, contre *mandat* de 5 francs, adressé à la
Société d'Éditions, 4, rue Antoine-Dubois.

Les Maladies des prisonniers. *Étude d'hygiène pénitentiaire,*
par le Dr Émile LAURENT, ancien interne à l'infirmerie centrale des
Prisons de Paris (Société d'éditions scientifiques). In-8 de 130 p.,
avec 2 figures et de nombreux tableaux. Prix . . . . 4 fr. »

Catéchisme des premiers soins à donner en cas d'accidents avant l'arrivée du médecin, par le Dr H. BOUDAILLE, lauréat de la Société de sauvetage (Société d'éditions scientifiques). Un petit volume in-8 carré, 85 pages avec 45 fig. Prix.   1 fr. »

L'Assistance maritime des enfants et les hôpitaux marins, par M. le D^r Ch. LEROUX, avec une préface de M. le professeur VERNEUIL. Paris, Société d'éditions scientifiques. Bel in-8 de 275 pages, avec cartes et plans. Prix................ 10 fr. »

Parmi les mesures destinées à soigner l'enfance malade, l'une de celles qui paraissent au premier abord les plus utiles et les plus précieuses, c'est assurément l'assistance maritime, surtout dans un climat approprié. Il y a longtemps qu'on s'en est préoccupé en France et que des hôpitaux ou des asiles marins ont été construits dans ce but. Une œuvre spéciale, l'Œuvre nationale des hôpitaux marins, cherche depuis quelques années à donner un nouvel essor à la réalisation de cette idée. Le livre de M. Ch. Leroux est donc le bienvenu, car il peut permettre de se rendre compte des moyens propres à organiser un tel mode d'assistance à le développer et à le rendre vraiment utile.

Lorsqu'on étudie dans cet ouvrage les établissements aujourd'hui installés en France pour procurer l'assistance maritime aux enfants, on est frappé à la fois du nombre restreint de ces établissements et de l'indécision qui existe encore sur les indications et les contre-indications du séjour à la mer des petits malades qu'il paraît intéressant d'y envoyer. La France possède un littoral, dont la plus grande partie présente des avantages climatériques de premier ordre, avantages que savent de plus en plus apprécier les riches étrangers; dans les parties de ces côtes où les conditions atmosphériques sont plus rigoureuses, celles-ci sont, en tout cas et toujours, supérieures aux climats des régions avoisinantes. Et cependant l'assistance, qu'elle soit administrative ou exercée par des particuliers ou des œuvres charitables, pourrait rendre, à n'en pas douter, de réels services, sinon pour la guérison définitive, au moins pour l'amélioration de la scrofule, de la tuberculose et du rachitisme.

Mais de cette pénurie d'établissements hospitaliers spéciaux, naît la difficulté d'envoyer à la mer des enfants susceptibles de guérison complète; car l'humanité commande le plus souvent de faire bénéficier de ce traitement les plus malades, ceux qu'il convient au moins d'améliorer, car il y aurait cruauté à les abandonner à leur sort, quelquefois fatal et prochain. Si bien que, pour un observateur superficiel, les résultats de l'assistance maritime pourraient paraître douteux et même quelquefois suspects.

C'est pour élucider ces difficiles et graves questions que l'ouvrage de M. Leroux a été en partie écrit. La question y est posée avec soin.

Envoi *franco* contre un *mandat* de 10 francs.

Eaux minérales naturelles autorisées de France et de l'Algérie. *Leur analyse, leurs applications thérapeutiques,* par Ed. ÉGASSE et le Dʳ GUYENOT, avec une préface de DUJARDIN-BEAUMETZ. Un vol. in-8 de 564 pages. Prix........... 7 fr. 50

Comme l'a dit très éloquemment M. Dujardin-Beaumetz, le livre que MM. Égasse et Guyenot présentent au public médical est destiné à combler une lacune, car il n'existait pas, en France, d'ouvrage donnant d'une façon si complète et aussi exacte, la composition chimique de toutes les eaux minérales françaises autorisées.

Après de minutieuses et patientes recherches, les auteurs ont pu réunir les analyses de près de mille sources de France et de l'Algérie.

Chaque source a été étudiée de la façon suivante : l'endroit où elle est située, l'altitude, la nature du terrain, l'analyse chimique, le débit, la température ; son rang dans la classification adoptée, ses applications thérapeutiques.

Ce livre a sa place dans la bibliothèque du médecin, qui y trouvera tous les documents dont il peut avoir besoin pour diriger ses malades vers une station déterminée : il sera consulté avec beaucoup d'intérêt également par le pharmacien, qui y trouvera tous les renseignements désirables sur la composition chimique des eaux minérales françaises.

L'Éducation physique en Suède, par M. Georges DEMENY, chef du Laboratoire de la station physiologique (annexe du collège de France), rapporteur de la commission de Gymnastique au Ministère de l'Instruction publique, chargé de missions par le Ministère. In-8. Prix............................... 2 fr. 50

Il y a quelques mois, M. Georges Demeny faisait, dans la salle de la Société de Géographie, une série de conférences sur l'enseignement de la gymnastique dans les pays du nord, et notamment en Suède. C'est un art scrupuleusement enseigné dans tous les établissements d'éducation, depuis l'école primaire jusqu'aux Universités.

La gymnastique médicale est également pratiquée et arrive à des résultats extraordinaires de guérisons. Une conséquence de cette habitude des exercices physiques à tous les degrés de l'échelle sociale, c'est qu'on ne rencontre en Suède qu'un nombre très minime de boiteux, de bancals, de bossus, en un mot de mal formés ; la population est remarquablement belle et vigoureuse, et ce résultat est dû évidemment à la pratique rationnelle de la gymnastique.

www.ingramcontent.com/pod-product-compliance
Lightning Source LLC
Chambersburg PA
CBHW051251060726
47596CB00001B/76